Dieses Buch widme ich all meinen Patienten, die für mich mit ihren kleinen und großen Leiden eine Quelle der Inspiration und häufig auch eine Quelle der Demut gewesen sind.

Für meine drei Kinder.

Für meine Gefährtin.

Philippe Servais

Homöo-Porträts

der wichtigsten homöopathischen Arzneimittel

Philippe Servais

Homöo-Porträts

der wichtigsten homöopathischen Arzneimittel

Ein neues und tiefergehendes Verständnis von
40 großen Mittel-Persönlichkeiten

Narayana Verlag

Philippe Servais
Homöo-Porträts der wichtigsten homöopathischen Arzneimittel
Ein neues und tiefergehendes Verständnis
von 40 großen Mittel-Persönlichkeiten

Titel der französischen Originalausgabe:
Homéo portraits: Histoires de remèdes
by Philippe Servais
1. französische Auflage September 2011

1. deutsche Auflage 2014
ISBN 978-3-95582-059-6

Blumenplatz 2, 79400 Kandern, Tel.: +49 7626 974970-0
E-Mail: info@narayana-verlag.de, Homepage: www.narayana-verlag.de

Coverabbildung: shutterstock.com

Layout und Satz: Karin Jerg, Staufen

Inhaltsverzeichnis

Vorwort

Dieses Buch ist ursprünglich eine Fortsetzung meiner Vorlesungen, die ich drei Jahre lang für Kollegen am *Institut National d'Homéopathie Francaise (INHF-Paris)* gehalten habe. Es war zunächst als genaue Wiedergabe der Vorlesungsinhalte konzipiert und ausschließlich für homöopathische Ärzte gedacht. Durch viele Anfragen habe ich jedoch begriffen, dass es ebenfalls diejenigen interessieren könnte, die sich vom Thema Gesundheit und im weiteren Sinn vom Thema des Menschseins angesprochen fühlen.

→ *Wir empfehlen denjenigen, die mit der Homöopathie und ihrer Ähnlichkeitsregel noch nicht sehr vertraut sind, unbedingt ein Einführungsbuch* zu lesen, um anschließend die Entdeckungsreise zu den „homöopathischen Arzneimitteltypen" des vorliegenden Buchs besser verstehen zu können.*

* Der Autor selbst hat ein solches verfasst mit dem Titel *Le Choix de l'Homéopathie* (Éditions Denoël – bisher nicht auf Deutsch erschienen).

Die Originalität der „Porträtgalerie" liegt darin, dass die Arzneimittel nicht nur in ihrer Besonderheit für diese oder jene individuelle Pathologie vorgestellt werden, sondern als echte „Persönlichkeiten" der „menschlichen Komödie". Dieser umfassende Zugang zu den Arzneimitteln, demzufolge es ein spezifisches Mittel für jeden Menschen, für jede Eigenheit, für jede Geschichte und jeden Lebensweg gibt, ist ausschließlich der klassischen Homöopathie vorbehalten.

Die Homöopathie versetzt uns noch immer in Erstaunen!

Paris im Juni 2014
Dr. Philippe M. Servais

Einführung

Was ist ein Polychrest? Mithilfe dieser Wortneuschöpfung – der Begriff kommt aus dem Griechischen (*poly* [= zahlreich] und *khrêstos* [= nützlich]) – bezeichnet die Homöopathie bestimmte Arzneimittel der Materia medica, die zu den nützlichsten in der Praxis zählen. Die Auflistung dieser Mittel ist weder vollständig noch wirklich klar umrissen; sie schwankt von Autor zu Autor: Einige sprechen von einer Anzahl von etwa 30 Mitteln, andere meinen, dass es bis zu etwa 60 Polychreste gibt.

Gesichert ist allerdings, dass Polychreste mehrheitlich den Similiae eines Großteils der Menschen entsprechen oder die wichtigsten Erkrankungen abbilden (nach Ansicht einiger Veterinärmediziner stellt sich die Entsprechung zwischen den Polychresten und Tieren etwas anders dar). Indem wir diese Arzneimittel gekonnt anwenden, erzielen wir hervorragende Ergebnisse in unserer täglichen medizinischen Praxis. In bestimmten schwierigen oder therapieresistenten Fällen und in Abhängigkeit von unserem Anspruch an eine erfolgreiche Behandlung werden wir bei bestimmten Patienten unsere Wahl verfeinern und unsere Nachforschungen weiter vorantreiben müssen. Wir werden dann, häufig erst im zweiten Anlauf, ein besser passendes, nicht zu den Polychresten gehörendes Mittel finden, das für gewöhnlich als „kleines Mittel" oder „seltenes Mittel" bezeichnet wird. Diese Suche dürfte nicht mehr als zehn bis 20 Prozent unserer Patienten betreffen.

Vergessen wir nicht den ethischen Grundsatz eines Arztes: zuallererst an den kranken Menschen und sein Leiden zu denken. Um diese Maxime umzusetzen, sind gründliche Kenntnisse des Handwerkzeugs, das uns die Heilkunst der Homöopathie bereitstellt, nicht nur notwendig, sondern unverzichtbar. Dabei sollte das intellektuelle Vergnügen der reinen Spekulation, das sich einstellen kann, sobald man um jeden Preis und von vornherein ein außergewöhnliches Mittel entdecken will, hinter unserer ersten Pflicht zurücktreten, die darin besteht, Linderung und Heilung zu erreichen.

Der geniale, inzwischen verstorbene Arzt Paschero kam zu der Erkenntnis, dass das Leben nicht statisch ist, da sich jeder Patient von einem bestimmten Ausgangspunkt aus in einer ständigen Dynamik befindet. Diese Dynamik geht einher mit Reaktionen auf jeweilige Umstände, die den Wechselfällen des Lebens geschuldet sind und die sich zu unterschiedlichen Zeiten und in unterschiedlichen Körperregionen manifestieren. Nachfolgend hat Masi-Elizalde diese „dynamische" Analyse nicht nur auf den Patienten bezogen, sondern auf das Mittel selbst. Mit einer Neufassung der Materia medica hat er sich daraufhin der Aufgabe gewidmet, auch die besondere „Dynamik" eines jeden Mittels zu entdecken. Diese immense Arbeit wird heute in der ganzen Welt – und ganz besonders in Frankreich – von zahlreichen Forschungsgruppen fortgeführt, um das Beste für die Homöopathie und die Patienten zu erreichen.

Dank dieser Meister hat sich die Materia medica beträchtlich erweitert, und es ist nicht mehr üblich, jedes Mittel, sei es klein oder groß, als ein „wahres" potenzielles Simillimum zu betrachten. Es gibt heute nicht mehr, wie zu Zeiten von Pierre Schmidt, nur konstitutionelle Mittel auf der einen und Akutmittel auf der anderen Seite. Jeder Homöopath – das muss ihm hoch angerechnet werden – denkt daran, seine Verschreibung zu verfeinern. Dadurch kommt es übrigens zu bemerkenswerten Heilungen, die noch vor 20 Jahren undenkbar gewesen wären.

Ich habe nach meinem Ermessen 40 Polychreste aufgeführt, deren Entdeckung (oder Wiederentdeckung) ich Ihnen empfehle. Wenn mir die Zeit zur Verfügung steht, werde ich zu einem späteren Zeitpunkt die Darstellung anderer Mittel fortsetzen. Selbstverständlich ist dieses Werk in keiner Weise eine umfassende Materia medica (mit der manchmal langen Liste von Symptomen). Das ist nicht das erklärte Ziel dieses Buchs, da es hierzu viele Bücher gibt, die ausreichend und manche sogar hervorragend sind.

Mein Anliegen ist es vielmehr, den Schlüssel zu dem jeweiligen Arzneimittel zu geben, der dem tief gehenden Arzneimittelverständnis zugrunde liegt und aus dem sich das charakteristische menschliche Profil erkennen lässt, das dem Mittel entspricht.

Wie lässt sich eine solche Übersicht interessant gestalten? Ich bin in erster Linie Arzt und wie viele meiner Kollegen den ganzen Tag mit medizinischen Fragestellungen beschäftigt, die manchmal komplex sind, aber ich lerne auch manche erstaunliche Lebensgeschichten kennen. Die kleinen und großen Geschichten, die ich Ihnen erzählen möchte, werden genau die Mittel abbilden, die ich darstellen werde. Ich habe bewusst Fälle ausgewählt, denen wir in unserer alltäglichen Praxis normalerweise begegnen, und nicht unbedingt seltene und spektakuläre Fälle. Das Hauptkriterium für die Auswahl der Fälle war die erklärte Absicht, die Arzneimittel als wahre Persönlichkeiten, als Teil der „menschlichen Komödie", in den ihnen eigenen Genien darstellen zu können und die Wirksamkeit der Homöopathie nicht durch schwerere Krankheiten unter Beweis zu stellen.

→ *Ich möchte einen Punkt verdeutlichen, der für den erfahrenen homöopathischen Arzt offensichtlich ist, möglicherweise weniger für denjenigen, der gerade beginnt, sich mit der Homöopathie zu befassen: Jedes hier vorgestellte Patientenprofil sollte nicht durch die aufgeführten Eigenschaften und Fehler zu einer vorgefassten Meinung verleiten, die zur Sympathie oder Antipathie gegenüber einem Mittel/einer Persönlichkeit führt. Zudem sind die klinischen Fälle keinesfalls das Aushängeschild eines Arzneimittels; sie dienen nur der Darstellung ihres „primum movens", ihrer Essenz.*

Die in den dargestellten Fällen präsentierten Persönlichkeiten sind manchmal anziehend, manchmal weniger, zeitweise interessant oder fesselnd, in anderen Fällen weniger. Der „Kern" (Nukleus) des passenden Mittels, dessen Thematik oder dessen Ariadnefaden, die hier einem bestimmten Patienten entsprechen, könnten sich auch als zutreffend erweisen, wenn der Patient ein großer Philosoph wäre, ein Arbeiter, ein Astrophysiker, ein Barkeeper, ein Künstler oder ein Hausmeister. Jedes Leben ist einzigartig und wichtig, und ein Rechtsanwalt oder ein Nuklearphysiker können das gleiche Konstitutionsmittel haben wie ein Fußballprofi. Um ein Mittel darzustellen, bediene ich mich eines Patienten, der mir begegnet ist, die Beschreibung des Mittels bleibt jedoch niemals auf den beschriebenen Kranken begrenzt.

→ *Im Übrigen kann kein Mittel eine Persönlichkeit in allen Einzelheiten vollständig beschreiben. Jedes Wesen kann der Problematik eines Mittels verbunden sein, unabhängig von seinem soziokulturellen Milieu, seinem Alter, seinem Geschlecht, seiner körperlichen Beschaffenheit, seiner Geschichte, seiner Herkunft, seinem Intelligenzgrad, seinem genetischen Potenzial, seiner Sympathie, die er in mir wachruft, und sogar … seinem Humor!*

Ich hoffe, Ihnen dabei zu helfen, tiefer einzutauchen in die Entdeckung der Kleinode, die unsere homöopathische Materia medica birgt, sowie in das Verständnis der menschlichen Natur, das dadurch zutage gefördert wird[1].

1 Aus den verständlichen Gründen der ärztlichen Schweigepflicht habe ich dafür Sorge getragen, dass keiner meiner Patienten durch irgendjemanden erkannt werden kann.

1 Die wahre Gerechtigkeit gewährt man sich selbst

Es ist der Blitz, der an diesem Frühlingstag 1989 in meiner Praxis „einschlägt" – so ungewöhnlich und überraschend war das Auftreten der Patientin. Hätte sie nicht solche zerzausten Haare gehabt und nicht diese strahlenden Augen, die Blitze versprühen, hätte man die 50-Jährige durchaus für eine gut situierte Frau halten können, die aus einem schicken Pariser Viertel stammt, entsprechend gekleidet und gestylt ist und dennoch etwas Ausgeflipptes an sich hat.

Anamnese

Wir nennen die Patientin „Marthe", denn ich habe festgestellt, dass Frauen mit dem Namen „Marthe" Frauen sind, die wirklich eine Geschichte haben. Mit ihrer ersten Äußerung steckt Marthe sofort den Rahmen ab. „Mit mir werden Sie ein Unheil erleben, ich bin Skorpion mit Aszendent Zwilling!" Alles, oder fast alles, scheint gesagt. Die Patientin ist Lehrerin, eine Klavierlehrerin, die Künstler ausbildet! Sie habe keine Zähne mehr, erzählt sie mir sofort, und ich bemerke ihre schönen künstlichen Zähne. Ihre Verdauungsprobleme legt sie mir haarklein dar. Es handelt sich im Wesentlichen um eine Gastritis und ein spastisches Colon. „Ich kann sogar keine Austern mehr essen, wo ich sie doch so gern esse."[2]

Mir fällt auf, dass sie die Sachverhalte sehr chaotisch darstellt und ich nicht zu Wort komme. Ich beobachte ferner, dass die Patientin faltige Gesichtszüge hat und mich mit einer gewissen Ungeduld und Anspannung anschaut. Als Pianistin, so mein inneres Bild, entspricht ihr sicherlich eine Polonaise von Chopin weitaus mehr als die Interpretation einer Fuge von Bach!

Die Patientin kratzt sich am Kopf und führt weiter aus: „Als ich acht Jahre alt war, hat mir meine Mutter bereits gesagt, dass ich boshaft sei.

2 Beachten Sie, dass die Patientin nicht gesagt hat, sie hat ein Verlangen danach. Dann wäre es eine homöopathisch wichtige Information.

Meine Mutter ist verstorben, als ich 16 Jahre alt war. Danach bin ich sehr kälteempfindlich geworden. Ich rauche und habe den Gedanken ans Aufhören aufgegeben. Zeitweise habe ich Heißhungerattacken. Mein Ehemann ist eine Nervensäge, er ist anstrengend und für ihn bin ich immer diejenige, die an allem Schuld ist (es muss sich um einen Doppelgänger von Jean Gabin aus dem 16. Bezirk handeln, wenn ich ihre Beschreibung richtig verstehe). Ich habe sehr häufig Schmerzen in der Magengrube."

Alle Ausführungen der Patientin – seien es ihre Abschweifungen oder ihre unverblümten Beschreibungen ihrer Schmerzen und Beschwerden – werden von einer sonderbaren, theatralischen Gestik begleitet. Sie spricht von „ihrem" Diätberater, wie andere von „ihrem" Psychologen oder „ihrem" Anwalt sprechen. „Ich friere so stark, dass ich heiße Bäder nehme. Das Essen liegt mir wie ein Pflasterstein im Magen. Ich bekomme abwechselnd Durchfall und Verstopfung, was in beiden Fällen mit Übelkeit einhergeht. Wenn ich Wasser trinke, müssen Eiswürfel darin sein, sonst trinke ich es nicht! Das ist eine schlechte Angewohnheit in der Familie: Als Kind wollte ich meinem Vater alles nachmachen. Ich kann nicht ohne Brot auskommen und ich brauche auch meine zwei Bier täglich."

„Meine dritten Zähne sehe ich als eine Ungerechtigkeit an. Seit drei Jahren schlafe ich getrennt von meinem Ehemann – darunter leide ich – und allem Anschein nach macht es ihm nichts aus. Ich bin immer in medizinische Bücher vertieft. Wenn ich mich beschreiben sollte, würde ich sagen: Ich bin weder schön noch hässlich, weder intelligent noch dumm; eigentlich bin ich schüchtern und wirke nur selbstsicher, weil ich eben ganz schön dreist sein kann. Ich bin immer gestresst und deshalb zu empfindlich, das geringste verkehrte Wort bohrt sich wie ein Dolch in meinen Magen. Ich bin eigentlich ein Mensch voller Hemmungen!"

„Fühlen Sie sich schuldig", gelingt es mir schließlich zu fragen? „In der Erziehung meiner Tochter habe ich etwas falsch gemacht. Als sie klein war, fiel sie von ihrem Stuhl und erlitt ein Schädeltrauma. Ich wurde danach fast depressiv, weil ich mich so schuldig fühlte. Und seit diesem Zeitpunkt habe ich die Angewohnheit mich am Kopf zu kratzen. Ich verzeihe mir nicht den geringsten Fehler, mein Mann würde dazu sicherlich noch einiges sagen können. Die Misserfolge meiner Tochter sind meine. Sicherlich habe ich nicht alle meine Pflichten erfüllt, allerdings musste ich immer arbeiten, da mein Ehemann keinen Gedanken daran verschwendet hat, seinen Lebensunterhalt zu verdienen. Ich bin nicht sehr stabil, sondern eine eher zerbrechliche Person, doch wenn ich so zurückblicke, hatte ich immer den Eindruck, dass man mich fallen lässt. Als Kind sagte ich übrigens immer: ‚Niemand liebt mich'. Jede Zurückweisung, jeder Vorwurf gleicht einem Messerstich und bei der kleinsten Ungerechtigkeit muss ich zwei Tage lang erbrechen. Ich bin die Don Quijote der verpassten Gelegenheiten. All das macht mich krank, und es ist das Schlimmste für mich, dass andere etwas Falsches von mir denken könnten. Auf jeden Fall ist alles in meinem Leben immer schiefgegangen, ich habe kein Glück."

Ich erfahre auch, dass die Patientin fürchterlich eifersüchtig ist. Ihr größtes Schuldgefühl war bisher, dass sie sich als Jugendliche den Tod ihrer Mutter gewünscht hat, die kurze Zeit danach verschwand. Das war wirklich eine schreckliche Situation.

„Die Heißhungerattacken begannen, als mich meine Tochter von ihrer Schwangerschaft ausgeschlossen hat." Die schwangere und psychisch labile Tochter war zu ihrer Mutter auf Abstand gegangen. Diese konnte also nicht jeden Tag die Schwangerschaft ihrer Tochter voll miterleben. „Zwischen uns beiden besteht jedenfalls eine Hassliebe."

Das Gesicht der Patientin rötet sich: Ich kann ihre Wut förmlich spüren. „Während ihrer Schwangerschaft hat sie es abgelehnt, ihre Klavierübungen mit mir fortzuführen, wie wir es gewohnt waren."

Erste Verordnung

Ich verschreibe *Ipecacuanha,* das die Kälteempfindlichkeit und Verdauung der Patientin bessern und ihre Übelkeit unterdrücken wird. Mit der Zeit wirkt dieses Arzneimittel immer weniger. Wir sind nahe am Simillimum, aber es muss noch gesucht werden! Da ich die Patientin nur alle zwei Jahre einmal gesehen habe, vergeht die Zeit ungenutzt und ich habe wenig Gelegenheit, den Dingen auf den Grund zu gehen.

Ihr Ehemann stirbt 1994. Ihre Tochter und ihre Enkelkinder ziehen weg und lassen sich in der Provinz nieder. Die Patientin muss also eine doppelte Trauer bewältigen. „Meine Tochter hat mich nach dem

Ableben ihres Vaters scheußlich behandelt. Beim Weihnachtsessen am Heiligabend hat sie Kummer mit ihrer Schwiegerfamilie vorgegeben, um mich nicht einladen zu müssen. Zum Glück habe ich meine Schüler und die Klavierkurse, was ich sehr mag, es ist das einzige, das meinem Herz Trost spendet."

Weitere Verordnungen

Die Symptome der Gastritis und Darmstörungen treten bei der Patientin wieder verstärkt auf. Während einer Konsultation äußert sie sich mir gegenüber: „Nach einigen Jahren Psychoanalyse habe ich jetzt festgestellt, dass ich das Bedürfnis habe, bewundert zu werden, ich habe das Bedürfnis nach Anerkennung, besonders durch meine Tochter. Die Beziehung zu ihr gleicht einer Achterbahnfahrt, unterbrochen von Streit und Versöhnungen."

Mittel wie *Nux vomica* oder *Lachesis* bringen eine vorübergehende Besserung, ohne den „Knoten" des Problems zu entwirren. 2002 erklärt mir die Patientin, dass sie mit Schülern überlastet ist (sie muss, davon bin ich überzeugt, eine ausgezeichnete Lehrerin sein). „Ich bin im Moment auf 180." Zur Konsultation kam sie sehr gestresst und hat fast gezittert. Sechs Monate vorher hat sie einen 69-jährigen Witwer kennengelernt, eine schöne Geschichte hat begonnen und dann: „Stellen Sie sich vor, eine junge Frau hat ihn mir weggenommen! Mein Leben ist zu hart! Wie ich Ihnen schon sagte, nimmt bei mir alles eine ungute Wendung." Die Patientin hat deswegen Vorhofflimmern bekommen, das mit Flecainid behandelt wird. (Wenn ich ihr Simillimum gefunden hätte, könnte diese Substanz abgesetzt werden und die Schwierigkeiten mit ihrem Herzen wären beseitigt). „Überall bin ich das fünfte Rad am Wagen. Falls es Sie interessiert – ich wurde wie eine Kanonenkugel geboren, ausgestoßen!"

Diese Anekdote lässt mich an *Hura brasiliensis* denken, das ich ihr vergeblich verschreibe. Dieses Mittel wird aus der Frucht eines großen exotischen Baums gewonnen, die Frucht explodiert durch Austrocknung wie eine Granate, die Samen werden dadurch bis in 40 Meter Entfernung „geschossen".

Die Patientin schreibt regelmäßig an alle ihre Freunde oder telefoniert mit ihnen aus Furcht, vergessen zu werden. Obwohl bei ihr bestimmte Charakteristika des Arzneimittels *Palladium* beobachtet werden können, geht es ihr auch unter *Palladium* nicht besser. Sie sagt mir noch einmal: „Meine große Angst besteht darin, nicht in meinem wahren Wert erkannt zu werden. Ich strenge mich sehr an, damit die Leute meine Vorzüge als Lehrerin würdigen. Aber ich lehne es ab, die Kurse auf eine liebenswürdige Art zu halten, ich will, dass man mich respektiert. Bei Ihnen hier in der Praxis trete ich seriös auf, aber in meinen Kursen kann ich ein richtiger Clown sein. Dort lebe ich und ich bringe andere gerne zum Lachen. Ich weiß, dass ich mich leicht mitreißen lasse. In meinem Leben fehlt mir die Zeit, ich bin ‚überchaotisch', und ich möchte noch so viele Dinge tun! Im Moment befasse ich mich mit der traditionellen chinesischen Musik."

Ich bewundere die Begeisterung und überschwängliche Energie der Patientin. „Erzählen Sie mir von Ihrem Mann und Ihrer Tochter." „Auf ihn bin ich sehr böse, er hat mich nicht glücklich gemacht, und vor allem hat er mir nicht die finanzielle Sicherheit gegeben, auf die ich ein Anrecht hatte. Bei meiner Tochter schlucke ich immer meinen Ärger mit ihr hinunter. Der Zorn, der in mir nach unseren Telefonaten aufsteigt, löst bei mir heftige Magenschmerzen aus. Ich liege dann zusammengekrümmt da. Meine Tochter achtet mich nicht; natürlich hat ein Kind Rechte, aber es hat doch auch Pflichten." Endlich finde ich des Rätsels Lösung und verschreibe ihr *das* wirksame Mittel! Ich hätte früher daran denken können und sollen! Zwei Monate später ruft die Patientin mich an, um es mir glücklich mitzuteilen. Ich rate ihr zu einer erneuten Einnahme, wenn sie das Bedürfnis danach verspüren sollte.

Ich sehe sie erst fünf Jahre später wieder. Ohne Umschweife bittet sie mich, meine vorherige Verschreibung zu wiederholen, die hervorragend gewesen war: „Ich musste das Mittel etwa einmal jährlich einnehmen, um Erfolg zu haben, aber die letzte Einnahme ist deutlich weniger wirksam gewesen. Meine Magenschmerzen treten wieder auf und ich spüre erneut den Zorn aufsteigen, den ich vergessen hatte. Seit einem Monat kann ich nicht mehr schlafen." Ihre Beziehung zu ihrer Tochter ist viel besser als vorher und „sie möchte nicht alles kaputt machen". Ich verschreibe das

Mittel erneut, nicht mehr als C30, sondern als C50.000. Es wird sie rasch beruhigen und verhindern, dass sie wieder in ihren früheren depressiven Zustand zurückfällt, es wird ihre Schlaflosigkeit und alle ihre Verdauungsbeschwerden beseitigen.

Von diesem Zeitpunkt an ist die Patientin entschlossen, mich einmal jährlich aufzusuchen. Für jedes Problem, das in der Folgezeit auftritt, erweist sich dasselbe Mittel als Zeichen seiner tiefen Wirkung bei dieser Patientin auf allen Ebenen wirksam. Gegenüber ihrer Tochter hält sie einen großen Abstand aufrecht. Sie sieht ein, dass diese ihr Leben nach ihren eigenen Vorstellungen lebt, versteht sie besser, drängt sich nicht mehr auf und ist anspruchsloser geworden. Und selbst ihr verstorbener Mann findet endlich Gnade vor ihr.

Differenzialdiagnostische Aspekte

Als ich meinen Kollegen über diesen Fall berichtete, wurden mir einige andere Mittel vorgeschlagen. Ich möchte die Lösung nicht verraten, bevor ich diese hier nicht mit einem kleinen Kommentar aufgeführt habe:

- *Drosera rotundifolia*: hat den Eindruck des Verrats, erträgt schlecht Respektlosigkeit, Wortbruch und fehlenden Anstand; ist zu empfindlich und bauscht die Bösartigkeit anderer übermäßig auf, was ihm paranoide Züge verleiht wie bei *China*. Dies trifft bei meiner Patientin nicht zu.
- *Hyoscyamus niger*: Die Patientin ist weder rücksichtslos, noch hat sie wie *Hyoscyamus* das Bedürfnis, ihre Umgebung zu beherrschen. Sie verlangt einfach die Zuneigung, auf die sie glaubt, ein Anrecht zu haben.
- *Calcium sulfuricum*: verbringt sein Leben damit, für andere etwas zu tun, um im Gegenzug Anerkennung zu erhalten. Glaubt, wichtig zu sein[3].
- *Dulcamara*: ist ständig auf ein Ziel gerichtet, muss voranschreiten, wachsen, und all dies muss schnell gehen, wobei er spürt, dass er ständig seinen Weg finden muss. Es gibt bei *Dulcamara* diese starke Gewissenhaftigkeit – das ist sehr schwer, aber es muss mir gelingen.
- *Aloe socotrina*: sucht verzweifelt seinen Platz in der Welt.

3 Ich erinnere mich an eine Patientin, die immer prächtige Hüte trug und mit majestätischer Ausstrahlung einherschritt!

- Ich würde bei der Differenzialdiagnose der Mittel noch *Ipecacuanha* hinzufügen, das ich meiner Patientin erfolglos gegeben habe. Bei *Ipecacuanha* lässt sich eine Haltung beobachten, dass er sein ganzes Leben ablehnt: Das, was er erhalten hat, ist nicht das, was ihm seiner inneren Überzeugung nach angemessen ist. Er ist wütend auf das Leben und darauf, was das Leben ihm zugemutet hat. Nichts ist jemals so, wie er es wünschte. Falls es überhaupt Sünden gibt und falls es die Sünde der Undankbarkeit gibt, kann diese bei *Ipecacuanha* beobachtet werden. Es handelt sich um eine Undankbarkeit gegenüber den Menschen und um Undankbarkeit dem Leben gegenüber. *Ipecacuanha*-Patienten sind glücklos und unfähig, etwas wertzuschätzen, was es auch sei. Nachdem ihm Freuden verwehrt bleiben, empfindet er Ungerechtigkeit und Abscheu.
- Es muss auch *Chamomilla* aufgeführt werden: Bei diesem Arzneimittelbild ist Wut ein zentrales Thema. Auffällig ist auch, dass alle Zufälle des Lebens als Leiden erlebt und nicht stoisch ertragen werden – seien es die normalen physiologischen Abläufe (Zahnung, Wachstum, Mutterschaft) oder die einfachsten körperlichen Funktionen (Verdauung, Hormonzyklus, Miktion, Fortbewegung, Atmung)[4].
- Auf *Staphisagria,* das auch berücksichtigt werden sollte, werden wir später zurückkommen: Der *Staphisagria*-Mensch mit seinem Stolz, seinem Bestreben, ohne Fehl und Tadel zu sein. Er hat das Bedürfnis, in seinem Menschsein ganz oben zu stehen, wodurch seine Wut und seine Empfindlichkeit ausgelöst werden, wenn alles misslingt. *Staphisagria* wird in seiner Eigenliebe gekränkt. Seine Schlüsselworte sind: Ehre und Würde.

Zweifellos können sich bei der „Analyse" eines Patienten zahlreiche Fragestellungen ergeben. Erweist sich ein Fall als kompliziert und führen uns die körperlichen Symptome nicht sicher zum Mittel, bleibt als einziger Ausweg, die Informationen erfolgreich zu hierarchisieren. Ein Beispiel: Bei bestimmten Menschen ist die Vorstellung, verlassen zu sein, tief in ihrer Persönlichkeit verankert, während sie bei anderen nur eine Reaktion darstellt und somit alltäglich ist. Es ist wichtig, sich immer die Frage des Warums und des Wie zu stellen. Wenn das psychische Verhalten oder

4 Im Repertorium findet man 1558 Verweise auf den Schmerz!

Symptom durch die Vorgeschichte des Patienten erklärbar ist, ist dies nur von begrenztem Nutzen. Wenn das Symptom hingegen offensichtlich keine Daseinsberechtigung hat oder wenn es von Anfang an bestanden hat, gewinnt es an Wert.

Erinnern wir uns im vorliegenden Fall an die Messerstiche im Magen infolge eines Zorns. Die Patientin ist eine überreagierende, überempfindliche Frau. Vor allem will sie, dass ihre Rechte berücksichtigt werden (als Mutter, Ehefrau, Großmutter, mögliche Geliebte, Lehrerin, selbst als Neugeborene – „ich wurde ausgestoßen"). Das ist ihr Leitthema.

Arzneimittelbild von Colocynthis

Die Patientin hat *Colocynthis* erhalten. Rufen wir uns kurz einige Symptome des Arzneimittels ins Gedächtnis zurück: Die heftigen Neuralgien, die Krämpfe, die Konstriktionen, die Einziehungen (Retraktionen), die Besserung durch Druck, wodurch die Muskulatur entspannt wird, und die Beschwerden, die infolge von Kränkung, Zorn und Empörung auftreten.

Hahnemann verglich die Pflanze mit dem Igel, weil sie gleichzeitig stechen und sich zusammenkrümmen kann. Die Koloquinte ist eine Kletterpflanze, deren Früchte in Form und Aussehen verschieden sein können. Es ließe sich also schlussfolgern, dass die Pflanze leidet, wenn sie nicht erkannt und mit anderen Pflanzen verwechselt wird.

Sicher ist jedenfalls, dass ein *Colocynthis*-Patient in der Vorstellung lebt, dass seine Ansprüche nicht anerkannt werden. Und als Projektion dieser Vorstellung reagiert er empfindlich darauf, wenn andere (statt ihm) irgendeinen Nachteil erleiden könnten. Diese besondere Empfindlichkeit kann ihm etwas von einem Don Quijote geben.

Der *Colocynthis*-Patient verteidigt in aller Heftigkeit seine Stellung und damit seine Eigenart, indem er seine Stacheln aufrichtet: Er ist aufrührerisch, empört sich, ist entrüstet, äußert seine Wut und hat die Neigung, alles durch seine Brille des potenziellen Opfers zu sehen. Da er sich den anderen anpassen und sich möglicherweise unterordnen muss, wird er innerlich unruhig bei dem Gedanken, nicht das ihm Zustehende zu erhalten. Vielleicht sind ihm seine Rechte bewusster als seine Pflichten? So hat sich übrigens die Patientin in ihren Vorwürfen gegenüber ihrer Tochter ausgedrückt.

Ungeachtet der Umstände nahm Marthe an, dass ihr als Mutter das Recht zusteht, von ihrer Tochter geliebt, anerkannt und liebkost zu werden, wie es ihr auch zusteht, als Ehefrau von ihrem Mann unterstützt und beschützt zu werden, und sie nahm es auch als ihr Recht wahr, dass sie als Neugeborene bedächtig hätte auf die Welt kommen dürfen.

2 Es ist Sache der Auster, sich zu öffnen und uns ihre Perle anzubieten

Dieser Mann ist mir mit seinem freundlichen Lächeln auf Anhieb sympathisch. Zu Beginn des Jahres 2005 kommt er in die Praxis, um einen homöopathischen Behandlungsversuch wegen seines allergischen Asthmas zu wagen. Der Patient leidet zudem an Nasenpolypen, die ihn sehr belasten. Der aus Vietnam stammende Patient ist 45 Jahre alt, verheiratet und Vater zweier Kinder. Er ist als Wissenschaftler in der IT-Branche tätig.

Anamnese

Seit seiner Erkrankung im Jahr 1997 wendet er lokal und systemisch Kortison an, und er nimmt zudem Antihistaminika und Antiasthmatika ein. Der Arme hustet fast ununterbrochen und ist ständig außer Atem: Trotz dieser allopathischen Behandlung kann er kaum treppauf gehen. Hinzu kommen, wie erwartet als medikamentöse Nebenwirkungen, Darmstörungen, Magenschmerzen und ein gastroösophagealer Reflux. Eine Helicobacter-pylori-Eradikation wegen seiner ulzerösen Gastritis war erfolglos[5]. Nach dieser vor kurzem durchgeführten Therapie haben sich seine Polypen vergrößert, und als er mich aufsucht, leidet er unter Atemnot, die zum einen durch die Lunge und zum anderen durch die Beschwerden seiner Nase bedingt ist. Natürlich besteht auch eine Sinusitis im Zusammenhang mit den Polypen.

5 Aus Sicht der Schulmedizin ist der in der Magenschleimhaut gefundene Helicobacter pylori Ursache der Läsionen und deshalb sei es wichtig, ihn antibiotisch zu behandeln. Doch damit werden Ursache und Wirkung verwechselt: Nicht wegen dieser Mikrobe gibt es die Geschwüre, sondern weil es diese Geschwüre gibt, kann sich dieses nach diesem Läsionstyp „gierige" Bakterium dort ansiedeln, und das entzündete Gewebe zu „reinigen" versuchen. Nur seine starke Vermehrung lässt es schädlich werden. Dies erklärt die unterschiedlichen Ergebnisse einer antibiotischen Behandlung.

Der Patient ist ständig erschöpft, sein Schlaf ist gestört, da er nachts immer wieder zu unmöglichen Zeiten aufwacht. Der Mann strahlt eine sehr große Ruhe aus, es ist zu spüren, dass sich bei ihm alles im Inneren abspielt. Allerdings, so wird er mir später berichten, bringen ihn Kleinigkeiten aus dem psychischen Gleichgewicht: seien es traurige Nachrichten im Fernsehen, eine schlechte Nachricht oder ein zu beängstigender und Gewaltszenen zeigender Film. Diese Begebenheiten können sich auf sein Asthma auswirken. Humorvoll fügt er hinzu: „Jedenfalls sind meine Polypen sicherlich dafür da, dass ich nichts von der Außenwelt spüre".

Der Patient ist 1989 als 20-Jähriger nach Frankreich zum Studium gekommen. Um sein Studium zu finanzieren, musste er kleine Jobs annehmen, denn seinen Eltern fehlten die Mittel, um ihn zu unterstützen. Er hat also das harte Leben der Einwanderer gelebt, die sich integrieren und aufsteigen wollen. Diese Lebenswege zollen immer Respekt.

Der Patient ließ bei der Abreise seine Familie zurück und konnte seine Eltern erst 16 Jahre später wiedersehen, als er zwei Wochen Urlaub in Vietnam verbrachte. In demselben Jahr (1996) ist seine Lebensgefährtin an Krebs verstorben! Später ist ihm seine jetzige Frau begegnet, die französischer Abstammung ist und mit der er eine Familie gegründet hat.

Ein wiederkehrender Traum, von dem der Patient mir erzählt, berührt mich zutiefst: „Ich füttere die beiden Kanarienvögel meiner Kindheit". Häufig ist er im Schlaf (das ist wichtig für das Mittelverständnis) in das Haus seiner Kindheit im Kreise seiner Freunde zurückversetzt. „Sie fehlen mir. In meinen Träumen habe ich eine unglaubliche Vorstellungskraft, die es in der Wirklichkeit nicht gibt". Der Patient ist Musiker und spielt ein traditionelles Instrument. Er spielt sogar Musik mit einer Gruppe von Freunden. Er isst gerne salzig, muss allerdings salzige Nahrungsmittel wegen des Kortisons meiden. Er mag sehr gerne Saures und hat eine Abneigung gegen Hammel- und Lammfleisch. Honig verstärkt sein Asthma.

Der Patient ist kälteempfindlich, seit der Kortison-Einnahme ist diese Empfindlichkeit nicht mehr so ausgeprägt. Die Kortisondosierung lässt sich nicht reduzieren, ohne dass rasch wieder ein Asthmaanfall provoziert wird. Ich kann im Lauf der Anamnese keine Besonderheiten der Asthmasymptome ausmachen – es besteht keine Abhängigkeit vom Wetter und der Zeit, es gibt keine besonderen Auslöser und auch keine anderen typischen Hinweise, die seine asthmatischen Beschwerden von anderen unterscheiden.

Erste Verordnung

Ich verordne das Mittel in der C30 und zwei Wochen später treten eine „Grippe" und eine Sinusitis mit Fieber bis 39 Grad auf – allerdings kein Asthmaanfall. Anstatt mich anzurufen, konsultiert der Patient den Allgemeinarzt seines Viertels und verbringt unter Antibiose eine Woche im Bett. Als ich ihn erst anderthalb Monate später wiedersehe, mache ich ihm klar, dass es sich bei dieser Krankheitsepisode um eine (gute) Reaktion (des Immunsystems) auf das Mittel gehandelt habe, wie sie häufig zu Beginn einer homöopathischen Behandlung bei chronischen Erkrankung vorkommt.

Wenn man es mit einem Patienten zu tun hat, der die Homöopathie nicht kennt, ist es nicht gerade einfach, ihm beim Auftreten einer akuten Erkrankung zu sagen: „Das ist hervorragend, machen Sie nichts, solange das Fieber bei 39 Grad bleibt, wird Ihnen nichts geschehen!" In diesen Fällen greifen die Antibiotika nicht in die homöopathische Behandlung ein, wie die Praxis zeigt. Auf jeden Fall muss man Medikamente wie fiebersenkende Mittel vermeiden, die tatsächlich die Symptome stark unterdrücken können[6].

Weitere Verordnungen

Bei der folgenden Konsultation hat sich die Energie des Patienten verbessert und seine Eosinophilie (Hinweis auf Allergien im Blut) ist zurückgegangen – sie wird übrigens nie mehr ansteigen.

6 Die Homöopathie behandelt den Menschen in seiner Gesamtheit, denn Körper und Psyche sind untrennbar miteinander verbunden. Nehmen wir das Beispiel eines seit langer Zeit depressiven Patienten. Nach der Gabe eines passenden und heilenden Mittels kann es vorkommen, dass sich der Patient in dem darauffolgenden Monat eine Bronchitis zuzieht (natürlich vorübergehend) – in derselben Art, wie in seiner Kindheit! Es handelt sich auch hier um einen Weg zurück zu einer alten Pathologie. Die Behandlung hat den Organismus in seiner Gesamtheit angeregt und, vor einer völligen Heilung, lässt sie ihn noch einmal alle Ebenen von Körper und Immunsystem durchlaufen. Dieses häufig heilsame Geschehen zeigt uns auch, wie sehr untrennbar Körper und Geist in dieselbe Gesamtheit eingebunden sind.

- Im darauffolgenden Sommer ist er erneut erschöpft, nachdem er einige Zeit in sehr guter Verfassung war. Eine Gabe des Mittels in der C5000 Mitte Juli richtet ihn wieder auf. Im August tritt ein Ekzem auf, das von selbst wieder verschwindet.
- Ende September berichtet er mir, sein Ausgangsgewicht wieder erreicht zu haben (er hatte unter Kortison fünf Kilogramm zugenommen). Im Dezember erhält er eine Gabe C500[7]. Daraufhin fühlt er sich deutlich besser, die Nase ist sehr viel freier, er hat keinen Asthmaanfall mehr gehabt und konnte das Kortison reduzieren, ohne dass die Beschwerden zurückgekehrt wären. Das ist für ihn eine Glanzleistung. Im Februar 2006 hat sich die Atemwegssituation stark gebessert: Der Patient hat beim Gehen keine Atemnot mehr und die Untersuchungsergebnisse sind tadellos. Er nimmt unbesorgt noch weniger des Kortisons ein – unter dem wachsamen Auge des Krankenhauspneumologen. Da er sich verständlicherweise vor einer erneut auftretenden Atemwegsinfektion mit Fieber fürchtet, an der er schon häufig zuvor erkrankt war, hatte ich ihm für den Bedarf zwei Gaben des Mittels in der C9 verschrieben, die er mit sofortigem Erfolg bei einer beginnenden Infektion im März eingesetzt hatte. Dies hat ihn gleichzeitig begeistert und erstaunt!

➔ *Bei den schweren, mit strukturellen Veränderungen einhergehenden Erkrankungen darf man sich selbstverständlich nicht darüber wundern, dass es seine Zeit braucht, bis die Krankheit endgültig geheilt ist. Es ist deshalb notwendig, das Mittel nach Bedarf zu wiederholen und dabei die Potenzierung den Umständen entsprechend zu wechseln.*

7 Masi-Elizalde hatte den Gedanken geäußert, dass es nicht nur eine Ähnlichkeit für das Mittel gibt, sondern auch für die Potenz. Er hatte deshalb Laboratorien gebeten, sogenannte intermediäre Potenzen herzustellen. Ich habe für mich festgestellt, dass der Patient, abhängig von seinen Lebensphasen, besser oder eher schwächer auf bestimmte Potenzen im Vergleich zu anderen reagiert. Indem ich eine C5000 und dann eine C500 anwende, versuche ich, der idealen Potenz möglichst nahe zu kommen! Ich erinnere daran, dass wir uns dabei nicht mehr im Quantitativen, sondern vielmehr im Qualitativen bewegen: Es gibt demnach keine „mehr oder weniger starke", sondern vielmehr eine „mehr oder weniger lang anhaltende Welle"– je nach Patient.

- Eine weitere Gabe des Mittels als C500 wird im Frühling 2006 verschrieben, als ihm seine Frau ankündigt, erneut schwanger zu sein! Der Patient ist darüber sehr glücklich, aber psychisch etwas destabilisiert, was sich auch darin ausdrückt, dass Atemnot und Erschöpfung wieder aufgetreten sind. Zwei Monate später erklärt er mir sehr feierlich, dass das Mittel sofort gewirkt habe und das Ergebnis sowohl auf der energetischen als auch auf der körperlichen Ebene im Bereich der Atemwege großartig gewesen sei. Selbst der so belastende gastroösophageale Reflux sei verschwunden. Offensichtlich wirkt das Mittel wirklich auf die Gesamtheit der Person!
- Der HNO-Arzt bestätigt sehr überrascht, dass sich die Polypen stark zurückgebildet haben.
- Ende 2006 untersuche ich den Patienten erneut, weil er seit drei Wochen hustet und etwas unter Asthma und einer gewissen nasalen Obstruktion leidet. Ich werde ihm während der nachfolgenden sechs Monate vier Gaben in ansteigender Potenz verschreiben, die er nach eigener Einschätzung einnehmen soll: C9, C12, C15 und C18.
- Im Frühling 2007 ist der Patient in einem gutem Zustand, er atmet normal und gerät nicht mehr in Atemnot. Die Kortisondosis ist auf die Hälfte verringert worden. Seit drei Tagen hat er Schmerzen in der Kieferhöhle. Eine Gabe des Mittels als C200 löst das Problem schnell. Ihr wird im Juli eine Gabe in der C10.000 folgen.
- Im November 2007 geht es dem Patienten gut, sein Baby ist auf die Welt gekommen: „Ich schlafe wenig, da es viel schreit, aber ich kann es ertragen, ich bin ein glücklicher Mann, ich glaube, dass ich eines Tages das Kortison absetzen kann“. Das Asthma ist verschwunden und seine Nasenatmung ist sehr viel besser.

Zum jetzigen Zeitpunkt geht es meinem Patienten gut und er ist wirklich aufgeblüht. Er hat weder Asthma noch Polypen, und er hat das Kortison abgesetzt.

Fallanalyse

Man spürt bei diesem Mann das Bedürfnis, alle Dinge langsam geschehen zu lassen. Er bestätigt diese Haltung im Hinblick auf das Kortison, das er trotz des Rats seiner beiden Ärzte angesichts seiner großen Fortschritte erst nach längerem Zögern und nach dem ihm vorgeschlagenen Zeitplan zu reduzieren beginnt. Diese Haltung, nichts überstürzt in Angriff zu nehmen, die sich bei ihm in vielen seiner Lebensumstände beobachten lässt, ist im Grunde eine gute Eigenschaft. Allerdings, und das möchte ich besonders betonen, hebt sie sich ab vom Zeitgeist unserer modernen Welt. Lässt sich sagen, dass der Patient ängstlich ist?

„Ich war es sicher als Kind, und ich gebe zu, dass ich mich nicht auf das Fallschirmspringen stürzen würde. Niemals würde ich mich blindlings auf etwas mir Unbekanntes einlassen. Bei Veränderungen brauche ich immer eine gewisse Zeit, mich daran zu gewöhnen – ganz gleich, ob es sich um positive und freudige Ereignisse handelt." Der Patient war durch diese wunderbare Nachricht, ein Kind zu haben, durcheinandergebracht worden, und er hat etwas Zeit gebraucht, um diese Neuigkeit zu verarbeiten. Vergessen wir auch nicht, dass sein Asthma in den Monaten nach der Rückkehr aus seinem Geburtsland und dem Ableben seiner Freundin aufgetreten ist.

→ *Wenn man ein Mittel in aller Tiefe zu verstehen und sich seinem innersten Sinn, seiner einzigartigen Bedeutung zu nähern versucht, müssen wir den Überblick gewinnen. Wir müssen die „Stimmung" erfassen, die sich beim Lesen und Wiederlesen der 100-fachen sonderlichen Symptome, die bei der Arzneimittelprüfung dieses Mittels beobachtet wurden, ausbreitet. Das Gleiche gilt für das Verstehen des Patienten. Was ist es, was diesen Menschen über die beobachtbaren Krankheitszeichen hinaus von einem anderen unterscheidet? Worin ist er einzigartig? Welche Reaktionen, welche Äußerungen sind ihm eigen?*

In dem vorliegenden Fall, um für unsere Suche einen Rahmen abzustecken, gehen wir von einfachen und objektiven Begriffen aus, die für den Patienten charakteristisch sind. Beginnen wir also mit einer eher grundlegenden Repertorisation:

- Nasenpolypen
- Verlangen nach Salz

- Verlangen nach Saurem
- Abneigung gegen Hammelfleisch
- Sehr beeindruckbar – ein Zeichen, das umso auffallender ist, da wir es mit einem Mann zu tun haben und diese Empfindsamkeit eher den Frauen zugeschrieben wird, jedenfalls wird es von Männern weniger zum Ausdruck gebracht!

Die Verschlimmerung durch Honig muss im Zusammenhang mit der reizenden Eigenschaft des Honigs gesehen werden und ist somit nicht eigenartig. Hinzuzufügen ist auf jeden Fall die Repertoriumsrubrik „träumt von Ereignissen seiner lange zurückliegenden Vergangenheit", da dies in diesem Fall sehr charakteristisch ist. Beachten wir, dass der Patient das Haus seiner Kindheit wiederfindet – das Wort „Haus" ist sehr wichtig und wir werden sehen, dass es eine diesbezügliche Rubrik gibt. „Verlangen, nach Hause zurückzukehren". Es wäre ein Fehler, „Träume von Kanarienvögeln" oder „Träume von Vögeln" zu wählen, denn es handelt sich um die Kanarienvögel seiner Kindheit, sie stehen für seine Vergangenheit, für die Zeit, in der er in einer harmonischen Familie glücklich war.

Beachten wir auch, dass dieser Mann ruhig und friedlich ist. Er liebt ein Leben, das ein wenig behäbig ist, er ist eher häuslich, legt Geld beiseite, und er ist nicht abenteuerlustig.

Arzneimittelbild von Calcium carbonicum

Unter allen ausgewählten Arzneimitteln zeigt nur *Calcium carbonicum ostrearum* die Gesamtheit der für diese Kasuistik erhobenen Charakteristika. Das ist also das Mittel, das ich ihm gegeben habe. Diese quantitative Analyse der Symptome wäre wertlos, wenn ich nicht auf Anhieb das „Profil" von *Calcium carbonicum* bei meinem Patienten erkannt hätte.

Es ist hier nicht der Ort, die umfangreiche Materia medica dieses Mittels vorzustellen. Ich beschränke mich darauf, bestimmte Punkte hervorzuheben und das Verständnis für diese Themen darzustellen.

Bei der Austernschale handelt es sich um den Extrakt des Austernperlmutts[8] und ist in dieser Eigenschaft gleichzeitig ein Mittel mineralischen und tierischen Ursprungs (es wäre interessant, eine Arzneimittelprüfung mit dem Weichtier selbst zu machen und einen Vergleich anzustellen). Wie die Perle, die im Inneren geschützt ist, scheint der *Calcium-carbonicum*-Patient beschützt, auf sich zurückgezogen, und er bildet einen Panzer („geschlossen wie eine Auster"). Man sollte sich deshalb nicht über seine große Empfindsamkeit gegenüber seiner Umgebung wundern. Ein amüsantes Detail ist, dass er, der in seiner Schale gefangen ist, ein großes Verlangen nach Eiern hat[9]. *Calcium carbonicum* ist ein Mittel, das sehr häufig in der frühen Kindheit indiziert ist, und wir werden bald verstehen warum.

Calcium carbonicum kann sich nicht seinem Schicksal anvertrauen (die Auster kommt in ihrer natürlichen Umgebung voran, indem sie zurückweicht!). Er lebt in Angst, sei es, dass er Angst vor den physischen Faktoren der Umwelt hat – er erträgt beispielsweise weder Kälte noch Feuchtigkeit –, oder sei es, dass er sich vor den psychischen Faktoren (Furcht vor schlechten Neuigkeiten, große Beeindruckbarkeit usw.) ängstigt. Als ängstlicher Mensch lebt ein *Calcium-carbonicum*-Patient in einer Art latenten Angst, und er stellt sich vor, dass ein Unglück passieren könnte, wenn er sich nur etwas zu stark bewegt oder ein zu großes Risiko eingeht. Das ist das Damoklesschwert! Er geht also nur wenige Risiken ein.

8 Ich erinnere mich an einen ***Calcium-carbonicum***-Patienten, der nach Belgien ausgewandert ist. Er rief mich eines Tages wegen eines Problems an und ich riet ihm, erneut eine Gabe einzunehmen. Während seines erneuten Anrufs berichtete er, dass keinerlei Reaktionen aufgetreten seien und das Mittel nichts bewirkt hätte, was mich sehr erstaunt hatte. Wie sich dann herausstellte, hatte er von einem nicht kompetenten oder wenig gewissenhaften Apotheker nicht ***Calcium carbonicum ostrearum*** erhalten, sondern nur Kalziumkarbonat. Der Apotheker war möglicherweise davon ausgegangen, dass dies genügen müsste, da das Perlmutt im Wesentlichen auch aus Kalziumkarbonat aufgebaut ist. Der Patient hatte also nicht das aus der Austernschale gewonnene ***Calcium carbonicum ostrearum*** erhalten. Die Gabe des homöopathischen Mittels, das aus der richtigen Ausgangssubstanz aufbereitet worden war, löste dann das Problem des Patienten innerhalb weniger Stunden.

9 In Analogie zur der Perle, die sich im Inneren der Muschel, in deren Haus oder Kokon, befindet und aus der das homöopathische Mittel gewonnen wird, können bei ***Calcium-carbonicum***-Patienten folgende Aspekte in der Materia medica wiedergefunden werden: Ort, Haus, Schutz, Gebärmutter, Kindheit, Stillen, Polypen, Fibrome, Eier, Perle, langsames Wachstum, Themen von Eingeschlossensein und Folgen des Eindringens und Überwältigtwerdens, Mond!

Das ist auch der Grund, warum der *Calcium-carbonicum*-Mensch ziemlich häufig die Dunkelheit verabscheut, welche eine typische Gefahrensituation darstellt, weil man die Gefahr weder sehen noch sich darauf vorbereiten kann. Er fürchtet alles, was dem Unberührbaren, dem Geheimnisvollen, dem Subtilen angehört. Er hat das Bedürfnis, die Kontrolle über sich selbst zu behalten (Furcht vor Kontrollverlust, den Verstand zu verlieren) und möchte seine Umgebung immer kontrollieren können. *Calcium carbonicum*-Kinder haben Angst vor Gespenstern und erschrecken durch alles, was nicht materiell und nicht fassbar ist. Schon in jungen Jahren stellen sie sich immer wieder metaphysische Fragen.

Dies erklärt sein Interesse an allen medizinischen und die Gesundheit betreffenden Themen. *Calcium carbonicum* liest gerne medizinische Bücher, fürchtet sich vor Krankheitskeimen und Infektionen und surft gern im Internet, um sich über mögliche Krankheiten zu informieren. Es kann auch sein, dass es ein *Calcium-carbonicum*-Patient überhaupt nicht ertragen kann, wenn über Krankheiten gesprochen wird. Im Hinblick auf das Thema Geld und Finanzen ist es genauso. Er ist nicht geizig, befürchtet aber in eine Situation des Mangels zu geraten (und sich auf der Straße als Obdachloser wiederzufinden). Mit einem Wort, er empfindet sich schnell als ungeschützt. Es ist die Schale, die bei der Auster das Weichtier beschützt!

Der Calcium-carbonicum-Patient setzt alles daran, eine gewisse soziale Stellung und ein sicheres finanzielles Auskommen zu erreichen, denn er will das Schicksal lenken, um Sicherheit in einer beunruhigenden Welt zu erreichen, deren Zukunft ungewiss ist. Sein Hauptanliegen gilt, wie beim Eichhörnchen, der Vorsorge. *Calcium carbonicum* ist ein Mittel der Zukunftsangst.

Ein Hauptmerkmal des Arzneimittels ist, dass es sich sehr langsam an jede Veränderung gewöhnt, sei es an den Temperaturwechsel – viele Krankheiten treten bei Wetterwechsel auf – oder sei es jegliche Änderung im Leben. Wenn ein Patient in ihre Sprechstunde kommt wegen Beschwerden, die nach einem Umzug aufgetreten sind, sollten Sie unabhängig von seiner Erkrankung immer an *Calcium carbonicum* denken. Ein Umzug, selbst wenn er vorteilhaft ist, kann *Calcium-carbonicum*-Patienten aus dem Gleichgewicht bringen. Der Patient im vorliegenden Fall wurde durch die Ankündigung der bevorstehenden Geburt eines Kindes aus dem Takt gebracht.

Der *Calcium-carbonicum*-Patient braucht für seinen (inneren) Seelenfrieden und seine Verankerung in der Welt (sein Haus, seine Arbeit, sein soziales Umfeld) einen geschützten Raum, er erschafft sich einen Lebensraum, der sich nur ihm erschließt und dessen Verbindungen zur äußeren Welt begrenzt und kontrolliert sind. *Calcium-carbonicum*-Patienten können übrigens sehr langsam sein.

Charakteristisch für das Arzneimittel ist, dass sich Patienten wohlfühlen, wenn sie verstopft sind. Ich habe es bereits gesagt, *Calcium carbonicum* ist eher ein häuslicher Mensch und wenn er weggeht oder reist, freut er sich vor allem darauf, wieder nach Hause zu kommen. Das Haus (das Heim als Kokon) hat meist einen immensen Stellenwert für den *Calcium-carbonicum*-Patienten, und alles, wodurch dieses Haus real und symbolisch baufällig wird, bringt ihn aus dem Gleichgewicht.

Calcium carbonicum sorgt sich um sich selbst, wie die Auster um ihre Perle.

3 Zur Rechten des Vaters

Ich war etwas zu früh an meiner Praxis angekommen und mir fällt auf dem Weg in die Praxis eine hübsche Frau auf, die aus einem wunderbaren Citroen steigt. Die Frau, die mir in das Innere des Gebäudes folgt, dürfte wohl in ihren Fünfzigern gewesen sein, sie ist ein wenig mollig und etwas „herausgeputzt". Ich begreife rasch, dass es sich um eine neue Patientin handelt, meine erste Konsultation am Nachmittag. Die Patientin trägt Markenkleidung und hat eine große Vuitton-Tasche entspannt an ihrer Schulter hängen.

Anamnese

Alles an ihr zeugt von materiellem Wohlstand und zeigt das Verlangen, vorteilhaft auszusehen. Ihr Gang ist etwas unbeholfen. Kaum hat sie vor mir in meinem Sprechzimmer Platz genommen, bricht sie völlig aufgelöst in Tränen aus. „Die Antidepressiva helfen mir nicht, ich komme einfach nicht auf die Beine. Das Einzige, was ich möchte, ist mich aus dem Fenster meines Hauses zu stürzen! Ich schlafe übrigens seit einigen Tagen bei einer Freundin, um diesem Gedanken auszuweichen. Herr Doktor, helfen Sie mir, ich kann nicht mehr. Diese Freundin hat mir gesagt, dass Sie mich da herausholen können."

„Erzählen Sie mir." „Wir waren glücklich, alles lief gut, und dann hat mein Mann …" Ich erfuhr erst später, was mir vieles erklärte, dass die Patientin nicht verheiratet war, dass sie sich zwar als Madame R. ansprechen ließ, obwohl sie „nur" Madame L. war und somit die Frau ihres früheren Ehemannes –, oder als Mademoiselle M. ihren Mädchennamen trug.

Sie hatte vor zwei Monaten erfahren, dass ihr „Mann" sie mit einem Ex-Mannequin betrügt, und es gelang ihr nicht, sich zu beruhigen, was ich sehr gut verstehen konnte. Doch die Umstände waren sehr viel komplizierter, als es zunächst aussah. Denn es war nicht das erste Mal, dass ihr Mann sie betrog, auch sie selbst hatte schon … In den Kreisen, in denen sie verkehrten, hatte diese Art der Untreue keine große Bedeutung. Und wie sich später herausstellen sollte, lag hier nicht das eigentliche Problem.

„Ich ziehe mich morgens nicht mehr an, ich lungere im Morgenmantel herum, ohne auf die Zeit zu achten – ich als diejenige, die so eitel ist. Ich habe keinerlei Ausdauer mehr, um die Wohnung für ein mögliches Abendessen vorzubereiten. Es gibt keine Blumen mehr, auch keine Musik, die mich meine trübe Stimmung vergessen lassen würde. Die Seidenhemden meines Mannes liegen in der Wäschekammer herum, während ich sie sonst täglich liebevoll gebügelt habe. Das Leben ist sinnlos geworden, ich gehe nicht mehr ans Telefon, wenn es klingelt, während ich mich sonst furchtbar gern mit meinen Freundinnen unterhalten habe."

„Essen Sie denn noch?" „Ich esse nicht mehr, ich habe abgenommen, das Einzige, was ich esse, sind einige Cornichons nach russischer Art, die sauer und salzig sind. Ich habe ständig Durst, je kühler und erfrischender das Getränk, umso besser. Und trotzdem friere ich ständig, ich bin völlig kraftlos, mein Bauch ist nicht in Ordnung, ich habe fast ständig Durchfall."

Bei der Untersuchung stelle ich fest, dass die Patientin unter schmerzhaften Dickdarmkrämpfen leidet und dass erstaunlicherweise die Bauchhaut kalt ist! „Erzählen Sie mir von sich, von Ihrem Leben. Haben Sie Kinder?" „Ich habe zwei Kinder aus meiner ersten Ehe. Einen Sohn, den ich sehr liebe, aber er macht sehr viele Dummheiten. Glücklicherweise bin ich immer zur Stelle, um die Dinge wieder in Ordnung zu bringen! Und eine erstgeborene Tochter." „Wohnt sie in der Nähe?" „Nein, das käme für sie nie in Frage. Sie ist sonderbar, sie liebt ihre Mutter nicht." „Leiden Sie darunter?" „Ich weiß es nicht."

Später erfahre ich vom Sohn, einem liebenswerten, aber leichtsinnigen jungen Mann, dass seine Mutter ihre eigene Tochter seit der Geburt nicht leiden konnte und keine Gelegenheit ausgelassen hat, sie zu kritisieren und zu demütigen und ihr beinahe zum Vorwurf gemacht hat, dass sie überhaupt geboren sei. Die Patientin hatte in verletzender Weise ihren Sohn vorgezogen, der fünf Jahre später geboren wurde, und er selbst, der seine Schwester vergötterte, hatte regelmäßig versucht, diese Ungerechtigkeit auszugleichen, soweit es ihm möglich war. Sein eigener Vater, ein reicher australischer Industrieller, zahlte seiner Mutter zunächst einen hohen Unterhalt, der zwischenzeitlich ausgeblieben ist – „Gott allein weiß, wie meine Mutter zurechtkommt."

„Doktor, holen Sie mich aus diesem schlechten Film heraus. Ich kann nicht mehr. Ich möchte wirklich sterben." „Was belastet Sie am meisten in der gegenwärtigen Lage? Was fühlen Sie tief in Ihrem Inneren?"

Zu meinem großen Erstaunen ist die Patientin weit davon entfernt, von Liebe zu sprechen, sie antwortet: „Wenn ich ihn verliere, verliere ich alles! Bei all dem, was ich für ihn getan habe! Seit den zehn Jahren an seiner Seite habe ich ein Traumleben, er verwöhnt mich sehr, ich habe Kleidung von bekannten Modeschöpfern, gehe in exklusivster Umgebung aus, habe für mich allein meinen kleinen Sportwagen, ich mache Ferien in Saint-Tropez und habe eine wunderschöne Wohnung ... Er ist ein großzügiger Mann!" „Lieben Sie ihn?" „Oh ja, sicher. Ich bin seine Prinzessin." Eine etwas überraschende Antwort.

Die Patientin unterrichtet mich darüber, dass ihr Mann Chefportier eines Luxushotels ist und, was ich nicht wusste, durch seine Tätigkeit außergewöhnlich hohe Einnahmen wegen der Trinkgelder hat, die ihm die Großen dieser Welt für viele kleine Dienste zahlen. Er fährt wahrlich einen Ferrari! Der wahre Grund für die Depression der Patientin liegt darin, dass ihr unberechenbarer „Mann" sich entschlossen hat, sich von ihr zu trennen, um mit seiner neuen und jungen Freundin zusammenzuleben. Deshalb brach ihre Welt zusammen, denn ohne ihren Mann – das wird der Patientin klar – ist sie nichts mehr. Sie hat keinerlei eigenes gesellschaftliches Leben, sie konnte nur durch ihren Mann auf großem Fuß leben. Seit 25 Jahren (durch ihren reichen Australier, dann ihren Luxusportier) hatte sie keinen Gedanken daran verschwenden müssen, selbst ihren Lebensunterhalt verdienen zu müssen und hat sich ihren sozialen Status einfach angeeignet. Das sind die Gedanken, die mir durch den Kopf gehen, ohne dass ich es wage, diese der Patientin gegenüber auszusprechen. Wir befinden uns in einem Drama: Die Patientin wird von einer Prinzessin wieder zu jemandem, der in unsicheren Verhältnissen lebt. Sie stammt aus einem einfachen Milieu, das sie völlig hinter sich gelassen hat, indem sie seit langem alle Kontakte zu ihren Eltern, ihren Brüdern und Schwestern, die in ihrem Dorf im Departement Corrèze blieben, abgebrochen hat. Welches Mittel könnte sie aus dieser verzweifelten Lage befreien?

Fallanalyse

30 Jahre an klinischer Erfahrung haben mich ein Verständnis dafür entwickeln lassen, dass selbst die Entscheidungen für die Lebenswege eines Menschen, seine Schicksalsschläge, die Ideale, die er hegt, sein Streben, seine Schwächen, die Klippen, die es zu meistern gilt, in ihrer Aussage ebenso zu dem Menschen gehören wie seine Schwäche der Lunge, der Leber, der Nieren, wie auch seine Charakterzüge und seine Persönlichkeit.

➔ *Die Lebensgeschichte wie auch die Krankheitsgeschichte eines Menschen sind Ausdruck seiner Einzigartigkeit und können deshalb bei der Suche nach dem Simillimum berücksichtigt werden. Oder anders formuliert: Das Simillimum bestimmt nicht nur die Symptome von Körper, Geist und Gemüt des Patienten. Es drückt sich auch in den Ereignissen und seinen Lebensinhalten aus**.

* Wie häufig gibt es *Palladium*-Patienten, die von ihrer Umgebung vernachlässigt oder zurückgewiesen werden, und wie oft *Symphytum*-Patienten, die sich den Widrigkeiten des Schicksals stellen müssen?

In dem vorliegenden Fall gibt es nur den einen Ausweg: Es gilt nicht, die Patientin von ihren Schwierigkeiten zu befreien, indem ihr ein Mittel gegeben wird, das gegen ihre Depression wirkt. Denn dieses würde nur vorübergehend wirksam sein, da es sich um ein tief sitzendes, existenzielles Problem handelt. Es muss vielmehr ein Mittel gefunden werden, das die Totalität ihrer Persönlichkeit abdeckt. Ein Mittel, das *ihr* Konstitutionsmittel ist.

Einige objektive Gegebenheiten sollten berücksichtigt werden: ihre erstaunlichen Nahrungsmittelvorlieben, der seelische Zusammenbruch infolge des Verlustes ihrer sozialen und materiellen Errungenschaften sowie ihre außergewöhnliche Fähigkeit, aus ihrer sozialen Umgebung Nutzen zu ziehen.

Erste Verordnung

Davon ausgehend kommt mir *Veratrum album* in den Sinn. Ich verschreibe ihr also eine Gabe von *Veratrum album* C1000.

Einen Monat später kommt die Patientin wieder. Sie fühlt sich etwas besser und hat keine Selbstmordgedanken mehr. Ihre Verdauungsprobleme sind verschwunden. Sie schläft immer noch nicht besser, aber sie beginnt, die Möglichkeit eines Lebens nach dem Traumleben ins Auge zu fassen! Ich wiederhole meine Verschreibung.

Weitere Verordnungen

Drei Monate vergehen, bevor ich die Patientin wiedersehe. Da sie sich bewusst war, wie sehr die Antidepressiva sie „abstumpften", wurden sie von ihr, ohne dass sich deshalb Schwierigkeiten entwickelt hätten, abgesetzt. Es geht ihr „nicht mehr schlecht", es geht ihr sogar deutlich besser trotz der Trennung, die sich bewahrheitet hat. Ihr großherziger „Mann" überlässt ihr die Wohnung für ein Jahr, danach sollte sie „etwas anderes" gefunden haben. „Er hat mir versprochen, mich nicht fallen zu lassen, und gesteht mir einen 'Ausgleich' zu." Dieser Mann, den ich nicht kenne und der mir zunächst eher unsympathisch war, scheint mir auf einmal sehr viel mehr Gentleman zu sein, als ich ihn mir vorstellen konnte.

Unsere Freundin hat wieder menschliche Züge bekommen, sie ist nicht mehr von Verzweiflung gezeichnet. Sie hat vor, alte Kontakte wiederaufleben zu lassen, um eine Arbeit als Hostess, Privatsekretärin, Medienberaterin oder was weiß ich zu finden. Ich sehe die Patientin erst ein Jahr später wieder. Das Lächeln ist zurückgekehrt, sie ist gerade umgezogen und hat vorerst auf Zeit eine Arbeit als Touristikberaterin bei einem Reiseunternehmen gefunden, das auf Reisen für den Jetset spezialisiert ist.

Arzneimittelbild von Veratrum album

Veratrum album, der Weiße Germer, ist eine giftige Pflanze, die bei Vergiftungen unter anderem Wahnvorstellungen auslöst: wie zum Beispiel, halten wir dies witzigerweise fest, die Wahnidee, dass man sich für einen Prinzen oder sogar für Christus hält! Wie Masi-Elizalde völlig zu Recht bei seiner Untersuchung dieses Mittels betont hat, bedeutet sich für Christus zu halten nicht, sich für Gott zu halten, Christus ist an der rechten Seite des Vaters! Wir können daraus folgern, dass *Veratrum album* nicht der König ist, sondern der Prinz, nicht Gott, sondern der angebetete Sohn.

Folglich sind die Patienten, die dieses Mittel als homöopathisches Simillimum benötigen, genau diejenigen, die sich unter dem Schutz einer höheren „Macht" fühlen, woraus sie Vorteile für sich selbst ziehen möchten. Sie wollen Macht in Form einer übertragenen Macht. Sie erblühen im Schatten der Mächtigen. Und diese Haltung kann durch eine das Ego stimulierende Überkompensation zu jenem charakteristischen Verhaltenssymptom des Mittels führen: hart zu den Untergebenen zu sein und unterwürfig bei den Vorgesetzten. Denken Sie an Schulkinder, die sich dem Schutz des Lehrers anvertrauen und gut dastehen wollen! *Der Veratrum-album*-Patient will aufsteigen, um anzukommen ... er möchte auf der rechten Seite des Vaters aufsteigen in der sozialen Hierarchie und Anerkennung und Einfluss gewinnen. Allerdings benötigt er Schutz von oben, um „jemand" zu werden (am häufigsten auf der Seite des materiellen und sozialen Aufstiegs).

Veratrum album hat tatsächlich große Schwierigkeiten, sich eine eigene Existenz außerhalb fester sozialer und moralischer Strukturen aufzubauen, auf die er sich stützen kann. *Veratrum-album*-Patienten erwecken schnell den Eindruck, dass sie materialistisch sind, da sich in unserer Welt die Macht vorrangig über Geld und materielle Güter definiert. Sie entwickeln jene Art ehrgeiziger Entschlossenheit, die „Spuren" hinterlässt und alle Skrupel in den Wind schlägt. An erster Stelle steht ihr sozialer Status, der Rang, den sie erreichen wollen, manchmal auch zum Nachteil ihrer Angehörigen (ich erinnere mich an eine Mutter, die, ohne dass sie es überhaupt merkte, ihre Kinder um ihr künftiges Erbe ihres verstorbenen Vaters brachte, um ihren übertriebenen und unverdienten Lebensstil beizubehalten). *Veratrum-album*-Patienten sind oft große Egozentriker, nur eine wirklich ausgeprägte innere Harmonie kann sie altruistischer machen.

Für einen Jugendlichen oder einen jungen Erwachsenen, der *Veratrum album* benötigt, haben beispielsweise der Besitz von Gegenständen, Markenkleidung, der Besuch angesagter Lokalitäten, von Freunden „aus gutem Haus" die allergrößte Bedeutung.

Der *Veratrum-album-Patient* ist häufig hochmütig, anspruchsvoll, unverschämt und autoritär. Vergessen wir auch nicht seinen Hang zur Gewalt, sei sie verbaler oder körperlicher Art. Er kann taktisch so klug sein um seine Persönlichkeitszüge zu verschleiern und das Notwendige zu unternehmen, um der Liebling der Lehrerin, der bevorzugte Mitarbeiter des Chefs, „die Frau von", „die Geliebte von", „der Freund von" zu werden. Erstaunlich ist, dass der Gefährte meiner Patientin, Portier eines Grandhotels, sich selbst in einer „*Veratrum-album*-Situation" befand, ohne sicher selbst *Veratrum* zu sein.

Der *Veratrum-album*-Patient kann richtig boshaft werden und psychisch zusammenbrechen, sobald ihm dieser Erfolg versagt bleibt oder wenn ihn dieser plötzlich verlässt. Dann neigt er dazu, zerstörerisch sich selbst oder anderen gegenüber oder sehr rachsüchtig zu werden und sich über das erlittene Unrecht zu empören. Meine Patientin gab sich in ihrem Unglück Illusionen hin, wie ein Luftballon, der sich plötzlich entleert und wie ein Fetzen zu Boden fällt.

Der *Veratrum-album*-Patient kann so weit gehen, die Rangordnung anzuprangern, wenn ihn seine soziale Lage verzweifeln lässt. Jeder andere scheint dann mehr wert zu sein als er selbst, und wenn er einen Menschen trifft, der offensichtlich schwächer als er selbst ist, wird er entweder unausstehlich oder nimmt ihn in Schutz und führt sich wie sein eifrigster Verteidiger auf. Ich habe einmal einen der ganz verbissenen Gewerkschaftler kennengelernt, der es nach erfolgreicher Behandlung vorgezogen hat, sein kämpferisches Amt aufzugeben (er brauchte den Schutz der Institution nicht mehr). Seine Lieblingsäußerung beim Abschied war: „Das sind alles Idioten." Er wollte die ganze Welt dafür verantwortlich machen, dass sie ihm nicht die Position zubilligte, auf die er seiner Meinung nach Anspruch hatte. In seiner Unausgeglichenheit begann er zu prahlen (er gab sich zum Beispiel als reich aus), er wurde unverschämt, er log (schrieb sich eine Funktion zu, die er nicht innehatte), es ging ihm nur um seine Karriere und er manipulierte andere. Um seine Ziele zu erreichen, ist er, sich ausgenommen, zu jedem Opportunismus bereit. Würde sich Talleyrand bei ihm wiederfinden?

Sobald ein *Veratrum-album*-Patient geheilt ist, wird er seine individuelle Struktur erschaffen (oder wiedererschaffen) können, sein eigenes Wesen, das ihm abhanden gekommen war, und seine grundlegende „Stärke" wiederfinden, seinen verzehrenden Ehrgeiz mäßigen und sich von seinen übertriebenen Bedürfnissen nach Anerkennung befreien. Denn das

Schlüsselwort von *Veratrum album* ist wohl dieses: Anerkennung. Mehr als alle anderen hat ein *Veratrum-album*-Patient das grundlegende Bedürfnis, in allen Bereichen anerkannt zu werden, vor allem braucht er die Anerkennung im gesellschaftlichen Bereich.

Die Gleichung ist für ihn nicht einfach: Er möchte Zugang haben zu jeder Form der Anerkennung, indem er den größten Risiken aus dem Weg geht!

4 Der unerreichbare Abflug

Man könnte ihn einen schönen Mann nennen, wenn es nicht diesen Blick geben würde und dieses leichte Schlaffwerden der Haut unter dem Kinn, die an eine gewisse Charakterschwäche erinnert. Der Patient, in den Vierzigern, hat einen athletischen Körper, verteilt auf mindestens 1,85 m, und für körperliche Anstrengung geschaffene Unterarme. Wir werden ihn Sylvain nennen.

Von selbst, sagt er mir zu Beginn, wäre er nie auf den Gedanken gekommen, mich aufzusuchen. Es ist seine Frau, die darauf bestanden hat. Was könne man wohl an seiner Krankheitsneigung ändern?

Anamnese

Ärztliche Konsultationen werden von ihm sehr häufig in Anspruch genommen, aber ausschließlich bei Spezialisten, denn er hat immer „einen quer sitzenden Furz". Der Patient stellt sich ständig vor, an einer ernsten Krankheit zu leiden. Nachdem er durch apparative Untersuchungen wieder beruhigt worden ist, befolgt er keinerlei Behandlungen, „die keinesfalls funktionieren."

Ein schöner Hypochonder! „Jeder muss sein Kreuz tragen", fügt er lächelnd hinzu. Durch sein Lächeln erkenne ich die Eigenartigkeit seines Gesichts: Der Mund und der Unterkiefer sind zu groß, die Kaumuskulatur tritt zu sehr hervor, dies betrifft auch seine Holzfällerunterarme. Darin manifestiert sich schiere Kraft, die zu dem Rest des gutmütigen Menschen nicht passt.

Der Patient hat noch nie gut geschlafen; er hat sich im Laufe der Jahre daran gewöhnt, erst nach ein oder zwei Stunden in den Schlaf zu fallen, um drei Uhr morgens aufzuwachen und eine Stunde wach zu liegen. Glücklicherweise muss er nicht früh aufstehen.

Er hat seit langem eine schlechte Verdauung, vor allem nachdem er Fleisch, ungekochtes Gemüse, Milchprodukte, Backwaren und Vollkornbrot gegessen hat. „Die Verdauung dauert Stunden". Nach den Mahlzeiten verdoppelt sich sein Bauchumfang. Er hat unabhängig von der Jahreszeit das Bedürfnis, warm zu essen. Nichts isst er so gerne wie Süßsaures, das eigenartigerweise sehr gut vertragen wird.

Das Sehvermögen des Patienten ist nicht eingeschränkt, außer beim Lesen abends, wenn durch Müdigkeit die Zeilen verschwimmen. Tausend Einzelheiten zu seiner Gesundheit werden im Lauf der Anamnese durchleuchtet: die Schmerzen im Bauch, an den Zähnen, im Hals, gelegentlicher Husten, häufiges Wasserlassen, nächtliche Diarrhö um vier Uhr morgens, die ab und zu auftritt, Hautflecken ohne Bedeutung.

Sylvain sagte, dass er „körperlich nie gut drauf war", dabei hat er bis vor zwei Jahren die Hälfte seines Lebens im Hochgebirge verbracht, da Bergsteigen seine einzige große Leidenschaft ist. Obwohl er streng genommen diesen Beruf nicht ausübt, sieht er wie ein Bergführer im Hochgebirge aus und hat an mehreren Expeditionen in die Anden und den Himalaja teilgenommen. Es muss erwähnt werden, dass der vorzeitige Tod seines Vaters ihm erlaubt hat, sich mit 30 Jahren in das Privatleben zurückzuziehen. Der Verkauf des Familienunternehmens hat ihn endgültig von jeder finanziellen Sorge befreit. Ist das gut für ihn? Diese Frage stellt sich.

Sein derzeitiges Problem, gegen das ich seiner Meinung nach sowieso nichts machen kann, ist ein vor anderthalb Jahren aufgetretener heftiger und unerklärlicher Höhenschwindel! Der Patient kann nicht mehr klettern und auch keine kleinen Gipfel mehr bezwingen. Selbst auf einer Leiter bekommt er Angst. Dieses unerwartete und unerklärliche Ereignis hat das Leben des Patienten aus den Fugen gebracht. Nachdem er seinen Lebensinhalt verloren hatte, ist er nach Ansicht seiner Frau ein Griesgram geworden. „Ich bin, so scheint es, wie ein Bär in einem Käfig. Meine Frau wirft mir vor, ihr ständig im Weg zu stehen. Es stimmt, dass ich überhaupt nicht allein sein kann und dass ich das Gefühl habe zu sterben, sobald ich auf mich allein gestellt bin."

Er schaut aus wie ein geprügelter Hund. Der wohlgestaltete Sportler, der die Gipfel erobert, gehört der Vergangenheit an. „Die Haltung meiner Ehefrau mir gegenüber hat sich verändert, als ob sie Mitleid mit mir hat." Nachdem er zusammenhanglos geredet hat und sich allzu unbehaglich bei diesem Thema fühlt, fügt er hinzu: „Merken Sie sich, dass ich an die Homöopathie glaube. Nach einer sehr unangenehmen Verstauchung, die sich hinzog und sich zu einem komplexen regionalen Schmerzsyndrom entwickelte, hat mir der Sportmediziner, der Homöopath ist, *Strontium carbonicum* gegeben, das bei mir zu so etwas wie einer Wunderheilung geführt hat. Aber was die Schlaflosigkeit und die krankhafte Angst angeht, das ist etwas ganz anderes!"

Erste Verordnung

All diese Informationen bestätigen mich in der Mittelwahl, besonders als Sylvain von seinen Verdauungsstörungen und seiner Schlaflosigkeit erzählt. Sylvain erhält eine Einmalgabe *Kalium carbonicum* C200. Drei Monate später sehe ich ihn in meiner Sprechstunde wieder: „Meine Frau hat mich daran erinnert, zu Ihnen zu kommen. Mir ist es besser gegangen und jetzt scheint es wieder abwärts zu gehen. Ich merke die Veränderung nur beim Schlaf, der besser ist, ohne ganz gut zu sein. Sagen wir mal, dass ich leichter einschlafen kann und dass ich nicht regelmäßig nachts aufwache. Es kommt vor, dass ich durchschlafe."

„Und die Verdauung?" „Zwei Monate lang war sie besser, aber das hat nicht angehalten. Sie sehen ja, meine Beschwerden sind krass." „Zwei Monate Besserung nach einer ersten Behandlung sind gar nicht schlecht. Wir sind nicht in Lourdes! Wir müssen die Behandlung vertiefen." „Ja, Sie haben recht. Nachdem es am Anfang so gut lief, war ich von dem Rückfall sehr enttäuscht und ich habe mir gesagt …" „Und der Schwindel?" „Ich habe diesbezüglich nichts ausprobiert, ich fühle mich noch zu hinfällig." „Hat Ihre Ehefrau etwas bemerkt?" „Es scheint, dass ich im Umgang sehr viel angenehmer gewesen bin. Deshalb hat meine Frau auch so darauf gedrängt, dass ich Sie wieder aufsuche. Ich werde anscheinend wieder anstrengend."

Weitere Verordnungen

Bei Durchsicht der Krankengeschichte sind für mich der offensichtliche Fortschritt und die nachfolgende Stagnation zu erkennen. Es ist Zeit, die Behandlung wieder in Schwung zu bringen und ihre Wirkung zu verstärken. Der Patient bekommt *Kalium carbonicum,* dieses Mal in der C1000.

Zwei Monate später: „Dieses Mal glaube ich fest an Ihren Zaubertrank! Ich schlafe sehr viel besser, die Schlaflosigkeit tritt nur noch ausnahmsweise auf, und die Verdauung bereitet mir viel weniger Sorgen. Ich habe eine kleine Höhentour mit meinem Sohn gemacht, und es ist gut gelaufen." Es wird hier sicherlich eine Fortsetzung geben.

Fünf Monate verstreichen und Sylvain sucht mich wieder auf. „Ihr Mittel hat Zauberkraft. Ich bin dabei, mein Selbstvertrauen in den Bergen wiederzufinden. Ich bin es vorsichtig angegangen und habe festgestellt, dass kein Schwindel mehr auftritt … es sei denn, ich denke daran! Zu drei Viertel bin ich geheilt und ich hoffe, alle meine Fähigkeiten wiederzuerlangen. Verdauung und Schlaf haben sich auch wesentlich gebessert. Ich zähle auf Sie, damit ich meine gesamte Unabhängigkeit wiedererlangen kann. Apropos Unabhängigkeit: Meine Frau hat mich gebeten, Ihnen auszurichten, dass ich ihr nicht mehr ständig im Weg bin! Ich bin also wieder sehr viel umgänglicher geworden."

Kalium carbonicum, eine Gabe als C10.000. Mit dieser Gabe ist Sylvain wieder der glückliche Bergbewohner geworden, der er gewesen ist: „Je höher ich steige, umso mehr befreie ich mich, umso mehr fühle ich mich entspannt und leicht. In der Ebene habe ich das Gefühl, eingesperrt zu sein, wenn ich von aller Welt und den anderen abhängig bin."

Arzneimittelbild von Kalium carbonicum

Kalium carbonicum ist ein tief wirkendes Mittel, das langsam und lange wirkt und das nicht unbedacht wiederholt werden darf. Die Beschreibung eines Prüfers während der Arzneimittelprüfung kann uns helfen, diese Persönlichkeit zu begreifen. Der Wortlaut ist folgender: „Bedürfnis nach Gesellschaft, aber behandelt diejenigen abscheulich, die sich ihm nähern". Ein *Kalium-carbonicum*-Patient trägt in sich einen Antagonismus: Er wünscht sich frei und unabhängig zu sein, kann jedoch diesen Wunsch nach Selbstbestimmung nicht umsetzen. Hierzu braucht er den anderen: Der andere ist unverzichtbar, denn er muss ihn ermutigen und ihm die geistige Kraft einflößen, die ihm fehlt.

Bei *Kalium carbonicum* gibt es also das Thema der möglichen Freiheit. *Der Kalium-carbonicum*-Patient leidet unter der Abhängigkeit, aus der er sich nicht völlig befreien kann, und strebt es an, ein völlig selbstbestimmtes Leben zu führen. Er bildet sich seine Unabhängigkeit ein, wird aber von der kindlichen Seite seines Wesens eingeholt, die das Band nicht durchschneiden kann. Bei *Kalium-carbonicum*-Patienten lässt sich oft beobachten, dass sie in irgendeiner Art mit dem anderen verbunden sein möchten. Die Angst vor Vögeln, die bei manchen *Kalium-carbonicum*-Patienten vorkommt, kann in diesem Zusammenhang wie folgt gesehen werden: Vögel verkörpern die Freiheit, die Leichtigkeit, aber auch den Aufbruch, den Aufstieg und somit Selbstbestimmung und zugleich Einsamkeit im unendlichen Raum. Dem Vogel bleibt keine andere Wahl, als sich in die Lüfte zu erheben, denn er stirbt auf dem Boden.

Es sind nicht nur die Ängste, die *Kalium-carbonicum*-Patienten die Flügel stutzen, auch die Schwere seines Körpers lässt ihn in einer unerträglichen Unterwerfung verharren. Wenn er doch nur als geistiges Wesen[10] davonfliegen könnte! *Kalium carbonicum* – der Vogel mit einem Flügel.

ES GILT EIN GEDICHT ZU SCHREIBEN ÜBER DEN VOGEL DER NUR EINEN FLÜGEL HAT

Apollinaire

10 Anmerkungen von Dr. A. Flour. Das Karbonat der Pottasche wird gewonnen durch Verbrennung der (organischen) Materie zur Asche (das französische Wort dafür ist ***cendres***, das sich aus dem lateinischen Wort „***cinis***“ ableitet: Verbrennungsrückstand, Sinnbild der Auflösung des Körpers, vgl. ***Dictionnaire historique de la langue francaise,*** A. Rey). Andererseits ***entzündet*** sich die Pottasche heftig bei Kontakt mit Wasser oder Sauerstoff. Es ist im Übrigen das ***leichteste*** der Metalle nach Lithium. Schließlich besitzen das Karbonat und die Pottasche (zwei der drei Bestandteile von ***Kalium carbonicum***) im Gegensatz zu den meisten Elementen jeweils ein ***natürliches radioaktives Isotop.*** „Radioaktiv“ bezeichnet die Eigenschaft, sich durch ***Zerstörung*** umzuwandeln und Strahlung abzugeben.

5 Und wenn die Liebe es mir erzählt hätte

Sie haben sich in Mexiko kennengelernt anlässlich eines Empfangs in der französischen Botschaft. Sie, gebürtige Mexikanerin, gehörte zur Abteilung für kulturelle Angelegenheiten, er arbeitete als Ingenieur im Land. Eine schöne Liebesgeschichte nimmt ihren Anfang und setzt sich in Frankreich fort, als er nach Paris zurückgeholt wurde, um eine neue Position zu besetzen. Ein kleines Mädchen wird geboren, Matilda, das heute acht Jahre alt ist.

Anamnese

Pierre, der Vater und Ehemann, den ich noch nicht kennengelernt habe, ist sicherlich ein guter Mensch: Er hat Irena vor zehn Jahren trotz ihrer Behinderung geheiratet und hat mit viel Herz die schwierige familiäre Lage akzeptiert. Tatsache ist, dass Irena seit dem 20. Lebensjahr an Multipler Sklerose leidet und ihre kleine Tochter autistisch ist.

Irena ist eine kleine, sehr lebhafte Frau, ein bisschen rundlich, mit einem Mondgesicht und einem strahlenden Lächeln. Man muss sie einige Zeit sprechen lassen, um die leichte Traurigkeit zu bemerken, die sich hin und wieder in ihrem Blick zeigt. Sie ist 43 Jahre alt und es ist ihr unerträglich, das ihr vor einigen Monaten verschriebene Antidepressivum einnehmen zu müssen. Aber es ist ihr bewusst, dass sie seit langem gegen einen depressiven Zustand kämpft. Und, ergänzt sie, „ich glaube, ich bin hypochondrisch geworden".

Der erste Multiple-Sklerose-Schub trat auf, als sie Geisteswissenschaften studierte ... und sie wegen eines Verehrers, der den Eltern nicht passte, mit diesen im Streit lag. Es geschah nichts offensichtlich Dramatisches, denn die Beziehung wurde von ihr selbst gelöst: „Er war wirklich zu faul". Beim ersten Schub, mit 20 Jahren, waren nur die Beine befallen (Paralyse links, dann rechts). Zwei Jahre später musste sie schreckliche, elektrischen Entladungen ähnelnde Schmerzen ertragen, die in den

Rücken einschossen, sobald sie den Kopf senkte. Die Schmerzen haben sich innerhalb weniger Wochen gebessert.

Mit 30 Jahren trat ein linksseitiger Nystagmus auf; mit 33 Jahren ein Gesichtsfeldverlust links; später entwickelten sich Parästhesien an beiden Beinen, die Patientin fühlte sich wie „in einem Schraubstock". Weitere Phasen mit unterschiedlichen, häufig gering ausgeprägten neurologischen Ausfällen werden die nachfolgenden Jahre bestimmen.

Vor zwei Wochen ist bei der Patientin eine Fazialisparese rechts aufgetreten, die sich im Moment zurückbildet. Manchmal hat sie das unangenehme Gefühl, als ob Sand auf ihre Haut rieseln würde. Überraschend ist, dass sich die Patientin von den zahlreichen Schüben (die keineswegs alle mit Kortison-Infusionen behandelt wurden) jedes Mal fast vollständig wieder erholt hat. Nach 18-jähriger Erkrankungsdauer bestehen im Moment nur folgende Symptome: ein steifer Gang, unangenehme einschießende Empfindungen im Rücken sowie ein beeinträchtigtes Sehvermögen, wenn es ihr zu warm ist oder sie Lampenfieber hat. Die Patientin lebt in der Furcht vor einer Belastung, da diese einen Schub auslösen könnte.

Es fällt mir nicht schwer ihr zu glauben, als sie sich als sehr empfindsam beschreibt, denn trotz ihrer Zurückhaltung lässt sich ihre leichte Erregbarkeit erkennen. „Ich erlebe Höhen und Tiefen wegen Kleinigkeiten. Ich kann sehr fröhlich sein, aber auch in Tränen ausbrechen." Wenn sie also schwermütig ist, erhebt sie sich danach meistens wie Phönix aus der Asche. „Es gibt in mir zwei gegensätzliche und sich widersprechende Kräfte: einerseits die Verzweiflung, die fast suizidal ist, und andererseits die schiere Lebensfreude."

Durch ihre ausgeprägte Empathie konnte sich die Patientin glücklicherweise ihre Mädchenhaftigkeit erhalten, wodurch sie der Härte ihres Schicksals entgeht. Sie hat eine besondere Vorliebe für die Welt der Kindheit und ihr Beruf, den sie halbtags ausübt – sie ist in der musikalischen Früherziehung tätig –, gefällt ihr sehr gut. „Ich bin weder erwachsen noch verantwortungsbewusst, und bei mir zuhause bin ich außerdem sehr unorganisiert. Menschen machen mir schnell Angst. Ich bin sehr schnell zu begeistern, und ich bin eigentlich sehr arglos und naiv. Als 18-jährige war ich sehr verschlossen, ich habe die Welt um mich herum nicht mehr verstanden, ich hatte viele Schwierigkeiten, Kontakte zu knüpfen, und war nahezu autistisch. Wegen meines Lampenfiebers und meines introvertierten Charakters war es ein Ding der Unmöglichkeit, den Wettbewerb am Konservatorium in Mexiko zu gewinnen. Doch die Musik ist nach wie vor meine Leidenschaft." Neben ihren Unterrichtsstunden kümmert sich Irena sehr liebevoll um ihr Kind.

Erste Verordnung

Im Juni verschreibe ich der Patientin zu zuversichtlich und etwas überstürzt *Cicuta virosa* aufgrund ihrer Themen der Kindheit und wegen ihres Gefühls, als junge Erwachsene die Welt nicht mehr verstanden zu haben, und ferner wegen der neurologischen Symptomatik. Dieses Mittel wirkt bei ihr überhaupt nicht, womit erneut bewiesen wäre, dass sich eine wirksame Verschreibung auf genaue Zeichen und Charakteristika, sowohl physische als auch psychische, stützen muss und nicht auf einem allgemeinen Eindruck beruhen darf.

Ich sehe die Patientin im September wieder. Während des Sommers hat sie unter unterschiedlichen neurologischen Störungen gelitten, die sich wie immer durch Hitze verstärkt haben. Nach der Fazialisparese hatte sie ein verzerrtes Gesicht, das sehr unangenehm war. Sie stolpert jetzt beim Gehen und klagt über Tinnitus, Verhärtungen der Haut auf der rechten Seite des Körpers und des Bauchs, zudem über starke, schnell vorübergehende, aber immer wiederkehrende Schmerzen in den Zehenknochen und an der Schädelbasis. Das Absetzen des Antidepressivums änderte daran nichts.

Der Patientin ist es entweder zu warm oder zu kalt. Sobald sie einschläft, wird ihr Körper kalt, wodurch sie erwacht, danach aber wieder einschläft. Schon immer hat die Patientin große Schwierigkeiten gehabt, morgens aufzustehen, da sie sich zu sehr an die Wärme des Federbetts gewöhnt hat. Sie berichtet mir noch einmal über ihre Abneigung gegen Wärme „ohne Luft": Ich brauche möglichst viel Luft. Gleichermaßen betont sie, wie wichtig für sie ein ausgeglichener psychischer Zustand ist: „Wenn ich nicht in Stimmung bin oder mich zu sehr aufrege, verschlechtern sich die neurologischen Symptome deutlich."

Sie hat, man ahnt es, keinerlei Selbstvertrauen noch Selbstachtung, aber ihr hübsches Lächeln weckt wirklich das Verlangen, ihr zu helfen. Sie löst beim anderen Mitgefühl aus. Das rücksichtsvolle Verhalten ihres Ehemannes, der sie regelmäßig zweimal während des Tages anruft, ist für sie die allergrößte Unterstützung.

Weitere Verordnungen

Ich verschreibe ihr ein anderes Mittel in einer Gabe von C30. Drei Monate später erzählt mir die Patientin, dass nach Einnahme des Mittels alle neurologischen Symptome sehr schnell verschwanden (z.B. die Verhärtung, Gesichtslähmung) und keinerlei unvorhergesehene Störungen aufgetreten seien. Ihre Stimmung ist sehr viel ausgeglichener, sie kann leichter aufstehen und fühlt sich gefestigter bei der Betreuung ihrer Tochter. Die Verzweiflung im Hinblick auf die ihr bevorstehende große Aufgabe hat sie selten gespürt, auch die Schmerzen sind sehr selten aufgetreten. Die Patientin beißt sich sehr häufig beim Essen in die Wange.

Sie erklärt mir, wie gewissenhaft und peinlich genau sie Ratschläge befolgt, die ein Ärzteteam für ihre Tochter ausgearbeitet hat. Ihre Tagesabläufe sind völlig vom Rhythmus dieser Mutterrolle bestimmt. Ich verschreibe noch einmal dasselbe Mittel in C10.000.

Anderthalb Monate später ruft mich die Patientin an. „Es ist unglaublich, das ist mir seit 20 Jahren nicht mehr passiert: Ich habe keinerlei MS-Symptome mehr, hin und wieder treten leichte Schmerzen entlang der Nerven auf." Selbstverständlich haben wir eine Remission der Erkrankung noch nicht erreicht, aber ich bin guter Hoffnung, denn ich weiß um die Möglichkeit, die Entwicklung einer MS aufzuhalten, wenn *das* Mittel gefunden ist.

Anamnese der Tochter

Irena entschließt sich dazu, die neunjährige Matilda in meiner Sprechstunde vorzustellen. Die Autismus-Diagnose ist bei ihr als Dreijährige gestellt worden. Später wurde ein Asperger-Syndrom diagnostiziert. (Als ich das Kind frage, wie viel 29 x 28 ist, antwortet sie mir innerhalb von zwei Sekunden 812. Erstaunlich!).

Die Anamnese mit Matilda ist schrecklich: Zu sagen, dass Matilda alles anfasst, wäre pure Schönfärberei: Sie klettert auf alles, nimmt alles auseinander, meine Lampe, meine Stifte. Man muss ihr im Sprechzimmer auf Schritt und Tritt folgen! Matilda war mit sechs Monaten infolge einer Uterusruptur geboren worden – die Mutter war an einem Fibrom operiert worden und die Seitenwand war perforiert. Matilda verbrachte dann drei Monate in einem Brutkasten und wurde danach von einer Spezialklinik überwacht. Matilda zeigt Symptome des klassischen Austismus: Dazu gehört ihre besonders schwer zu handhabende Weigerung, zur Toilette zu gehen, Stuhlgang entleert sie nur im Stehen, egal wo, egal wann, egal wie. Wenn sie Stuhlgang hat, so berichtet die Mutter, schaut uns Matilda mit einem schelmischen Lächeln an, als ob sie uns hinters Licht führt und es sowieso zu spät sei und sich nichts mehr ändern ließe. In der ersten Zeit fand ihre Mutter Matilda zu ruhig und passiv; sie brauchte ein Jahr, um sich von der Rückanlage zur Seite drehen zu können. Sie schaute in die Weite und reagierte kaum oder gar nicht auf Reize. Sie schläft wenig und schlecht. In ihrem Bett spricht sie Unverständliches vor sich hin. Sie ist sehr ungehorsam und hat überhaupt kein Gemeinschaftsgefühl, und sie macht ihre Dinge, wie und wann sie es will.

Matilda kann sowohl übermäßig fröhlich als auch zornig sein oder in Tränen ausbrechen. Offensichtlich möchte sie viele ihrer Handlungen, unter anderem ihre Stuhlentleerung, kontrollieren. Die Mutter ist davon überzeugt, dass ihre Tochter über alles entscheidet! Sobald sie zuhause oder in der Schule ist, zieht sie ihre Schuhe und Strümpfe aus! Sie muss alles anfassen, was sie umgibt, auch die Nahrungsmittel. Matilda setzt sich sofort auf den Schoß bei allen Menschen, selbst im Bus bei Fremden – sie setzt sich auch auf meinen Schoß. Es ist jedoch unmöglich, ihrem Blick zu begegnen. Zeitweise erweckt Matilda den Eindruck, zu lesen, sie erzählt Geschichten ohne Hand und Fuß und liebt es, Wörter zu erfinden. Sie hat ein sehr abstraktes Vorstellungsvermögen, sie stellt gern Verbindungen zwischen Zahlen und Farben her und gibt dafür Erklärungen, die an Zauberei erinnern. Ihre Sprache kann sowohl ziemlich unverständlich als auch völlig richtig sein. Mit dreieinhalb Jahren konnte sie das Alphabet; mit vier Jahren zählte sie bis 100 und löste in

Rekordzeit sehr knifflige Puzzles. Sie hat Freude daran, Dinge in einer Reihe auszurichten, und bildet dabei beispielsweise die Farbstufen des Regenbogens nach.

Matildas Stimmung schwankt: Sie kann sowohl unterhaltend, überschäumend und lächelnd als auch weinerlich sein. Sie spielt gerne den Clown, macht Dummheiten und liebt es, sich in Szene zu setzen und so zu tun als ob. Sie hat eine sehr komödiantische Seite. Abends ist sie besonders übermütig. Andere Kinder dürfen sich ihrer Mutter nicht nähern, dann beginnt sie aus Eifersucht zu brüllen. Im Übrigen erträgt sie es nicht, wenn ihre Mutter das Zimmer verlässt. Matilda sagt niemals „ich". Die Frage „Willst du eine Clementine?" beantwortet sie mit: „Du willst eine Clementine".

Ein Aspekt ihrer Persönlichkeit, der nicht typisch für Autismus ist (dies macht das Symptom wertvoll für den Homöopathen), ist ihr starkes Bedürfnis nach Liebkosungen. Als ob es ihr daran mangelte, fordert sie Streicheleinheiten bei ihren Eltern ein.

Nachdem ich Matilda vergeblich und ohne zu große Hoffnung *Hyoscyamus niger* gegeben hatte, verschreibe ich ihr dasselbe Mittel wie ihrer Mutter! Ich sehe sie in diesem Jahr zweimal wieder, und das Ergebnis erweist sich als eindrucksvoll. Mit der ersten Einnahme wechselt sie vom „du" zum „ich"! Nach der zweiten Einnahme sucht sie die Toilette zur Stuhlentleerung auf! Das Familienleben hat sich verändert. Nach Ablauf eines Jahres geht es Irena weiterhin gut, es sind keinerlei Symptome der MS mehr aufgetreten. Im Hinblick auf ihre Tochter sind die Fortschritte spürbar und es ist viel leichter, mit ihr zu leben.

Leider verhindert eine erneute Abberufung des Vaters ins Ausland, dass ich ihren Lebensweg weiter verfolgen kann. Glücklicherweise ist ihr neues Land Argentinien (in Buenos Aires), wo ich einen sehr fähigen, klassisch arbeitenden Kollegen kenne. Er wird sie nun betreuen und ich habe selbstverständlich meine Aufzeichnungen und den Namen des verschriebenen Mittels weitergegeben. Nach den letzten Neuigkeiten zu urteilen, scheint alles sehr gut zu laufen. Jedenfalls sind sowohl bei der Mutter als auch bei der Tochter die positiven Veränderungen stabil geblieben.

Um welches Mittel handelt es sich also[11]? Von welchen Einzelheiten habe ich mich bei der Verschreibung leiten lassen? Oder in der Sprache der Homöopathen ausgedrückt: Welches sind bei dieser Patientin und ihrer Tochter die auffallenden, sonderlichen und eigentümlichen Symptome? Zuvor erinnern wir uns daran, dass nach der homöopathischen Lehre die pathognomonischen Symptome von Multipler Sklerose oder Autismus von keinerlei Nutzen bei der Suche nach dem wirksamen Mittel sind.

Fallanalyse: Mutter

Wir werden gleich verstehen, warum ich *Pulsatilla* verschrieben habe. Beginnen wir mit der Mutter. Alles an Irena ist einem Wechsel unterworfen, sowohl ihre Stimmung als auch ihre körperlichen Symptome. Zudem sollten wir berücksichtigen, dass eine gewisse Widersprüchlichkeit zu beobachten ist: Es gibt, was erstaunlich ist für diese Erkrankung, nur wenig Symptome, die die Schädigung verursacht haben. Meist ist Irena nach einer Krankheitsepisode wieder völlig hergestellt. Die Krankheit ist vor 23 Jahren an sehr unterschiedlichen Körperregionen aufgetreten und dennoch ist Irena, im Gegensatz zu vielen MS-Patienten, weit davon

11 Ein anderer Fall mit demselben Mittel lohnt sich, kurz erzählt zu werden. Es handelt sich um einen Mann, Generaldirektor eines mittelgroßen Unternehmens, der seit der von seiner Frau eingereichten Scheidung an einer Colitis ulcerosa litt und dank dieses Mittels geheilt wurde. „Ich habe Dir nichts vorzuwerfen, ich liebe Dich einfach nicht mehr, ich habe jemand anderes getroffen", hatte sie ihm gesagt. Die klassische Situation! Der Patient litt schon immer an einem erstaunlichen Symptom: Er bekam einen intensiven Juckreiz, der allen körperlichen Symptomen vorausging, sei es dem Colitis-Schub, irgendeinem grippalen Infekt, einem Schnupfen, der Schlaflosigkeit oder welches auch immer die Symptome waren. Selbstverständlich war der Patient seit seiner Trennung depressiv und fühlte sich einsam. Er blieb bis spätabends in seiner Firma und hatte sogar erreicht, die Arbeitszeit bestimmter Angestellter zu verändern, um Gesellschaft zu haben und bis 22 oder 23 Uhr im Büro bleiben zu können und nicht nach Hause gehen zu müssen. Obwohl seine Geschäfte gut liefen, ist eine Angst vor dem finanziellen Ruin aufgetreten, die er noch nie hatte. Seine beiden Kinder, Jugendliche im Alter von 15 und 17 Jahren, mit denen er keinerlei Auseinandersetzungen hatte, beschwerten sich über ihren Vater, nicht weil er sich nicht um sie kümmerte – er lud sie sehr regelmäßig sein –, sondern ganz im Gegenteil, weil er sie zwei- oder dreimal täglich anrief. Der Patient hatte die Trennung nicht verkraftet. Nach einigen Gaben war er von seiner Colitis ulcerosa geheilt. Ich bin von dem seltsamen Symptom ausgegangen: Juckreiz gefolgt von anderen Beschwerden (C. M. Boger: Ign., Kali-bi., Puls.). Das außergewöhnlich starke Bedürfnis des Patienten nach einer ständigen Verbindung zu seinen Kindern hat mich die anderen beiden Mittel ausschließen lassen.

entfernt, im Rollstuhl zu sitzen. Möglicherweise sind ihre kindhaften Züge eine Art Schutz, die ihr helfen, nicht zu tief in ihrer Krankheit zu versinken. Hinzuzufügen ist die Verschlimmerung der allgemeinen und neurologischen Symptome durch Hitze sowie ihr grundlegendes Bedürfnis nach frischer Luft.

Fallanalyse: Tochter

Da ich kein Spezialist für Autismus bin, ist es für mich schwierig, die nicht zu berücksichtigenden pathognomonischen Symptomen von den persönlichkeitsbedingten Symptomen zu unterscheiden, die in Betracht gezogen werden müssen. Es ist die Mutter, die mir helfen wird. Sie hat sicherlich viel über Autismus gelesen, mit den Spezialisten gesprochen und andere Kinder in dem Zentrum beobachtet. Was die Ärzte in Erstaunen versetzt hat, waren die Liebkosungen, dieses unwiderstehliche Bedürfnis nach Liebkosungen, das Matilda ständig befriedigt haben will. Das ist keinesfalls üblich bei Autisten. Sie ist sehr liebevoll sowohl gegenüber den Mitarbeitern des Zentrums als auch ihren Eltern gegenüber.

Erinnern wir uns an Matildas Eigenart, sich auf den Schoß selbst von Fremden zu setzen. Sie reagiert auch sehr empfindlich auf eine Trennung; das kann nicht nur ihre Mutter oder eine Erzieherin betreffen, sondern auch ihre Mitschüler. Da mir andere spezifische Hinweise fehlen, entschließe ich mich, Matilda dasselbe Mittel wie ihrer Mutter zu geben: *Pulsatilla.*

Es sollte noch betont werden, dass Autisten wie Kinder sind, die nicht abgenabelt wurden (der andere bin ich selbst): Es besteht eine Art adhäsive (klebende) Identifikation mit dem anderen – eine Art „anhaftende Beziehung", die keinen wirklichen Austausch kennt, sondern eine Form von narzisstischer Identifizierung darstellt. Auf diesem Hintergrund wird die Unfähigkeit, zwischen „Ich" und „Du" unterscheiden zu können, die sich bei Matilda in dem Unvermögen ausdrückt, nicht „Ich" sagen zu können, verständlich. Mit *Pulsatilla* kann Matilda über dieses Stadium hinausgehen. Bei Matilda lässt sich die gesamte Problematik des Mittels beobachten[12].

12 Beachtenswert ist in diesen beiden Fällen die tief gehende Symptomatik, die durch ein Arzneimittel geheilt wurde, das als eher oberflächlich wirkendes Mittel angesehen wird.

Arzneimittelbild von Pulsatilla

Pulsatilla ist diese kleine, zarte Pflanze, die in geringer Höhe wächst, die weder die große Kälte noch die zu große Hitze, noch zu viel Feuchtigkeit oder zu viel Trockenheit, noch zu heftige Winde verträgt. Sie braucht leichten Wind, um sich entfalten zu können! Man muss sie vorsichtig und freundlich behandeln, man darf nicht schroff zu ihr sein, sie benötigt gewissermaßen eine ideale Umgebung.

Und so stellen sich auch die *Pulsatilla*-Patienten dar. Es geht ihnen gut, wenn alles um sie herum angenehm und freundlich ist. Sie können sogar eine große Kraft und eine innere Ruhe ausstrahlen, wenn ihre Welt ihren Bedürfnissen entspricht: Diese ideale Welt ist gekennzeichnet durch Sicherheit, eine gewisse Ordnung und Regelmäßigkeit zwischen Phasen der Aktivität und Ruhe, ferner durch ein ausgeglichenes Gefühlsleben, die Anwesenheit des Nächsten, der sich zurückzuziehen weiß, wenn es gewünscht wird und somit das Kontaktmuster von *Pulsatilla*-Patienten unterstützt, das aus nicht zu viel Nähe und nicht zu viel Distanz besteht. Vor allem darf sich kein heftiger Stoß ereignen und es darf keine bösen Überraschungen geben. Unter diesen Umständen sind *Pulsatilla*-Patienten glücklich, fröhlich und unternehmungslustig.

Im Gegensatz dazu können sie durch den kleinsten Schatten oder den geringsten unvorhergesehenen Windstoß ihr Gleichgewicht verlieren. Dann werden sie von ihren Gefühlen überwältigt, sie weinen, fühlen sich schwach und verlassen; die körperlichen Symptome kommen zum Vorschein, alles gerät durcheinander, alles ist verloren, die Verzweiflung ist nicht weit. Als *Pulsatilla*-Patient ist man eine Wetterstation und gleicht einer Wetterfahne. Jede zu starke Aufregung kann schnell ihr Verlassenheitsgefühl und ihr Schutzbedürfnis aktivieren. Wenn sie allerdings in Ruhe leben, werden sie Beschützer ihrer Umgebung. *Pulsatilla*-Menschen sind mütterlich, sogar bemutternd, und ganz offensichtlich sehr liebevoll. Sie lieben es, Zärtlichkeiten zu geben und zu empfangen.

Der *Pulsatilla*-Patient kann es nicht ertragen, wenn Verbindungen und Kontakte abbrechen: ganz gleich, ob es sich um die Verbindung zwischen sich und der Welt handelt oder um den Kontakt zwischen sich und den anderen und umgekehrt. Nicht nur die Ebene der Gefühlsbande scheint verloren zu gehen, sondern es geht um weitaus mehr – um den Austausch. Der Austausch aller Dinge scheint in Gefahr. Der *Pulsatilla*-Patient braucht den Zustand der Verschmelzung, der es ihm erlaubt, im großen Ganzen, dem er sich zugehörig fühlt, aufzugehen. Er möchte seine eigene Einheit inmitten der Einheit der Welt finden. Im Zentrum seines sich Sorgens steht bei *Pulsatilla* die Liebe, die ihrer Natur nach das Element der Einheit und Vereinigung ist und dem Prinzip von Geben und Nehmen entspricht.

Der *Pulsatilla*-Patient „leidet darunter, zu niemandem dazuzugehören" (Wahnidee; allein; sie ist immer): ein sehr schönes Symptom, in dem die Essenz des Mittels sehr gut zum Ausdruck gebracht wird. In der Materia medica gibt es Symptome, die als Hinweise auf diesen Bindungsverlust gesehen werden können: Neben der Furcht vor Gespenstern, die als Furcht vor dem Verlust der Verbindung zum Körper verstanden werden kann, sind folgende Symptome aufgeführt: die Furcht vor Auseinandersetzungen, Träume von Streitigkeiten, Trennung, Träume von Hunden (Symbol der Anhänglichkeit) und Katzen (die zugleich Anhänglichkeit und Trennung bedeuten).

Dieselbe Dynamik kann in der Kälteempfindlichkeit des *Pulsatilla*-Menschen beobachtet werden. Nichts fürchtet er mehr als stehende Hitze; er braucht unbedingt Luft, und zwar frische Luft. Während die Hitze durch die Erweiterung der Gefäße dem Körper die Faktoren entzieht, die ihn aufbauen, stellt die zirkulierende Luft den normalen Austausch wieder her.

Zu beobachten sind bei *Pulsatilla*-Patienten auch mentale Schwierigkeiten, die sich bis hin zur Demenz entwickeln können: Sie lassen einzelne Worte oder Buchstaben aus und können keine Verknüpfungen herstellen, es kann auch vorkommen, dass sie keinen Gedankengang klar formulieren können.

→ *Erinnern wir uns außerdem daran, dass die häufig als extrovertiert beschriebene* ***Pulsatilla****-Persönlichkeit ebenso introvertiert wie* ***Ignatia amara*** *sein kann, wenn sie sich in ihrer Umgebung nicht wohlfühlt oder sie die Einsamkeit überkommt.* ***Pulsatilla*** *zeigt die gleichen widersinnigen und widersprüchlichen Zustände, die gleichen Stimmungsschwankungen, die gleiche Empfindsamkeit wie* ***Ignatia*** *und kann damit verwechselt werden.*

Allerdings gibt es grundlegende Unterschiede in der Wirkung beider Mittel. Weinen beruhigt den *Pulsatilla*-Menschen, Trost lindert seine Beschwerden, indem es ihm ein Gefühl der Sicherheit gibt. Und *Pulsatilla* zieht das Mitgefühl an. Beiden Arzneimitteln gemein ist eine gewisse Sanftmut und die Fähigkeit zu schlichten und auszugleichen, was sie sogar zu Opfern werden lässt. Im Vergleich zu *Pulsatilla* ist das idealistische *Ignatia* jedoch sehr viel mehr Opfer des inneren ihn verzehrenden Konflikts.

In *Pulsatilla* kommt mehr als in jedem anderen Arzneimittel die Zerbrechlichkeit zum Ausdruck, einer Welt gegenüberzustehen, die eher den Wettkampf als die Harmonie sucht, und sich einer Umwelt gegenüberzusehen, in der nicht alles „schön und liebenswert" ist. *Pulsatilla* verkörpert nicht die Blume, die allein in der Wüste hervorsprießt, sondern diejenige, die sich in ihrer Reinheit der Welt der anderen öffnet in der Hoffnung, dort den Stoff zu weben, aus dem die Liebe gemacht ist.

6 Der Krieg an sich ist göttlich, er ist universales Gesetz

Joseph de Maistre

Für einen neuen Patienten die Tür zu seinem Sprechzimmer zu öffnen, hat eine gewisse Bedeutung. Denn es stellt sich uns nicht nur ein leidender Mensch vor, der unsere Hilfe wünscht, sondern auch eine Lebensgeschichte, ein einzigartiges Schicksal, in das wir mehr oder weniger eindringen müssen. Und so habe ich vor etwa zehn Jahren Myriam kennengelernt, eine 35 Jahre alte, kleine, rundliche Frau, mit gelockten Haaren und einem freundlichen Lächeln, das von Offenheit und Entschlossenheit geprägt war.

Anamnese

Bei Myriam wurde vor zehn Jahren Diabetes mellitus diagnostiziert – auch ihre Großmutter leidet daran. Die Patientin muss orale Antidiabetika einnehmen und wegen der unzureichenden Einstellung zusätzlich seit einem Jahr Insulin spritzen. Obwohl sie zwei unterschiedliche orale Antidiabetika einnimmt und lang und kurz wirksames Insulin spritzt, bewegt sich ihr Blutzucker zwischen 150 mg/dl und 270 mg/dl! Sie gibt an, dass ihr Diabetologe, der immerhin Chefarzt einer großen Klinik ist, „sich die Haare rauft".

„Er versteht nicht, dass mein Blutzuckerspiegel am Wochenende nie unter 220 mg/dl fällt, obwohl ich genau seinen Anweisungen folge und mich zwinge, samstags und sonntags eine Stunde zu joggen. Dagegen sind die Werte im Verlauf der Woche deutlich niedriger. Er versteht auch nicht, dass ich bei einem morgendlichen Nüchternblutzucker von 270 mg/dl im Lauf des Vormittags auf 150 mg/dl oder sogar 120 mg/dl abfallen kann, obwohl ich um elf Uhr einen ‚Marsriegel' am Automaten ‚geknackt' habe! Er und ich bemühen uns ständig erfolglos darum, die Insulindosen anzupassen. Meine Werte sind immer von der Norm abweichend und schwankend gewesen. Ich bin sicher, dass meine Arbeit als Rechtsberaterin den Blutzuckerspiegel deutlich senkt, worüber mein Spezialist die Schultern zuckt. Dies erklärt den Anstieg am Wochenende, wenn mein Intellekt nicht so stark beansprucht ist."

„Die geistige Aktivität verbraucht wirklich Energie", sagte ich. „Diesen Punkt bezweifelt mein Diabetologe. Ich habe noch ein anderes Problem, das durch einen Ovulationshemmer gelöst werden könnte, der mich leider dick macht und den ich nicht vertrage: Meine Menstruation ist zu stark und dauert zehn Tage. Ich bin also ständig anämisch und schlucke regelmäßig Eisen, das unangenehme Darmstörungen verursacht. Dessen ungeachtet geht es mir gut," ergänzt sie und zwingt sich zu einem Lächeln.

Um meine Nachforschungen auszuweiten, befrage ich die Patientin zu allen möglichen Dingen, die ihre Gesundheit und ihr Leben betreffen. Ich erfahre, dass sie einen 19-jährigen Sohn hat (der immer noch bei ihr lebt), dass eine zweite Schwangerschaft im Alter von 22 Jahren durch eine Fehlgeburt schmerzlich im siebten Monat infolge einer Eklampsie beendet wurde. Außerdem durchlebte die Patientin im Alter zwischen 23 und 28 Jahren ein Familiendrama, auf das wir zurückkommen werden.

Welche anderen besonderen Symptome können noch von Interesse sein? Die Patientin wird schnell rot in einer zu warmen Umgebung. Sie isst leidenschaftlich gerne Bananen und Tomaten und hat eine Abneigung gegen Eier. Außerdem habe sie einen miesen Charakter – sie bezeichnet sich selbst als „Charakterschwein" –, weil sie sich sofort aufregt, sobald ihr etwas nicht passt.

„Eine Nichtigkeit lässt mich die Wände hochgehen. Anscheinend bin ich angriffslustig. Ich bin auch sehr dickköpfig, ich will immer recht haben … und im Übrigen habe ich häufig recht." (Ich notiere mir während der Sprechstunde, dass sie oft Ausdrücke wie „ich ziehe in den Krieg", „ich kreuze die Klinge" benutzt). „Manchmal wird mir bewusst, dass ich selbst diejenige bin, die den Konflikt sucht und hervorruft. Aber ich kann auch sehr liebenswürdig sein, fügt sie lächelnd hinzu. Ich bin sehr schnell um andere besorgt, sei es eine kranke Freundin, eine depressive Kollegin … Und ich bekomme leicht Schuldgefühle. Manchmal, dessen bin ich mir bewusst, machen mir Lappalien Angst. Trotz meines ausgeprägten Sinns für Freundschaften, sind meine Meinungen zu endgültig, wenn ich enttäuscht werde. Mir fehlt eine gewisse Flexibilität, ich kann mich nur schwer mit etwas abfinden, ich weiß es, kann es aber nicht ändern! Sobald mich etwas aus dem Takt bringt, werde ich, so paradox dies ist, unentschlossen, ich mache Unsinn, benehme mich schlecht, und bin sogar sehr leicht zu beeinflussen."

Welches Drama hat die Patientin zwischen 23 und 28 Jahren durchlebt? Der Vater ihres Kindes, der Ausländer ist und mit dem sie sich nicht verstand, hat von heute auf morgen Frankreich verlassen, um in sein Land zurückzukehren, und hat ihr den Sohn entzogen! Er hat alle Kontakte abgebrochen, und die Patientin hat die ersten beiden Jahre damit verbracht, ihn zu suchen (z.B. Botschaft, Suchfahrten), bevor sie den Aufenthaltsort ausfindig machen konnte. Die Patientin ist danach in unendlich lange Verhandlungen unter Einschaltung von Diplomaten und Rechtsanwälten eingetreten, um das Gespräch wiederherzustellen. Schließlich ist es ihr, unterstützt von sehr guten Freunden und davon überzeugt, dass sie ihr Recht einfordert, in einem Gewaltstreich gelungen, ihren Sohn zu „kidnappen" und mit ihm nach Frankreich zurückzukehren. Aufgrund eines Aufenthaltsverbots in Frankreich wegen Unterschlagungen ist der Vater niemals wieder aufgetaucht. „Glücklicherweise habe ich im Laufe der Zeit die Liebe meines Kindes wiedergewinnen können. Heute, mit 16 Jahren, ist er ein Jugendlicher wie alle anderen auch und wir verstehen uns sehr gut. Ich liebe ihn und er liebt mich!"

Erste Verordnung und weitere Verordnungen

Das Mittel, das ich ihr schließlich nach gewissem Zögern verschreibe, hatte vor allem eine positive Wirkung auf ihre Menstruationsprobleme einer langen und starken Blutung. Der Diabetes mellitus begann sich schrittweise zu stabilisieren mit annehmbareren Werten – es ist zu spät, auf eine Heilung zu hoffen. Dank der Homöopathie kann der Diabetologe schließlich das Insulin absetzen (welche Befreiung, sich nicht mehr täglich mehrfach stechen zu müssen!) und eine Behandlung mit niedrig dosierten oralen Antidiabetika ansetzen. Die ständigen Heißhungerattacken der Patientin und die Schwankungen des Blutzuckers bestehen nicht mehr, ebenso haben sich ihre Stimmungsschwankungen deutlich gebessert. Und im Übrigen hat sich – als Tüpfelchen auf dem „i" – ihr „mieser Charakter" sehr stark gebessert: „Ich fühle mich so viel wohler … Ich beginne zu leben, habe ich den Eindruck."

Ein- oder zweimal jährlich kommt die Patientin in meine Sprechstunde, „für eine kleine Justierung", und ich verschreibe ihr dasselbe Mittel in unterschiedlichen Potenzen, je nach den Erfordernissen. Es handelt sich um *Ferrum metallicum.*

Arzneimittelbild von Ferrum metallicum

Wie bei vielen anderen Mitteln, die in diesem Werk erörtert werden, ist die Materia medica von *Ferrum metallicum* umfangreich und es ist nicht mein Anspruch, diese Informationen in vollem Umfang darzustellen. Mein Anliegen ist es, die Leitsymptome aufzuzeigen und daraus in einer übergeordneten Sicht den Zusammenhang mit der *Ferrum-metallicum*-Persönlichkeit abzuleiten.

→ *Das Simillimum, das den Organismus wieder in Einklang mit sich selbst bringt, erlaubt es jedem, seine individuellen Qualitäten wiederzufinden, die durch die Krankheit abhanden gekommen sind. Es geht also darum, das Mittel zu entdecken, das dieselbe spezifische „Eigenschaft" verkörpert, dieselbe besondere „Essenz" wie bei dem Patienten.*

Was macht das Prinzip „Eisen" aus? Über Eisen wird berichtet, dass es ein hartes und schmiedbares Metall ist (Larousse). Davon ausgehend, dass unter Härte der Widerstand gegen elastische Ausdehnung verstanden wird, ist damit die grundlegende Eigenschaft von Eisen charakterisiert. In Anlehnung daran lassen sich weitere Eigenschaften ableiten: die Fähigkeit zur Anpassung, Flexibilität, zum Widerstand, ebenso Selbstbeherrschung, Beharrlichkeit und Entschlossenheit. Im weiteren Sinne kann man auch von Kraft, „eisernem" Willen, vom Einhalten von Regeln und Prinzipien sprechen – „immer ohne Tadel" schreibt die Materia medica über *Ferrum.*

Wenn sich diese Eigenschaften des Eisens „übertrieben" darstellen und die Überhand gewinnen und zu ihrer Umgebung nicht mehr passen, entwickeln sich beispielsweise Inflexibilität, Rigidität, Kälte, Härte, ein

Gefühl der Unbesiegbarkeit, eine herrische Unerbittlichkeit, ein herrschsüchtiges Wesen. Sind diese Eigenschaften allerdings im Mangel, treffen eher die folgenden Bezeichnungen zu: schwach, beeinflussbar, weich, zu schnell verunsichert, energielos, wenig selbstsicher.

Erstaunlicherweise bildet das Arzneimittelbild eben diese „Eigenschaften" ab. Vier Themen kristallisieren sich beim Studium des Arzneimittelbilds heraus:

- Autorität, Inflexibilität, Rigidität[13]
- Isolierung, Freundschaft[14]
- Empfindung für die Umgebung, Instabilität[15]
- Verzerrung von Zeit und Raum[16]

Der Schlüssel zu *Ferrum metallicum* ist in Wirklichkeit seine mühevolle Anpassungsleistung an eine Umgebung, die gleichzeitig Widerstand, Kraft, Wendigkeit und Stabilität verlangt. Hier wird das sehr wichtige Symptom von *Ferrum* – Besserung durch langsames Gehen und Verschlimmerung durch starke Anstrengung – verständlich. Es handelt sich um eine wahllose Anpassungsfähigkeit, die sich sowohl auf körperlicher Ebene (bestätigt von der Menge der Allgemeinsymptome) als auch in den Beziehungen zeigt. Er muss das richtige Gleichgewicht finden[17].

13 Zum Beispiel: kann keinen Widerspruch ertragen; der kategorische Wesenszug; der Eindruck, Krieg zu führen, die Träume von Krieg und Schlacht; der Schwindel bei Abwärtsbewegungen.

14 Zum Beispiel: die Abneigung gegen seine besten Freunde; Träume von Freunden, von älteren Freunden, von verstorbenen Freunden.

15 Bekannt sind folgende Symptome und Eigenschaften: die Empfindlichkeit und Reizbarkeit bei den geringsten Geräuschen wie dem Knistern von Papier; die Tatsache, dass eine Lapalie zu wichtig wird und Unruhe und Angst auslösen kann; die Abneigung gegen den bloßen Anblick von Menschen; das instabile Gleichgewicht und der Drehschwindel beim Überschreiten einer Brücke und dem Blick auf fließendes Wasser; das Gefühl, von einer Seite auf die andere zu taumeln, den Kopf nicht aufrecht halten zu können, dass er vorwärts gestoßen wird, dass die Dinge sich mit ihm drehen; die Besserung durch geistige Anstrengung (selbst das Fieber), die zu Konzentration und somit zu Festigkeit zwingt.

16 Bekannt sind folgende Symptome und Eigenschaften: die Empfindung der Ausdehnung des umgebenden Raums; die Furcht vor großen Plätzen, vor dem Zugfahren; das Thema der Toten, der Alten.

17 Der für *Ferrum metallicum* typische Wechsel von Röte und Blässe ist dafür ein Beispiel. Der Veterinärmediziner Philippe Osdoit hat uns berichtet, dass die kleinen *Ferrum*-Nagetiere eine starke vasomotorische Instabilität aufweisen: Unter der Lippe sind die Schleimhäute mal scharlachrot, mal sehr blass.

In diesem Zusammenhang ist das Thema der Freundschaft wichtig im Hinblick auf die Krankheitsentstehung. Dies ist leicht zu erklären: Freunde stehen für das Band, die Teilhabe des Gemüts am engeren und weiteren Umfeld. Und diese Verbindung gerät bei *Ferrum* schnell in Disharmonie. Erweitern wir sogar diesen Vergleich: Freunde, Verbündete, Legierung. Und halten wir uns vor Augen, dass Eisen sowohl in der Natur als auch bei seiner industriellen Verarbeitung vor allem in Form von Legierungen vorkommt. Es scheint also das Schicksal des *Ferrum*-Menschen zu sein, die ihm angemessene und geeignete Verbindung zu finden.

Im Gegensatz zu einem häufig verbreiteten Gedanken ist die *Ferrum*-Persönlichkeit nicht der unduldsame Starrköpfige. Dieses Benehmen ist nur eine Reaktion auf eine bestimmte Umgebung und bei weitem nicht die einzig mögliche Verhaltensweise. Meiner Meinung nach ist *Ferrum* auch nicht „der Herr der Vernunft und der Kraft", wie es manchmal gesagt wird. Sicherlich, Eisen symbolisiert das Schwert, es entspricht Mars, dem Kriegsgott, und die ihm zugeordnete Farbe ist das Rot – die Farbe des Hämoglobins.

Damit das Leben in all seinen Verflechtungen ermöglicht wird und mit all den notwendigen Einigungen und Kompromissen erträglich bleibt, möchten wir die archetypischen Eigenschaften (Festigkeit und Formbarkeit) der *Ferrum-metallicum*-Persönlichkeit nicht missen.

GEGEN DAS UNBESTÄNDIGSTE SCHLEUDERE DEIN STÄRKSTES.

Sun Tzu (Die Kriegskunst)

7 Mit unbeteiligter Miene geht er Schritt für Schritt seinen Weg

Zweimal war der Patient im Jahr 1981 wegen Gelenk- und Rückenschmerzen, die von einem chronischen Ekzem begleitet waren, in meine Sprechstunde gekommen. Ich erinnerte mich an ihn, weil er – von Beruf Kunsttischler – mir netterweise vorgeschlagen hatte, einen schönen, wackeligen Stuhl aus meinem Wartezimmer kostenlos zu restaurieren. Seinerzeit hatte die Behandlung (zwei Gaben als C9 und C15) zu einer erheblichen Verbesserung geführt und fast ein Jahr angehalten. Er war 35 Jahre alt. Warum war er nicht wiedergekommen?

Anamnese

16 Jahre später, im März 1997, erscheint der inzwischen 51 Jahre alte Bertrand wieder in meiner Praxis. Alles an ihm wirkt beruhigend und vertrauenerweckend: sein stämmiges und schwerfälliges Aussehen, sein Jackett aus schwarzem Velours und mit großen Rippen (er trägt gewissermaßen dasselbe Sakko wie damals), sein großer bäuerlicher Kiefer, seine beeindruckenden Hände, die wie eiserne Schraubstöcke sind ... Man spürt bei diesem Mann einen mächtigen Bezug zur Erde und zur Materie.

Bertrand, der seit einem Jahr Gelenkschmerzen an den Händen sowie eine ungewöhnliche Müdigkeit mit sich herumschleppt, hat sich endlich auf Drängen seiner Ehefrau dazu entschlossen, wieder einen Termin zu vereinbaren. Er leidet auch unter einer Analfistel und einem krustigen Ekzem an den Fingern und Beinen, hinter den Ohren, am Schädel und an den Augenlidern, das manchmal nässt. Die schulmedizinischen Therapien haben leider nur eine vorübergehende Wirkung gezeigt. Bertrand leidet zudem an einer chronischen Urethritis, die nach der Untersuchung durch einen Spezialisten ohne Befund ist und die ihn erheblich beeinträchtigt.

„Seit kurzem sind die Beschwerden fast an allen Tagen vorhanden – ich spüre dann ein leichtes Brennen, das durch die Harnentleerung verstärkt wird. Nach dem Wasserlassen bin ich völlig beschwerdefrei, ich wünschte, dass dies immer anhält." Die Hände haben ein knorriges Aussehen wie Ulmenzweige und die Fingerglieder sind durch schmerzhafte Knoten deformiert. Der Patient ist sehr beunruhigt durch diese Versteifung, da dadurch die Ausübung seines Berufs sehr beeinträchtigt ist. Als guter Beobachter erläutert er mir, dass bei jedem Entzündungsschub zunächst die Sehnenansätze befallen werden. Natürlich begünstigt seine berufliche Tätigkeit die Entwicklung solcher Beschwerden. Die Gelenke reagieren manchmal bei einer einfachen Berührung. Bei der Selbstmedikation mit *Rhododendron* C5 hat der Patient für eine gewisse Zeit Linderung verspürt, aber, wie es immer ist, wenn man die Homöopathie nach Symptomen betreibt, ließ die Wirkung rasch nach.

Der Patient hat auch Potenzprobleme, entweder schwindet die Erektion während des Akts, oder er spürt „ein vermindertes körperliches Verlangen gleich zu Beginn".

Es besteht bei diesem Mann eine bestimmte Art der Langsamkeit oder der Beharrlichkeit, die dem bemessenen Schritt des Bergbewohners[18] gleicht. Seine Antworten kommen zögernd, er wägt seine Worte lang ab. Hinter seinem „bäuerlichen" Aussehen verbirgt sich jedoch ein wahrer Künstler, der sich für Intarsien und antike Kunsttischlerei begeistert. Selbst seine Sprache ist ausgesucht und zeigt eine gewisse Eleganz. Er spricht eintönig und gleichförmig trotz eines spürbaren Eifers und eines offenen Lächelns. Zudem bemerkte der Patient einmal während unserer Unterhaltung, als ich auf seine Antwort warte: „Ich muss immer nachdenken, um genau zu wissen, was ich fühle". Als er mir zum Beispiel von einem schweren Unfall berichtete, den er früher erlitten hat, beschreibt er diesen gleichgültig und irgendwie unbeteiligt, als handele es sich um eine

18 Je mehr Erfahrung ich sammle, um so stärkere Bedeutung messe ich meinem Gefühl einem Patienten gegenüber bei. Ich meine hier nicht die Beurteilung und Bewertung des Patienten, sondern die fast physisch greifbare Empfindung, hinter der sich das Mittel verbergen kann. Bestimmte indische Homöopathen, die bedingt durch ihre Kultur eine Vorliebe für vielschichtige Begriffsanalysen haben – siehe die Komplexität ihrer religiösen Weltanschauung –, teilen ihre Patienten in einem ersten Schritt in „mineralisch, pflanzlich oder tierisch" ein, was ihnen schon die Richtung für die Mittelwahl vorgibt. So interessant dieser Ansatz auch erscheinen mag, ist er doch häufig eine Fehlerquelle, wie jede andere a-priori-Klassifikation, die nach ihrer Definition reduzierend ist und der Allopathie gleicht.

Erkältung. Er fügte hinzu: „Ich war wie entfernt von diesem Ereignis, ich bin gefühlsbehindert". Gute und schlechte Dinge scheinen über ihn hinwegzugleiten.

Diese Mischung aus Rückzug und fehlender Leidenschaft, die mit einer großen Verletzlichkeit und Empfindsamkeit einhergeht, ist erstaunlich. Die verborgene Sensibilität kommt sehr deutlich über die körperlichen Symptome zum Ausdruck – unter anderem durch die äußerst starke Empfindlichkeit der Sinne: das schmerzhafte Hören gewisser Geräusche, durch den ausgeprägten Geruchssinn, die Lichtscheu und den erstaunlich feinen Tastsinn. In diesem Zusammenhang spricht der Patient mit einer plötzlichen Heftigkeit und voller Leidenschaft über die verschiedenartigen Hölzer, die er bearbeitet. Diese Sinnlichkeit wird bei ihm während des Berührens der Hölzer ausgelöst und gleicht dem Sprechen über den Körper einer Frau! Und hierzu ergänzt Bernard, dass er zu allen Materialien einen sinnlichen Bezug hat, dass er die Berührung liebt, die Berührung seiner Angehörigen, das Herumspielen mit Stoffen sowohl mit den Fingern als auch mit den Füßen! Außerdem üben Gewürze und hochprozentige Spirituosen eine starke Anziehungskraft auf ihn aus.

Die Kunsttischlerei ist seine wahre Berufung: Als Kind schnitzte er kleine Holzfiguren und als Jugendlicher studierte er die alten Zimmerertechniken an der École Boulle. Es ist nicht erstaunlich, dass er, kaum über 20 Jahre alt, bereits staatlich anerkannter Handwerksgeselle war. Er widmet sich im Wesentlichen der Restaurierung antiker Möbel, sehr häufig erhält er stattliche Aufträge.

Erste Verordnung

Ausgestattet mit diesen Informationen verschreibe ich eine Gabe von *Graphites* C200. In der folgenden Sprechstunde sagt Bertrand verschmitzt zu mir: „Ich habe Sie verwünscht. Kaum hatte ich das Mittel eingenommen, musste ich sofort für zehn Tage meine Arbeit unterbrechen. Das hat mich sehr durchgerüttelt! Ich hatte einen echten Vulkan in der Hand. Die Gelenke haben sich entzündet und ich hatte Schmerzen beim Beugen der Finger. Meine Frau hat mich darauf aufmerksam gemacht, dass diese Reaktion bedeuten müsste, dass das Mittel wirkt und in mir ‚arbeitet'. Ich habe mich also beruhigt und von einem auf den anderen Tag habe ich mich befreit gefühlt. Die Gelenke sind schrittweise abgeschwollen, die Finger sind schlank geworden. Schauen Sie, Doktor, heute sind sogar einzelne Knoten verschwunden und ich habe deutlich weniger Schmerzen. Ich habe endlich wieder mehr Kraft, meine Harnbeschwerden haben sich deutlich gebessert und ich konnte zweimal mit meiner Ehefrau schlafen. Meine Haut dagegen bessert sich nicht."

Es scheint mir voreilig, das Mittel nach anderthalb Monaten zu wiederholen, denn ich habe den Eindruck, dass sich seine Wirkung noch nicht erschöpft hat. Eine Wiedervorstellung wird für vier Wochen später vereinbart. Unglücklicherweise muss der Patient diesen Termin absagen und drei Monate vergehen. Er ruft mich schließlich an und bittet mich, ihn rasch zu empfangen, da nach einem großen Streit mit seinem Vater wegen des Verkaufs eines Landbesitzes der Familie die Harnwegsbeschwerden wieder aufgetreten sind: Sie zeigen sich als starker, sehr störender Harndrang, während das Brennen in der Harnröhre sogar deutlich zurückgegangen ist. Der Harnstrahl ist nach wie vor zu schwach. Das Ekzem ist wieder aufgeflammt.

Weitere Verordnungen

Eine Gabe *Graphites* M scheint angezeigt. Der Harndrang verbessert sich rasch, während sich das Ekzem erst in den folgenden Wochen beruhigt.

Eine weitere Gabe *Graphites* C1000, mit einer nachfolgenden Gabe C10.000, werden im Laufe des Jahres notwendig sein, um die Harnwegsprobleme des Patienten in den Griff zu bekommen und sein Ekzem zu etwa 80 % zu bessern (dieses wird später ganz verschwinden). Die Tatkraft des Patienten ist inzwischen hervorragend und sein Sexualleben ist ausgeglichen.

Und seine Finger? Sie schmerzen nicht mehr, die Entzündungsschübe sind verschwunden. Die Knoten sind um die Hälfte kleiner geworden. Der Patient gesteht mir, sehr viel entspannter als vorher zu sein und, nach Ansicht seiner Frau, ist er sehr viel spontaner geworden.

Arzneimittelbild von Graphites

Was versteckt sich also hinter der Persönlichkeit von *Graphites?* Graphites ist ein kristalliner Kohlenstoff, den man unter anderem für die Herstellung von Bleistiftminen benutzt. Der alte und falsche Begriff Plumbago[19] – *Graphites* enthält kein Blei – verweist uns auf zwei wichtige Begriffe, die das Mittel ausmachen: Auf seine Trägheit und seine Ähnlichkeit mit den Metallen.

Graphites ist ein reiner Kohlenstoff und organischen Ursprungs wie jede Kohle. Man nennt ihn auch *Carbo mineralis*, ein Begriff, der *Adamas* vorbehalten bleiben sollte, dem Diamanten, der jedoch zu den Mineralien gehört, obwohl er auch zu 100 % aus Kohlenstoff besteht. Am Anfang der Bildung des kohlehaltigen Gesteins steht die vollständige Karbonisierung durch Dehydrierung und Deoxygenierung der pflanzlichen Schichten nach ihrem Absterben. Graphit ist das Endprodukt eines Mineralisierungsprozesses, bei dem Kohlenstoff dem Sauerstoff vorgezogen wird; es überwiegt also das Dichte, das Schwere, das Kondensierte im Vergleich zum Feinen[20]. *Graphites* ist demzufolge ein Sinnbild für die absolute Stofflichkeit. Gleichzeitig mit dieser Karbonisierung zeigt Graphit durch seine Umwandlung in kristallinen Phyllit Zeichen einer Metamorphose. Diese tief greifende Strukturveränderung benötigt starke Hitze und gewaltigen Druck – Bedingungen, denen man in den tiefsten Schichten der Erdkruste begegnet. Durch diese Metamorphose entsteht eine metallisch aussehende Materie, die verhältnismäßig träge ist, aber vom Menschen zu verschiedensten Zwecken abgebaut werden kann.

19 Diese Angaben über die Herkunft von *Graphites* sind in einer bemerkenswerten Studie veröffentlicht worden, die in Zusammenarbeit mit dem *Centre Liégeois d'Homéopathie* von Dr. Marc Brunson erstellt wurde. Er betont zu Recht die unglaubliche Analogie, die zwischen dem homöopathischen Arzneimittel *Graphites*, mit allen seinen Charakteristika, und Graphit, dem Element der Erdkruste, beobachtet werden kann.

20 Dr. René Casez, der von M. Brunson zitiert wird, hat eine hervorragende Beschreibung von *Graphites* verfasst, in der er diese Vorstellung unterstrich. Er sprach von Pachydermie, Pachyaussehen, Pachyflüssigkeit, Pachysinn und Pachypsy … (*pachy* bedeutet im Griechischem *dick*)!

Marc Brunson teilt uns Folgendes mit: „Wegen dieser Trägheit vergessen wir vielleicht zu häufig, dass *Graphites* ein sehr nützlicher Stoff ist. Wie schon sein schwarzes, glänzendes Aussehen ihn einem Metall ähneln lässt, ist Graphit die einzige Kohle, die einen größeren Nutzen hat als ein einfacher Brennstoff. Diese nützliche Seite macht *Graphites* den metallischen Mitteln ähnlich. Im Leben von *Graphites* stellt sich fast immer die Frage nach der Nützlichkeit, somit nach dem Eigenwert (Ehrgeiz, Größenwahn). Die *Graphites*-Persönlichkeit ist geteilt zwischen seinem Wunsch nach Trägheit und seinem Wunsch, nützlich zu sein.
Die Verwendung von Graphit durch den Menschen lässt uns viel über die Symptome des Mittels erfahren. Man verwendet *Graphites* in sehr unterschiedlichen Bereichen: als Schmiermittel, zur Drosselung in den Kernreaktoren (Langsamkeit), für die Herstellung von Schmelztiegeln und Elektroden, und schließlich als Bleistiftminen. Aus dieser letzten Anwendung lässt sich der Namen *Graphites* (im Griechischen bedeutet *graphein* schreiben) ableiten. Der Mensch hat also diesem schwarzen, schmierigen und zerreibbaren Stoff die Verantwortung für die Schrift zugesprochen. Was bedeutet die Schrift in der Menschheitsgeschichte? Der Übergang von der Frühgeschichte zur Geschichte – der symbolische Zeitpunkt, zu dem der Mensch wählen musste, zwischen dem was bleibt, und dem, was vergessen werden kann – entspricht dem Zeitpunkt, zu dem jeder Sache ein Wert beigemessen werden musste. Und während dieser Zeit spielt der dichteste Werkstoff eine wichtige und überwältigende Rolle."

Graphites ist peinlich genau und kann sich so sehr an Kleinigkeiten festhalten, dass er den Überblick über die Dinge verliert, denn durch sein analytisches, in die Tiefe gehendes Denken kann er die Synthese nicht im Blick haben und keine ausreichende Gesamtschau der Dinge entwickeln. Wenn er betrübt ist, betrifft dies meist unbedeutende Dinge. Er bewahrt, häuft an und sammelt Dinge mit einer Detailverliebtheit, was sogar zwanghafte Züge annehmen kann. Ebenso gewissenhaft verhält er sich, wenn es darum geht, Dinge wegzuwerfen, und es fällt ihm außerordentlich schwer, sich von Dingen zu trennen.

Es erstaunt nicht, dass der *Graphites*-Patient unter Verstopfung leidet oder manchmal sogar fettleibig ist. Seine Hautausschläge sondern eine zäh fließende, klebrige Flüssigkeit ab, die nicht fließen will, als ob sie gegen ihren Willen ausgeschieden wird.

Graphites ist präzise und kleinlich, wie die Bleistiftspitze (die auch bröckelig ist, Graphit spaltet sich leicht), und die ihm innewohnende Schwäche scheint eine Folge seiner Schwierigkeit zu sein, zur Tat zu schreiten und seine Entscheidungen erfolgreich zu Ende zu führen. Ähnlich langsam wie ein Dieselmotor beim Anspringen, bräuchte *Graphites* eine Art Antriebskurbel. Eine Szene scheint mir anschaulich zu sein: Stellen Sie sich jemanden vor, der mit einem Bleistift vor einer leeren Seite sitzt und verzweifelt die Spitze auf einem Punkt des Papiers dreht, ohne dass er sich traut, den ersten Buchstaben zu schreiben. Die *Graphites*-Persönlichkeit kann nicht zum Ausdruck bringen, was sie möchte, oder sie kann große Schwierigkeiten haben, eine klare Position insbesondere im Hinblick auf Kleinigkeiten oder Lappalien einzunehmen. Die Unentschiedenheit lässt sich auch darin beobachten, wie *Graphites* Fragen beantwortet, ebenso in einer Gewissenhaftigkeit sowie in seiner deutlich offensichtlichen Gelassenheit.

Da die *Graphites*-Persönlichkeit kaum das wirklich Wesentliche an den Dingen erkennen kann, verhält sie sich zögernd und neigt folglich zu einer gewissen Unbeweglichkeit. Wie mein Kollege humorvoll ausführte, greift *Graphites* nicht zum Bleistift, weil dessen Spuren wegradiert werden können? Es darf sich nichts bewegen, nichts darf sich ändern (Abneigung gegen Änderung, Meinungsänderungen, Mutlosigkeit, seine eigene Meinung zu äußern, sagt die Materia medica), nichts darf sich ihm zu leicht entziehen. *Graphites* hat die Neigung, sich der äußeren Welt zu verschließen, damit niemand unkontrolliert eintritt oder hinausgeht. Es überrascht nicht, dass sich Hornhaut und Schwielen bilden, dass die Nägel verhärten, dass Grützbeutel und Keloidnarben entstehen und die *Graphites*-Persönlichkeit zu Übergewicht neigt: Denn bei all diesen Symptomen handelt es sich um die Verdichtung der Materie, die Verringerung des Austauschs mit der Außenwelt und die Entwicklung von trägen und unempfindlichen Geweben. So nimmt es auch nicht Wunder, dass *Graphites* unter Lichtscheu bei Tageslicht leidet.

Indem er sich gerne zurückzieht, verbraucht *Graphites* die geringstmögliche Lebenskraft, und es fällt ihm schwer, sich seinem Nächsten anzuvertrauen.

Graphites neigt zur Trägheit. Er träumt übrigens von „Teilnahmslosigkeit", von „Schwierigkeiten", und möchte doch „alles ihm Mögliche tun" und sich sogar „in etwas hervortun". Der offensichtlichen Schwerfälligkeit von *Graphites* liegt, so paradox es ist, eine emotionale Zerbrechlichkeit zugrunde. Ist dies eine entfernte Erinnerung an seine Vergangenheit als Pflanze? Doch davon ist *Graphites* nur geblieben, dass sich unter dem Deckmantel seiner diskreten Unauffälligkeit keinesfalls ein „Hartgesottener" verbirgt. Diese Achillesferse bestimmt mit Sicherheit das Leben und die Lebensweise von *Graphites,* wie bei uns allen die Achillesferse unsere Verletzlichkeit ausmacht. Ein *Graphites*-Mensch kann zum Beispiel als Handwerker arbeiten wie mein Patient, der Kunsttischler ist, und eine Tätigkeit wählen, bei der er mit der Materie sinnlich umgeht, er kann einen nützlichen Beruf ausüben oder sich ein geradliniges und ruhiges Leben einrichten.

Die *Graphites*-Persönlichkeit wird tatsächlich von Zweifeln überschwemmt, welches die richtige Haltung bei vielen Gelegenheiten ist. Vor allem sollen die Dinge nicht überstürzt werden, bleiben wir sachlich, denken wir in Ruhe nach, handeln wir vorsichtig, wählen wir eher die Autobahn als die Umwege. *Graphites* wird versuchen, einen Schutz zu finden in den Nichtigkeiten der äußeren Welt, und er wird sich mit verständlichen und klaren Dingen befassen – dort, wo nicht zu viel hinterfragt und durcheinandergebracht wird. Er kann bei Nebensächlichkeiten auch andere oder das Leben für sich antworten lassen. *Graphites* ist ein Gewohnheitsmensch und übernimmt bestimmte Rituale, er wird Mitglied einer Einrichtung oder einer religiösen Gruppe und entwickelt eine ausgeprägte Vorliebe für Traditionen. Dadurch kann er sich dem Wesentlichen widmen.

KANNST DU'S, DANN VERSUCH DICH SO ZU FASSEN,
DASS DAS UNKLARE MIT DEM KLAREN SICH VERMÄHLT.

Paul Verlaine

8 Eins und eins ergibt nur eins

Claire ist zehn Jahre alt, als ich sie 1987 kennenlerne. Sie ist ein kleines, brünettes Mädchen mit lebhaftem Blick, dünn, wenn nicht sogar mager. Auf Anhieb – oder fast auf Anhieb – überreicht sie mir mit ihrer Mutter eine Zeichnung, die sie im Wartezimmer angefertigt hat. Sie möchte mir damit den Grund ihres Kommens verständlich machen! Hier ist die Zeichnung:

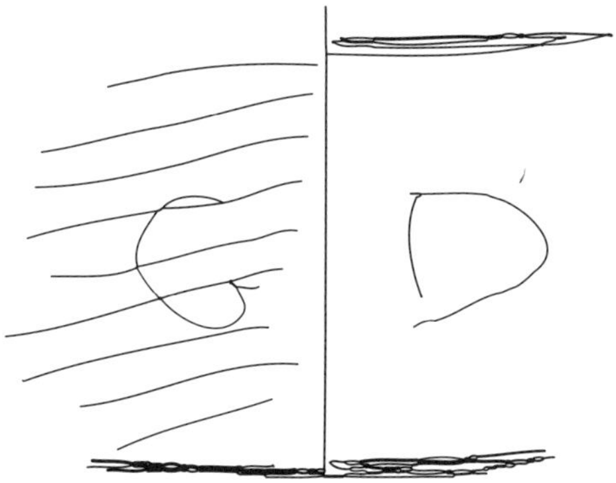

Ich würde die grob vereinfachende Zeichnung, die nicht künstlerisch erscheinen will, eher als eine Art „wissenschaftliche" Abbildung bezeichnen, mit der mir Claire ihr Problem erklären will. Als ob sie eine Flasche ins Meer geworfen hätte mit dem Ortsplan, an dem man sich orientieren kann. Die Skizze hat zwei Teile, eine Seite mit der Bezeichnung „links" und eine andere mit der Bezeichnung „rechts". Die linke Seite ist schraffiert, die rechte nicht, und die rechte Seite wird oben und unten durch dicken Strich begrenzt. Und damit hat mir Claire die Lösung ihres Problems auf einem Tablett serviert. Sicherlich konnte sie nicht ahnen, wie verständlich ihre Zeichnung für mich war (die kindliche Intuition ist manchmal außergewöhnlich)! Anhand der Zeichnung habe ich das für sie notwendige

Mittel erkannt, und die Anamnese hat mich in meiner Mittelwahl bestätigt. Für diese Darstellung dieses klinischen Fall muss ich 20 Jahre zurückgehen – das Mittel „sitzt immer noch perfekt."

Anamnese

Dieses kleine Mädchen wird von seiner Mutter gebracht, weil es ausgeprägte Allergien hat, unter anderem gegen Hausstaubmilben. Es leidet an einem störenden Heuschnupfen, seine Nase ist fast dauernd verstopft. Es besteht außerdem eine Anfälligkeit für HNO-Erkrankungen, die regelmäßig auftreten.

Claire ist sehr nervös, von schwierigem Charakter und ängstlich, sie kaut an der Nagelhaut der Finger. Sie ist häufig mürrisch und scheint ständig unglücklich zu sein, was die Eltern betrübt. Ihre arme Mutter – ich sage arm, weil viele Mütter sich wirklich schuldig fühlen, da sie sich von der Ärzteschaft viele Vorwürfe anhören müssen –, die offensichtlich alle Eigenschaften einer „guten Mutter" erfüllt, ist besonders beunruhigt über die starken Ängste ihrer Tochter und sagt zu mir: „Vielleicht liegt die Ursache darin, weil wir sie im Alter von zwei Jahren zwei Wochen lang bei ihren Großeltern gelassen haben, während ihr Vater und ich eine Art Hochzeitsreise unternommen haben. Zweifelsohne hat sie gedacht, dass wir sie verlassen haben!" Ich beruhige die Mutter von Claire mit einem Lächeln und meinem Hinweis, dass sich meiner Meinung nach ein solches Ereignis nicht derart auswirken kann.

Claire hat einen sehr starken Charakter, der in offene Aggression umschlagen kann. Sie beherrscht die Kunst spitzer Bemerkungen und kann damit andere abkanzeln und verletzen. Aber als mildernder Umstand zählt, dass sie sich ziemlich stark gegen einen großen Bruder von 13 Jahren verteidigen muss, der sich stark in den Vordergrund spielt, sehr gescheit ist und den die Familie gern in den Himmel hebt.

Wie leben im Angesicht dieses allgegenwärtigen Bruders?

Man hält Claire für anspruchsvoll, sie ist jedoch meist nur unzufrieden und weiß nie, was sie will. Ihr Schuhe zu kaufen, ist eine wahre Prüfung für ihre Mutter: Sie muss 20 Paare ausprobieren, um danach zu betonen: „Sie sehen alle gleich aus."

„Claire kann es nicht leiden, zu sehr beachtet zu werden." Die Kleine, von lebhafter Intelligenz, greift ein: „Ich will weder die Erste noch die Letzte sein." Aufmerksam wie sie ist, versteht sie alles, sie weiß alles und sie sieht alles. Claire hat eine Abneigung gegen Tiere, insbesondere gegen Tiere auf dem Bauernhof, den sie mit ihrer Schule besucht hat, und ganz besonders gegen Hähne. Sie fürchtet sich vor Insekten, träumt jedoch häufig von einem Pferd, das sie ab und zu besteigt, oder sie sieht ihren Bruder ein Pferd besteigen. Claire greift ein, um näher zu erklären: „Weißt Du, Doktor, mein Kopf steckt voller Schwierigkeiten."

Sie weint schnell, wenn ihre Mitschüler ihr Boshaftigkeiten sagen und was weiß ich für Gemeinheiten an den Kopf werfen! „Claire ist sehr empfindsam", aber sie zeigt es nicht. Sie hat ziemlich Angst vor den Prüfungen. Seit sie zehn Jahre alt ist, mag sie Kaffee und verlangt ihn, aber sie bekommt natürlich nur einen Schluck. Käse hingegen hat sie nicht ein einziges Mal versucht. Sie isst Zitronen, als ob sie eine Frucht wären, und beißt einfach hinein, wie auch in die Gürkchen. Außerdem braucht sie Essig im Salat. Für ihr Alter hat sie keinen großen Appetit.

Der folgende Einwurf von Claire macht deutlich, dass sie abergläubisch ist. „In meinem Kopf denke ich mir, dass manch eine Sache gemacht werden muss, aber wenn ich sie mache, wird es vielleicht schiefgehen … und um Geschenke zu bekommen" … Sie wiederholt: „Es ist sehr schwierig."

Erste Verordnung

Die allergischen Symptome geben mir kaum homöopathisch verwertbare Informationen, und ich verschreibe ihr schließlich eine Gabe eines Mittels als C30.

Einige Monate später, Anfang 1988, sehe ich Claire wieder: Sie hat sich verändert und sie hat dank des besseren Appetits zwei Kilo zugenommen, was ihre Mutter sehr freut. Diese berichtet mir: „Drei Tage nach Einnahme des Mittels hatte Claire infolge einer starken Nasen-Rachen-Entzündung immer wieder Fieber." (Die Mutter hatte mich bei dieser Gelegenheit angerufen, ich hatte ihr zu einigen Hausmitteln geraten, und ihre Tochter wurde schnell gesund). „Nach diesem Vorfall ist sie überhaupt nicht mehr krank gewesen, sie atmet deutlich besser, die Nase ist frei geworden."

Das Kind mischt sich ein: „Es geht mir besser, mein Kopf ist viel leichter!" Die Mutter bestätigt es mir: „Sie ist stabiler, ihre Haut ist besser und sie ist sehr viel weniger empfindlich und gereizt. Und sie ist nicht mehr so unglücklich." Die Kleine ergänzt: „In mir ist noch eine Angst, aber ich weiß nicht wovor." Mir fällt erneut auf, dass Claire ungewöhnliche Sätze in den Raum wirft, die von lebhafter Intelligenz und Reife zeugen.

Weitere Verordnungen

Ich verschreibe dieses Mal eine Gabe des Mittels in der C1000, weil die Mutter mir berichtet, dass Claire seit zwei Wochen wieder aggressiver wird.

Sechs Monate später bestehen nach Angaben der Mutter noch „20 Prozent Allergie". Nach einer weiteren Gabe ist der Heuschnupfen von Claire endgültig geheilt. Die Mutter beschreibt Claire als sehr viel entspannter, angenehmer im Umgang, weniger anspruchsvoll. Claire bestätigt dies und stellt klar, dass sie keine Angst mehr hat. „Ich weiß nicht, ob ich Recht habe, aber mein Kopf sagt mir, dass ich Tänzerin werden muss."

Ende 1988 geht es Claire wunderbar, aber sie äußert gegenüber ihrer Mutter den Wunsch, mich wieder aufzusuchen, „denn mein Kopf sagt mir, den Doktor Servais wiedersehen zu müssen!" Die Sprechstunde leitet sie so ein: „Ich bin sehr schlecht in Orthografie." Ich frage sie warum und sie antwortet mir: „Ich kenne mich in der Orthografie aus, aber es macht mir sehr viel Spaß, Fehler zu machen." Dies genügt mir, um ihr das Mittel zu verschreiben, aber diesmal als C10.000. Für Claire bin ich nur der Fachmann, der den richtigen Schlüssel für das Schloss finden soll, das sie mir vorlegt.

Im November 1989 wird mir folgende Situation berichtet: Seitdem Kameradinnen zu Claire gemein gewesen sind, weint sie jeden Abend. Urplötzlich hat sie jegliches Selbstvertrauen verloren und glaubt zu nichts nutze und eine Niete zu sein. Eines Abends nimmt sie unter Tränen ein Blatt Papier in die Hand und sagt zu ihrer Mutter: „Ich zeichne für Dich, was schiefläuft." Claire fertigte eine Zeichnung an, die derjenigen, die sie mir bereits vorgelegt hatte, doch sehr ähnlich ist. Sie kommentiert: „In meiner rechten Hirnhälfte hat sich alles geordnet, aber es bleibt noch die linke Hälfte." Und sie führt weiter aus: „Ich empfinde mein Gehirn so, als ob es in verschiedene Teile aufgespalten wäre. Ich weiß, wann meine linke Gehirnhälfte verwirrt ist. Wenn mein Kopf und mein Körper vereinigt sein werden, wird alles gut sein."

Das Arzneimittel *Anacardium orientale,* dieses Mal in sehr hoher Potenz verschrieben – als CH 200 aus einem kleinen deutschen Labor, das die Mittel per Hand potenziert –, wird es Claire erlauben, diese verlorene innere Einheit wiederherzustellen und den Anforderungen ihres Schicksals, das vorgezeichnet ist, gerecht zu werden.

Ab dem Alter von 13 Jahren wurde Claire von der Schauspielschule aufgenommen, nun beginnt für sie die harte und fast militärische Laufbahn wie für alle diese jungen zukünftigen Künstler, die gleichzeitig Tänzer und Studenten sind. Es scheint mir, dass nur die Kraft einer Berufung solch eine erstaunliche Leistungsfähigkeit ermöglicht, insbesondere in einem Alter, in dem die Zeit nach Schulschluss mit freundschaftlichen Plaudereien in trauter Zweisamkeit vertan wird. Nur als Berufene kann man sich von dieser jugendlichen Leichtigkeit befreien und sich der eisernen Disziplin einer künftigen professionellen Tänzerin fügen. Sie hat meine volle Bewunderung!

Claire setzt auf diese Weise ihre doppelte Ausbildung bis zur Hochschulreife erfolgreich fort. Ihr und ihrem Körper geht es gut, wenn ich diese Formulierung in Anlehnung an ihre Ausdrucksweise wiedergeben darf. Mit 18 Jahren passiert ein tragisches Ereignis: Ihr Großvater, der ihr Komplize und Alter Ego geworden war und wie ein Manager die Entwicklung ihrer künftigen Karriere verfolgt hatte, stirbt bei einem Autounfall. Es handelt sich – dies kann oft beobachtet werden – um eine beunruhigende Wiederholung: Ihre eigene Mutter hat ihren Bruder im selben Alter verloren!

„Eine Hälfte von mir ist verschwunden", äußert sich Claire. Ihr Kummer ist unermesslich, ihr Leben bricht zusammen. Anstatt ihr ein Akutmittel zu verschreiben, nehme ich darin, wie sie ihre Verwirrung ausdrückt, wahr, dass es besser ist, ihrem Grundmittel treu zu bleiben. Ich verschreibe folglich wieder *Anacardium orientale.* Die Zeit der Trauer wird hart, sehr hart, doch sie fühlt sich von diesem homöopathischen Mittel getragen, das ihr die Kraft gibt, ihr eigenes Schicksal zu meistern und ihren Weg weiter zu verfolgen.

Claire erläutert mir nach einigen Monaten, dass sie einen Zeitabstand zwischen sich und den anderen Jugendlichen ihres Alters empfindet und dass sie die Welt der Erwachsenen vorzieht. Da sie sich etwas zu sehr in ihrer eigenen Welt abschottet, setzte ich die Verschreibung von *Anacardium orientale* fort.

Claire bekommt wieder Kraft und findet in eine gewisse Kontaktfähigkeit zurück, aber es geht ihr, wenn sie erfolgreich sein will, vor allem darum, ihren Eltern etwas Gutes zu tun, die völlig niedergeschlagen sind. Sie fügt diese schöne Formulierung hinzu: „Mein Geist und mein Körper sind immer noch etwas getrennt, aber da ich mit diesem Körper bis zu meinem Lebensende verbunden sein werde, soll er möglichst schön sein."

Trotz ihres jugendlichen Alters gelingt es ihr, ihre Eltern in deren Unglück zu unterstützen.

Als 20-jährige sehe ich Claire wieder und sie teilt mir spontan mit: „Das Mittel, das Sie mir gegeben haben, ist wirklich wunderbar. Ich fühle in mir keine Trennung mehr, ich kann mich besser mitteilen, ich bin weniger verschlossen und ich habe nicht mehr meine verrückten Erscheinungen (sie hatte mir näher darüber berichtet)."

Als sie auf die Verzweiflung ihrer Eltern zu sprechen kommt, gebe ich ihr diesen Rat: „Fühle Dich nicht zu verantwortlich für sie. Du bist zu jung, um allein ein so großes Unglück zu tragen und Energie für die Familie aufzuwenden." „Ich will, dass sie stolz auf mich sein können, das will ich unbedingt."

Wir unterhalten uns über ihren Beruf als Künstlerin. Sie bittet mich um Hilfe, denn es fehle ihr in dieser wichtigen Phase ihrer Karriere, obwohl sie künstlerisch gut ist, noch an Technik. Ich muss mich also auch – mithilfe kleiner Akutmittel[21]– um ihre kleinen körperlichen Verletzungen küm-

21 Für mich bietet sich damit die Gelegenheit, ein unbekanntes Mittel zu entdecken, *Gardenia jasminoide*. Die Patientin suchte mich eines Tages wegen einer metatarsalen Ermüdungsfraktur auf. Es ist für sie undenkbar, mit ihrer Truppe nicht nach Japan für eine Reihe von Vorführungen zu reisen. Sie will trotz allem tanzen. Wegen eines Schmerzes „wie ein starker Druck" im metatarsalen-phalangealen Gelenk verschreibe ich ihr dieses Mittel, ohne wirklich daran zu glauben. Es hat, so scheint es, Wunder bewirkt!

mern, die zum Tänzerberuf gehören. Claire besucht weiterhin meine Sprechstunde, es geht ihr gut und bei einem unserer Gespräche erläutert sie, dass ihr klar geworden sei, dass sie bei ihren Eltern keine zwei Rollen mehr spielen müsse – ihre eigene und die ihres verschwundenen Bruders. Welch wunderbare Reife! Claire beendet die Konsultation mit diesem humorvollen Satz, der den Geist von *Anacardium* sehr gut zum Ausdruck bringt: „Mein Kopf und mein Körper werden trotzdem immer Schwierigkeiten haben, sich zu vereinen."

Arzneimittelbild von Anacardium orientale

Was ist zur Persönlichkeit von *Anacardium orientale* zu sagen? Führen wir uns zunächst einige charakteristische Geist- und Gemütssymptome des Mittels vor Augen: mangelndes Selbstbewusstsein, Unentschlossenheit, Gefühl der Minderwertigkeit, Gedächtnisschwäche, Verwirrung über seine eigene Identität, die mit dem Gefühl einer gewissen Dualität einhergehen kann.

Bei der Betrachtung der Herkunft dieses Mittels – die Malakkanuss, die Nuss des Ostindischen Tintenbaums – sticht eine Besonderheit sofort ins Auge: Der Kern sitzt nicht im Inneren der Frucht, sondern an ihrer Oberfläche. Diese außergewöhnliche Anordnung ist eine Metapher für die Essenz dieses Mittels. *Anacaridum orientale* ist zweigeteilt, und es ist für die *Anacardium*-Persönlichkeit schwierig, die Einheit von Körper und Geist, die uns ausmacht, in sich zu integrieren. Als ob der Geist nicht völlig durch das Fleisch gedrungen sei, sondern sich noch zum Teil außerhalb befände.

Und was finden wir in der Arzneimittelbeschreibung? Er fühlt sich doppelt, er hat Zweifel an seiner wahren Identität, er hat den Eindruck, zwei Willen in sich zu haben, der eine geht in eine Richtung, der andere in die andere, „ein Engel auf einer Schulter und der Teufel auf der anderen", sagt man sogar. Bestimmte Homöopathen haben in der Beschreibung der beiden Seiten in dem Arzneimittelbild meiner Ansicht nach zu sehr die moralische Seite des Ganzen betont, das Schöne und das Hässliche, das Gute und das Böse. Tatsächlich kann *Anacardium* in seinen Ausbrüchen, die zu seinem Charakter gehören, abscheulich und beleidigend werden und sich nicht wie ein anständiger Mensch verhalten. Er verhält sich – so sagen es *Anacardium*-Patienten manchmal – konträr zu dem, was richtig ist, als ob er von einem anderen Ich, das sich in wirklicher Opposition zu ihm befindet, dazu getrieben werde. *Anacardium* kann sich also seiner Identität nicht sicher sein, er fühlt etwas und dann das völlige Gegenteil. Im Allgemeinen ist er übrigens zögerlich, unfähig zu einer Entscheidung, oder er ist, nachdem er seine Wahl getroffen hat, davon überzeugt, dass die gegenteilige Lösung die richtige gewesen wäre.

Zwei Willen stehen einander gegenüber, zwei Notwendigkeiten, die sich nicht vereinen lassen. Ein Missverhältnis lässt das Zusammenspiel zwischen der einen und der anderen Seite erstarren, zwischen innen und außen, zwischen dem Kopf (dem Geist, dem Gemüt) und dem Körper. Diese beiden Teile sind voneinander getrennt, sie können nicht gleichsinnig harmonisch agieren. Der Kopf ist vom Körper getrennt, sagen die Prüfer oder die Patienten – dies entspricht einer entkörperlichten Seele. Der *Anacardium*-Mensch kommt nicht umhin, jegliches Selbstvertrauen zu verlieren. Denn hin- und hergerissen zwischen seinen gegensätzlichen Seiten, fühlt er sich dazu verurteilt, sich zu täuschen, bis ihm eine innere Stimme ungeachtet seiner momentanen Situation eingibt, dass eben das andere besser gewesen wäre!

Selbstverständlich können wir nicht erwarten, dass der Patient sagt: „Ich habe in mir eine kleine Stimme“, um *Anacardium orientale* verschreiben zu können. Stattdessen könnte sich *Anacardium* wie folgt darstellen: „Wenn ich mich dazu entschlossen habe, am Wochenende zum Skilaufen zu fahren, habe ich, sobald ich dort bin, das Gefühl, die falsche Wahl getroffen zu haben: Ich hätte stattdessen zum Geburtstag meiner Freundin gehen sollen. Wenn ich gestern geheiratet hätte, hätte ich Junggeselle bleiben sollen. Eine Person in mir hat den unwiderstehlichen Wunsch, grausam zu sein, die andere möchte hingegen sanftmütig sein.“

Will die *Anacardium*-Persönlichkeit nur Geist sein, ohne Gestalt anzunehmen, nur von ihm beherrscht werden? Wird der Körper wie der schlechte Engel erlebt? Meiner *Anacardium*-Patientin ist es mithilfe des Mittels gelungen, ihre problematische *Anacardium*-Seite zu integrieren, indem sie aus ihrem Körper, den sie bis dahin nur unzureichend spürte, das

Bestmögliche gemacht hat: den Körper einer Tänzerin, das heißt, einen Körper im Dienst der Kunst[22] und einen Botschafter der Seele.

22 Der Bericht über diesen Fall lässt mich an einen ***Anacardium***-Patienten denken, den ich vor 20 Jahren behandelt und kürzlich wiedergesehen habe: Ich hatte damals seinen Morbus Hodgkin erfolgreich behandelt, bevor der Patient mit der schulmedizinischen Behandlung begonnen hatte. Es gab einen totalen Befall der mediastinalen Lymphknoten (er hatte bereits seine Stimme infolge einer Kompression des Nervus recurrens verloren). Seit der Mittelgabe ging dieser Befall von Woche zu Woche zurück bis zum völligen Verschwinden. Eine überraschende Heilung!
Dieser Patient lebte in einem ständigen Zwiespalt: Gehe ich in die eine Richtung oder in die andere? Im privaten Bereich drückte sich der Zwiespalt in dem gleichzeitigen Bedürfnis aus, sich einerseits mit Frau und Kindern „aufzustellen" und anderseits der Versuchung nachzugeben, seine zahlreichen Eroberungen fortzuführen.
Auch im beruflichen Bereich waren die verschiedenen Seiten erkennbar: Der Patient hatte sowohl auf Lehramt als auch Musik studiert und zudem eine Ausbildung als Kunsttischler absolviert, ohne jemals entscheiden zu können, welcher Weg der richtige wäre. Schließlich, mithilfe von ***Anacardium,*** hatte er endlich die Entscheidung getroffen, einer der seltenen französischen Hersteller von Pergamentpapier zu werden. Er hatte seinen eigenen Weg gefunden!

9 Es gibt auf Erden ein verlorenes Paradies

Jules Renard

Sein Blick ist so blau wie das Meer im Süden, die Haare sind hellbraun und sein leicht wiegender Gang vermittelt den Eindruck von Entspannung und Leichtigkeit gegenüber dem Leben. Man könnte meinen, er sei geradewegs aus den Ebenen des Wilden Westens angekommen. Selbst das Lächeln ist amerikanisch. Dieser legeren Erscheinung widerspricht nur der melancholische Ausdruck in der Tiefe seiner Augen.

Anamnese

Wir befinden uns im Jahr 1995, Gérard ist 54 Jahre alt und, wie zu erwarten, mit einer 20 Jahre jüngeren Frau verheiratet. Er hat also spät zwei Kinder bekommen, die heute sechs und acht Jahre alt sind. Gérard stammt aus Quebec, und eine schöne Liebesgeschichte hat ihn mit 25 Jahren nach Frankreich einwandern lassen. Seine ersten Erfolge als Modefotograf haben ihn dann in Frankreich festgehalten, wo er Karriere gemacht hat.

Zum Zeitpunkt der Konsultation hatte er gerade zwei Zyklen einer Antibiotikatherapie über jeweils drei Wochen wegen einer Prostatitis hinter sich gebracht, um die er nicht viel Aufhebens gemacht hat. Die Prostatitis ging einher mit leichtem, anhaltendem Fieber, einer Hypotonie und einem reduzierten Allgemeinzustand. Es besteht noch eine übermäßige Absonderung aus der Prostata, die darauf hinweist, dass das Problem nicht gelöst ist. Diese Beschwerden sind allerdings nicht seine einzige Sorge. Es haben sich seit langem verschiedenartige Störungen entwickelt.

Seit er 30 Jahre alt ist, leidet er regelmäßig an Entzündungen in verschiedenen Gelenken (Finger, Schulter, Hüfte, Knie). Die Entzündungen, die ihn sehr behindern, treten schubweise auf, die Laboruntersuchungen waren immer negativ gewesen. „Die Anfälle beginnen immer abends ab 20 Uhr und dauern einige Tage. Sie sind sehr schmerzhaft, als ob man mit einem Schraubenzieher im Gelenk herumwühlen würde, ich habe auch das Gefühl, als ob die Gelenke abgenutzt wären. Auf jeden Fall ist 20 Uhr meine schlechteste Uhrzeit. Bei meinen Fingergelenken habe ich immer den Eindruck, als wären sie gespannt."

Nach einer depressiven Episode im Alter von etwa 40 Jahren ist ein Magenulkus aufgetreten, das lange brauchte, um abzuheilen. Seit dieser Zeit leidet Gérard häufig an saurem Geschmack im Mund. Fast alle zwei Monate befällt ihn eine drei Tage anhaltende starke Migräne. Er leidet ganzjährig unter Rückenschmerzen, die durch das Tragen seiner schweren Fotografenausstattung begünstigt werden. Im Herbst und im Winter kann er eine Sinusitis und Bronchitis nicht vermeiden. Trotz seines guten Appetits hat er bis jetzt die Altersklippe der Gewichtszunahme umschiffen können und ein schlankes und sportliches Aussehen behalten. Er ernährt sich im Wesentlichen von Obst, Gemüse und Fleisch – drei Lebensmittel, die für ihn unerlässlich sind.

„Die Fünfziger sind ziemlich schwer durchzustehen", sagt er mir mit seinem netten, leichten Akzent. „Meine Kinder sind noch klein, und ich mache mir Sorgen". Da der Mann eher sanftmütig und sehr freundlich ist, bekommen die Schilderungen über seine Situation ein viel größeres Gewicht: Er lebt in einer finanziellen Unsicherheit, denn so groß sein beruflicher Erfolg war, so deutlich spürt er jetzt, dass es mit ihm abwärts geht. „Mir hätte es gefallen, wenn die Zeit vor 15 Jahren stehen geblieben wäre. Ich habe in meinem Beruf nie große Anstrengungen unternehmen müssen, um Aufträge zu bekommen. Darin bin ich gar nicht gut, ich bin immer angesprochen worden und habe auf diese Art meine Aufträge erhalten. Heutzutage wissen sich die Jungen sehr gut zu helfen, sie verkaufen sich besser und sind aggressiver. Mein Geschäft ist rückläufig, und ich kann nichts anderes machen. Ich habe immer allein gearbeitet und angesichts der jungen Wölfe mit ihrer Gerissenheit bin ich wehrlos und kann mich nicht verteidigen. Mir graut vor jeglichen Auseinandersetzungen. Beruflich bin ich nicht mehr so gut wie vorher, ich bin ein ‚has been'. Abends, wenn ich nach Hause komme, bin ich unzufrieden mit meinen Leistungen. Ich habe kein Selbstvertrauen mehr. Es ist schwierig, diesen Zustand vor meiner Frau zu verbergen und weiterhin den Mann und Vater zu spielen, der selbstbewusst und siegreich ist."

„Was könnten Sie Charakteristisches über sich berichten?“ Diese Frage bringt viele aus der Fassung. Es wird kurz still, dann bricht es aus Gérard heraus: „Ich bin ungeduldig, ein Hitzkopf und zugleich eher abwartend und betrachtend. Mir fallen eher die Dinge auf, die nicht laufen, als diejenigen, die gut sind und funktionieren. Ich habe eine sehr starkes Empfinden für Ungerechtigkeit, selbst wenn ich nicht immer den Mut aufbringe, meine Meinung zu äußern. Eigentlich bin ich eher ein etwas ruheloser und ängstlicher Mensch. Selbst auf der Straße lässt der Anblick eines Polizisten in mir eine archaische Angst aufsteigen, deren Ursprung ich nie verstanden habe. Man bezeichnet mich als liebevoll und zu gefühlvoll für einen Mann. Es muss erwähnt werden, dass ich meine Mutter mit acht Jahren verloren habe, kann man darüber jemals hinwegkommen? Deshalb habe ich große Angst, verlassen zu werden, und eine unstillbare Sehnsucht. An meine Jugend habe ich sehr schöne Erinnerungen. Mein Vater hat nach dem Tod meiner Mutter, so gut er konnte, für uns fünf Kinder unsere Mutter ersetzt. Sehr häufig, wenn nichts mehr ging, bin ich in Gedanken in den Garten meiner Kindheit geflohen. Ich finde dort die Bäume wieder, die wir erkletterten, und die Hütte, die wir dort errichtet hatten. Selbst wenn ich es oft nicht wahrhaben will, liegt dort das wahre Leben, dort ist das Glück. Das Tragische ist, dass mein Elternhaus unter einer Autobahn verschwunden ist. Ein Teil von mir ist in diesem Dörfchen geblieben. Seit damals habe ich gelernt, selbst zurechtzukommen, niemanden um etwas zu bitten, wer es auch sei. Ich habe fast keine Freunde.“

Erste Verordnung

Der Ausdruck „wie abgenutzt“, den der Patient zur Beschreibung seiner Gelenkbeschwerden benutzt hat, das Prostatasekret, das Verlangen nach Obst und Gemüse und Fleisch, die allgemeine Verschlimmerung um 20 Uhr, die Abscheu vor Streitigkeiten, die Gefühlsbetontheit und die Empfindsamkeit sowie die Sehnsucht nach der Kindheit lassen mich an *Magnesium carbonicum* denken, von dem ich ihm eine Gabe als C200 verschreibe.

Diese führt bei dem Patienten zu einer zweifachen, aber kurzen Reaktion: Er bekam starke Gelenkschmerzen und danach eine Bronchitis. Ohne

Behandlung gaben sich beide Probleme innerhalb von zehn Tagen. Die Prostatitis-Beschwerden verschwanden schnell.

Als der Patient drei Monate später wieder zu mir kommt, geht es ihm sehr viel besser. Seine Energie und sein Unternehmungsgeist sind zurückgekehrt. Er ist fröhlicher und optimistischer. Seine Gelenke sind gegenwärtig schmerzfrei. Er leidet weder an Migräne noch an Magenübersäuerung. Der Rücken bleibt empfindlich. Der Patient will das Behandlungsergebnis weiter verbessern und beklagt sich darüber, dass er seit drei Wochen dreimal nachts aufstehen muss. Ein anderes Thema, das er beim ersten Mal nicht gewagt hatte anzusprechen, ist, dass seine Libido abgenommen hat und er darüber sehr unglücklich ist.

Weitere Verordnung

Eine Gabe *Magnesium carbonicum* C10.000 scheint mir angezeigt. Die weitere Entwicklung stellt sich sehr einfach dar: Die Energie des Patienten kehrt zurück und im Lauf der Zeit stabilisiert sich seine Gesundheit mit ein oder zwei jährlichen Gaben, wenn sich die eine oder andere Beschwerde seiner Schwachpunkte wieder zeigt. Die Bronchitis und Gelenkentzündungen treten schließlich nicht mehr auf. Vor allem ist sein Optimismus zurückgekehrt, er hat mehr Schwung in seinem Berufsleben und seinen Sozialkontakten bekommen und auf einmal gehen seine Geschäfte besser, „weil ich meine Leichtigkeit und meine Kontaktfähigkeit wiedererlangt habe“. Sein Rücken bleibt empfindlich und benötigt regelmäßig kleine Behandlungen.

Arzneimittelbild von Magnesium carbonicum

➔ *Ohne auf die Materia medica dieses Mittels näher eingehen zu wollen, sollte der Versuch unternommen werden, die „Lebensmelodie“ des Patienten zu hören. Warum wird Magnesium carbonicum oft als Mittel der Waisen – und der adoptierten oder vernachlässigten Kinder – bezeichnet? Sicher ist, dass eine Rückkehr in die Vergangenheit zum ureigensten Wesen dieses Arzneimitteltypus gehört.*

Es gibt tausend Möglichkeiten, seine Sehnsucht nach der Vergangenheit auszuleben: beispielsweise wie ein *Acidum-phosphoricum-*, *Carbo-animalis-* oder auch *Capsicum*-Typ. *Capsicum* lässt uns in die Vorstellungen des Nationalgefühls eintauchen – ein Lieblingsthema unseres lieben Präsidenten, einem alteingesessenen Franzosen! Die diesbezügliche Karikatur stellt die Bretonin Bécassine dar, ein junges Mädchen mit rotem Gesicht, das in die Hauptstadt gekommen war, um Hausmädchen zu werden, und von Heimweh überwältigt wurde. Das *Capsicum*-Thema – moralische Instanz und Bewahrer vergangener Traditionen zu sein – wird auch von einem anderen bekannten Bretonen verkörpert, der das Ausland als Wurzel allen Übels anprangert. Es ist seine Tochter, welche die Flamme des engstirnigsten Nationalismus nach Art alteingesessener argentinischer Bürger wieder hochhält, der britischen Königin den Krieg erklärt und es wagt, das winzige überseeische Territorium der Falkland-Inseln zurückzufordern.

Der *Magnesium-carbonicum*-Mensch ist ganz anders. Er hat das Gefühl, nicht (genug) von seinen Angehörigen geliebt zu werden, und er meint, die Welt der wahren Zärtlichkeit seines verlorenen Kindheitsparadieses nicht mehr wiederzufinden. Übrigens kommt es bei *Magnesium carbonicum* abhängig von seinem Zustand zur Verbesserung oder Verschlechterung durch Bettwärme! In seinen Träumen verirrt er sich, sobald er weit von zuhause fort ist, er findet wie Däumling seinen Weg im Wald nicht mehr oder, umso schlimmer, er verirrt sich in seinem eigenen Haus – dies ist sicherlich eine Metapher für sein „psychisches Haus", in welchem er, so seine Befürchtung, nicht mehr geliebt wird. *Magnesium carbonicum* träumt von historischen Ereignissen oder Reisen, von Tänzen, von Banketten, vom Tod seiner eigenen Mutter, von Vergnügungen, von Kindern, er träumt auch davon, wieder drei Jahre alt zu sein, von Blumen und davon, die Früchte im Garten Eden zu pflücken. Für ihn ist eine Freundschaft auf Zeit sehr enttäuschend, er leidet sehr darunter. Er verabscheut Streit und lebt Freundlichkeit in seinen Beziehungen. Das *Magnesium-carbonicum*-Kind (manchmal auch der Erwachsene) ist paradoxerweise leicht unzufrieden, es hat schlechte Laune, ist mürrisch oder streitsüchtig, wenn es nicht die gewünschte Umgebung hat. Schreiben oder Lesen lernt es spät, was auf seine Faulheit und seinen Konzentrationsmangel zurückzuführen ist.

Magnesium als Element reguliert den Austausch, und dieses Merkmal lässt sich als Charakteristikum der Magnesium-Verbindungen wiederfinden. Sie sind eher friedliebend und versuchen vor allem, Streitigkeiten zu beschwichtigen. „Mutter" und „Natur" sind wichtige Themen des Arzneimittels. *Magnesium carbonicum* leidet unter der fehlenden bedingungslosen Mutterliebe, deshalb lehnen Waisen oder adoptierte Kinder, die aus diesem Mittel starken Nutzen ziehen, die Zuneigung ab, die ihnen von anderen (statt von der Mutter) entgegengebracht wird. Die Forschergruppe vom Lütticher Homöopathiezentrum hat eine interessante Hypothese aufgestellt: *Magnesium carbonicum* und *Magnesium muriaticum* leben in der mehr oder weniger bewussten Vorstellung, dass sie nicht gleichzeitig Zuneigung und Achtung erlangen können. Sie glauben, wählen zu müssen.

- *Magnesium muriaticum* möchte unbedingt geliebt werden, auf die Gefahr hin, sein Bedürfnis nach Achtung zu opfern, wenn es sich zu entgegenkommend verhält. Die Sehnsucht nach dem Zusammenhalt der Gruppe (Familie) steht ganz im Vordergrund.
- *Magnesium carbonicum* möchte vor allem respektiert werden und kann, wenn notwendig, auch mürrisch werden. Indem er unterschwellig den Eindruck vermittelt, dass er sich nicht anders verhalten kann, wird er geliebt. Dadurch hütet er auch die Sehnsucht nach der glücklichen Zeit, in der er ohne Gegenleistung umsorgt und geliebt wurde und seine Aggressivität nicht zum Ausdruck bringen musste.

Die Grundlage von *Magnesium carbonicum* ist meiner Meinung nach und nach Meinung zahlreicher Kollegen folgende „Lebensmelodie": *Der Magnesium-carbonicum*-Mensch hat Sehnsucht nach der Sorglosigkeit des verlorenen Paradieses seiner Kindheit, in das er wieder eintauchen möchte. Das Paradies ist der Garten Eden in seiner Anmut, seiner Schönheit, mit seinen Gerüchen, seinen Farben und seinen Blumen.

Der gebürtige Istanbuler Enrico Macias scheint mir einer Karikatur von *Magnesium carbonicum* zu entsprechen, da er endlos das verlorene Land und die verlorene Liebe all jener besingt, die ihn lieben mussten (und weiterhin lieben müssen).

IN DER GANZEN STADT NENNT MAN MICH DEN
BETTLER DER LIEBE. ICH BIN ES, DER FÜR JENE SINGT,
DIE MICH LIEBEN, UND ICH WERDE MICH NICHT ÄNDERN
ES IST KEINE SCHANDE, EIN BETTLER DER LIEBE
ZU SEIN. ICH BIN ES, DER JEDEN TAG UNTER
EUREN FENSTERN SINGT.

Enrico Macias

10 Wir müssen größer sein ungeachtet unserer selbst

Napoleon I.

Der folgende Patient hätte Rabelais zu einer seiner Figuren inspirieren können. Etwas derb, adipös, unter Diabetes mellitus und Hypertonie leidend sowie niereninsuffizient (an der Grenze zur Dialyse) – dieser Mann dürfte mit 80 Jahren nicht mehr am Leben sein. Bei dem Anblick, wie er sich ins Sprechzimmer mehr hereinrollt als bewegt und wie er dabei schwitzt, dürfte sich die kränkliche und griesgrämige Freundin, die ihn mir geschickt hat und die selbst spindeldürr, genügsam und streng wie ein Jansenist ist, sagen, dass das Leben manchmal erstaunlich ungerecht ist.

Julio, der sich in den Sessel im Sprechzimmer fallen lässt, lässt mich das Schlimmste für mein antikes Sitzmöbel befürchten. Mit seinem großen Taschentuch, das er aus einer Art Messgewand zieht, das ihm als Hose dient, trocknet er sich die linke Kopfseite ab. Es ist heiß an diesem Julitag, auffallend ist bei Julio jedoch der seltsame Seitenbezug. Ein selbstzufriedenes Knurren gibt mir zu verstehen, dass er bereit ist, mir sein Gehör zu schenken. Doch worum geht es eigentlich?

Aus seiner zeitlosen Aktentasche zieht er einen Haufen Unterlagen, Laborwerte, verschiedene Röntgenaufnahmen, in die ich mich gezwungenermaßen vertiefen muss. Die Lage ist alles andere als rosig und meine Überraschung wird noch größer, als er mir die beeindruckende Liste der Medikamente zeigt, die er in sich hineinschütten muss. Nachdem ich von meinem langwierigen Studium des Ordners erlöst bin, kann ich ihm endlich eine erste Frage stellen, die ihn sichtlich überrascht: „Wie geht es Ihnen?“ Mit einem reizenden spanischen Akzent, dem 50 Jahre Frankreichaufenthalt nichts anhaben konnten, antwortet er schließlich mit leicht schnaufender Atmung: „Sehr schlecht, und deshalb bin ich auch hier. All diese verdammten Medikamente lassen mich sicher überleben, aber ein solches Leben lohnt sich wirklich nicht mehr. Ich bin psychisch ausgelaugt, und der Uniklinik gelingt es nicht, mich von einer Bronchitis zu befreien, die mich seit sechs Monaten erschöpft, ebenso wenig von der lähmenden Arthrose des rechten Knies mit ständigem Brennen. Ich bin gezwungen, meine Tage im Bett zu verbringen, so quälend ist die sitzende oder stehende Position. Um zu malen, ich bin Kunstmaler, ist das, wie Sie sich vorstellen können, nicht sehr praktisch. Auch nicht das seltsame Halten meines Pinsels durch meine Dupuytren-Kontraktur[23]. Ich leide auch an Schluckbeschwerden und Krämpfen in der Speiseröhre, die nervös und nicht neurologisch bedingt sind. Und ich bin von einer diabetischen Polyneuropathie der Füße befallen, die glücklicherweise nicht stark ist. Fügen wir noch meine Schlafstörungen und meine schrecklichen Ängste hinzu, dann ist das Bild vollständig. Doktor, ich sehe Ihre fassungslose Miene, wenn Sie denken, dass es böse um mich steht, sagen Sie es mir sofort."

„Da irren Sie sich. Es gibt immer etwas zu tun: Ich denke besonders an Ihre Bronchitis, Ihr Knie, Ihre Krämpfe und Ihren psychischen Zustand." Ich beginne also mit der Befragung, lasse alle Organfunktionen an mir vorbeiziehen und halte Ausschau nach den sonderlichsten und am wenigsten zu erwartenden Symptomen, wie es den Regeln der Homöopathie entspricht. Ich erfahre auf diese Weise, dass der Patient – welch ein Glück für seinen Diabetes – eine Abscheu gegen alles Gezuckerte hat und dass er sich im Wesentlichen von Fisch und Gemüse ernährt. Außerdem darf er wegen seines Bluthochdrucks die Speisen nicht so salzen, wie er es gerne hätte. Seine Blutzuckerwerte sinken, wenn er viel gearbeitet hat. Regelmäßig morgens beim Erwachen erfasst ihn eine tiefe Traurigkeit, die sich im Lauf des Vormittags mildert. Er berichtet, 50 Prozent seines Gedächtnisses und seiner intellektuellen Fähigkeiten verloren zu haben. Zu meinem großen Erstaunen erwähnt er auch eine Libido, die im freien Fall sei.

Unser Patient, ein bekannter Maler, kann sich mit dem Altern seines Körpers nicht abfinden und lebt in der ständigen Furcht vor dem Tod. Manchmal hat er paradoxerweise suizidale Gedanken. Er berichtet mir ausführlich über sein Werk, die laufenden Arbeiten, die unvollendeten

23 Verwachsungen an der Handinnenfläche, so dass sich einzelne Finger nicht mehr strecken lassen.

Bilder und jene, die er in seinem Kopf hat. In dieser Hinsicht könnte man sagen, er sei 30 Jahre alt. „Ich muss noch durchhalten. In einem Jahr ist für mich eine große Ausstellung geplant, die ich nicht verpassen will. Ich muss richtig stehen können und darf nicht, wie beim letzten Mal, im Rollstuhl sitzen. Ich habe Angst, dass es nicht weitergeht, ich bin immer so gewesen. Ich habe immer nur für meine Malerei gelebt, wie eine Maschine, die wie ein unendlich laufendes Uhrwerk rastlos produziert. Warum das so ist, das kann ich nicht sagen. Ich habe keine Sekunde mehr zu verlieren: Ich muss mein Werk vollenden."

Angesichts der Vielschichtigkeit des Falls sehe ich mich nicht imstande, ihm sofort ein wirksames Mittel zu verschreiben, und wir kommen überein, uns zwei Wochen später wiederzusehen. In der Zwischenzeit und auf seinen Vorschlag hin – als Feingeist hat er den Zweck meiner Nachforschung verstanden – werde ich mich mit seiner Tochter unterhalten können, der er sehr nahe steht und die seine Assistentin ist. Sie verehrt ihn und hat doch den notwendigen Abstand, um ihn richtig zu begreifen.

Von ihr erfahre ich tausend Dinge über ihren Vater, der eine Wahnsinnspersönlichkeit ist! Seit 40 Jahren sind seine Bilder erfolgreich und er hat infolgedessen die Gewohnheiten eines Meisters angenommen. Er ist autoritär, von üblem Charakter, und er führt sein Haus und sein Atelier unter den Vorzeichen, als ob es nichts anderes gäbe als die Malerei. Seine 20 Jahre jüngere Ex-Ehefrau, mit der er die besten Beziehungen unterhält, ist seine Pressereferentin und Organisatorin seiner Ausstellungen. Seine derzeitige Lebensgefährtin, die auch sehr viel jünger ist, ist seine Hausdame und kümmert sich um die Wohnung. Von seiner Tochter werden alle Sekretariatsarbeiten erledigt. Der Patient lebt also umgeben von drei Frauen, wodurch auch sichergestellt ist, dass sein kleines Unternehmen läuft. Zu erwähnen ist, dass sich der Patient neben seiner Malerei für alles interessiert, allem voran für Theaterdekorationen, Modenschauen der Haute Couture: „Wenn ich nicht arbeite oder mich gedanklich mit einem Projekt auseinandersetze, verfalle ich in eine Art Erstarrung und Halbschlaf. Wie alle Kinder liebe ich es, Wunderbares und Fantastisches zu schaffen. Ein Ton, eine Farbe, sind für mich die Quelle schönster Inspiration", wird er mir später erzählen.

Egoistisch wie er ist, will er nicht sehen, wenn es den Menschen aus seiner Umgebung schlecht geht. Er kann Trennung nicht ertragen: Sobald einer seiner Nächsten sich entfernt, befürchtet er das Schlimmste oder dass dieser nicht wiederkommt. „Ich bin dann starr vor Angst", sagt er. In seiner kleinen Welt findet er Sicherheit, die für ihn unverzichtbar ist.

Durch seinen Perfektionismus und seine Pedanterie gleicht er seinen großen Mangel an Selbstvertrauen aus. Seine Unentschlossenheit ist stark ausgeprägt, insbesondere bei Lappalien kommt er zu keiner Entscheidung. Er hatte immer eine Heidenangst vor der Welt. Die Vernissagen sind für ihn eine Qual: Leute zu treffen, mit ihnen zu sprechen, sich in der Öffentlichkeit zu zeigen. „Wenn ich könnte, würde ich mich unter den Tischen in Sicherheit bringen."

Erste Verordnung

Nach reiflicher Überlegung und ziemlich irritiert darüber, dass dieser Patient nicht dem klassischen Arzneimittelporträt entspricht – allerdings sind viele falsche Gerüchte über bestimmte Mittel im Umlauf – verschreibe ich schließlich eine Gabe *Barium carbonicum* C200. Das Ergebnis ist im Hinblick auf seine chronische Bronchitis eindrucksvoll. Nach der Einnahme hat der Patient fünf Tage Auswurf, er hustet ohne Anstrengung Schleim ab, danach wird seine Atmung frei und er ist geheilt. Das Arzneimittel wirkt sich auch auf andere Symptome günstig aus: Seine Neuropathie geht zu drei Viertel zurück; das Schlucken verursacht keine Schwierigkeiten mehr; sein Kreatininwert sinkt deutlich (was ihn von dem Schreckgespenst der Dialyse entfernt); seine Energie steigt wieder an und er findet wieder Gefallen am Leben. Zwei zusätzliche Gaben als C15 bessern sein Knie ausreichend, damit er das Bett verlassen kann.

Leider folgt der Patient nicht meinem Rat, mich weiterhin regelmäßig aufzusuchen. Sechs Monate vergehen, während dieser Zeit geht es ihm besser und – unter Aufsicht der Uniklinik – geht das Leben seinen gewohnten Gang. Unglücklicherweise ist sein Herz schwach und eines schönen Tages bekommt er beim Verlassen des Hauses aufgrund seiner

Herzinsuffizienz ein akutes Lungenödem, das in letzter Minute vom kardiologischen Notdienst behandelt werden konnte. Eine zusätzliche Behandlung zur Unterstützung des Herzens wird eingeleitet.

Weitere Verordnung

Ich sehe ihn später wieder. Er ist wieder niedergeschlagen und kraftlos. Ich verschreibe also erneut eine Gabe von *Barium carbonicum* C200, dann drei Wochen später eine Gabe *Barium carbonicum* C1000.

Das Ergebnis überrascht selbst mich. Der Patient beginnt wieder zu leben, sein Kreatinin stabilisiert sich wieder. Seitdem kommt er alle zwei Monate zu mir, da er erkannt hat, dass das homöopathische Mittel, neben den schulmedizinischen Medikamenten, die er wegen seiner Herzleistung und wegen seines Diabetes einnimmt, das Gleichgewicht seines Organismus wiederherstellt und aufrechterhält und dadurch Ausrutscher vermieden werden. Wie lange er wohl weitermalen, schaffen, leben können wird? Die meisten seiner Ängste sind verschwunden, wodurch sich die Beeinträchtigung seiner intellektuellen Fähigkeiten deutlich gebessert hat und er die notwendige Gelassenheit für die Vollendung seines Werkes während seiner letzten Lebensjahre gefunden hat.

Arzneimittelbild von Barium carbonicum

Warum *Barium carbonicum?* Man muss wissen, dass das Mittel geeignet ist, um folgende Krankheiten zu behandeln: Dupuytren-Kontraktur, Arthrose des Kniegelenks, Bronchitis bei alten Menschen oder Laryngealspasmen, um nur wenige Indikationen zu nennen. Allerdings kann der homöopathische Arzt nicht aufgrund einfacher Symptome verschreiben. Welche interessanteren Einzelheiten könnten unsere Mittelwahl stützen? Beginnen wir mit den folgenden Symptomen:

- Schwitzen nur auf einer Seite des Kopfs
- Abneigung gegen Zucker
- Traurigkeit nach dem Erwachen
- Unentschlossenheit wegen der geringsten Kleinigkeit

Die Repertorisation zeigt, dass *Barium carbonicum* das einzige Mittel ist, das in seinem Arzneimittelbild diese vier Charakteristika abbildet.

→ *Obwohl diese Symptome für die Verschreibung nicht ausreichend sind, hat die der Verordnung vorangehende Analyse den Vorteil, dass bestimmte Mittel aufgezeigt werden, die wir in unsere Überlegungen einbeziehen sollten.*

Erst nach meiner Unterhaltung mit der Tochter von Julio habe ich erkannt, dass das von mir vorgesehen Mittel das richtige sein muss.

Es wird üblicherweise angenommen, dass *Barium carbonicum* vor allem ein Arzneimittel ist, das für Beschwerden während der beiden Extreme des Lebens (Kleinkindzeit und Alter) angezeigt ist. Wir werden gleich verstehen warum. Man beschreibt die alten Menschen als „sklerotisch", verlangsamt, vorzeitig gealtert, kälteempfindlich, arteriosklerotisch. Bei Kindern, so die Charakterisierung, bestehen eine Anfälligkeit für Erkältungen, Mandelentzündungen, Lymphknotenvergrößerungen, sie haben einen dicken Bauch, sind eventuell unterernährt. Außerdem sind sie eher ängstlich und schüchtern und zeigen eine geistige Entwicklungsverzögerung. Dieses Bild ist noch zu vereinfachend, zumal auch andere Arzneimittel diese charakteristischen Symptome zeigen. Was ist also wirklich spezifisch für *Barium carbonicum*?

Eine sogenannte Wahnidee, die ein Arzneimittelprüfer geäußert hat, wird uns den Schlüssel dazu liefern: Der Prüfer dachte, er gehe auf den Knien (Wahnidee, geht auf Knien/Wahnidee, Knien, er geht auf den). In dieser falschen Wahrnehmung kommt das zentrale Problem von *Barium carbonicum* zum Ausdruck. Der *Barium-carbonicum*-Mensch empfindet sich als klein. Er kann sich nicht vorstellen (es spricht das Unterbewusste), allein in seinem Leben dazustehen, ohne die Hilfe eines Beistands, einer Stütze, eines Beschützers, auf den er sich verlassen und an den er sich, wenn notwendig, klammern kann. *Barium carbonicum* ist ruhelos, zögerlich und nicht in der Lage, sich alleine in seinen Handlungen und Entscheidungen zurechtzufinden. Da Kleinigkeiten eine übermäßige Bedeutung erlangen, kann sein Verhalten dadurch kindlich, sogar kindisch werden. *Barium carbonicum* kann, wie das Kind, das sich im Pausenhof befindet oder vor den Eltern steht, das Gefühl haben, dass man ihn beobachtet, sich über ihn lustig macht, dass er getadelt wird, dass man ihn hintergeht, dass er klein ist, dass er alles falsch macht. Dieses Gefühl führt dazu, seinesgleichen zu misstrauen, vielleicht sogar vor ihnen zu flüchten.

Barium carbonicum hat also dieses Gefühl der Schwäche vor anderen. Vielleicht ist nun besser verständlich, warum das Mittel häufig in diesen beiden Lebensabschnitten angezeigt und sehr nützlich ist. Doch *Barium carbonicum* kann für manche auch ein Konstitutionsmittel und als wahres Simillimum dasjenige Arzneimittel sein, das sie zeit ihres Lebens immer wieder benötigen. Für diese kann sich die grundlegende Verletzlichkeit wie folgt äußern: Ich bin ganz allein, ich bin nicht fähig, mit etwas fertig zu werden, ich benötige einen Stock, auf den ich mich stützen kann, um zu überleben und mich zu entfalten. Und das ist bei Julio wohl der Fall: er als großer Künstler, anerkannt und voller Talent, er, der, wie es den Anschein hat, seinesgleichen durch seine Autorität und seine Werke eher beherrscht. Ohne den Areopag, den obersten Rat seiner Frauen, wäre ihm nichts gelungen. Er hat drei der hingebungsvollsten Mütter gewählt.

Hat Napoleon I., der sich in diesen Dingen auskannte (aber sicher nichts von einem *Barium carbonicum* hatte), nicht gesagt: „Nichts ist herrschsüchtiger als die Schwäche, die sich auf Kraft gestützt fühlt."

11 Süß wie Honig

Trotz des feuchten und unfreundlichen Wetters („Schwarzer Regen fiel“, schrieb G. Simenon am Beginn eines seiner Romane) betritt Michèle ziemlich ungestüm mein Sprechzimmer und bringt einige Sonnenstrahlen inmitten eines mühsamen Tages mit besonders schweren Fällen herein. Sie ist 44 Jahre alt, sieht zehn Jahre jünger aus und sie hat ihre Haare blond gefärbt – sicherlich aufgrund einer speziellen Vorliebe und seelischen Affinität. Ihr Leben auf dem Land spielt sich ab zwischen zwei 13 und 15 Jahre alten Mädchen und einem Ehemann, der Souvenirs für Touristen (z.B. Eiffeltürme, Marienstatuen) herstellt und für den sie die Buchhaltung macht … „wenn sie Zeit hat“. Sie hat also Arbeit am laufenden Band, wenn man so sagen darf.

Anamnese

Wir befinden uns im Jahr 2005, und die Hashimoto-Thyreoiditis[24] besteht seit 1991. Die Struma multinodosa[25] der Patientin ist niemals besonders groß gewesen, aber aufgrund einer sehr starken TSH-Erhöhung (Hypothyreose) und erhöhter Antikörper wurde sie lange Zeit mit Levothyroxin behandelt. Da sie die Medikamente schlecht vertrug, hat sie diese schließlich selbst abgesetzt, ohne sich dadurch schlechter zu fühlen. Zu der Zeit, als sie zu mir in die Praxis kommt, sind ihre Laborwerte immer noch pathologisch. Doch das scheint die Patientin nicht im Geringsten zu beunruhigen. 1992 hat sie sich einer Kürettage wegen einer Endometriose (mit Mikrozysten in den Eierstöcken) unterziehen müssen. Interessant ist, dass bereits zu dieser Zeit eine Neigung zu Zystenbildung bestanden hat.

Aus welchem Grund kommt die Patientin in die Sprechstunde? Es sind die Schlafstörungen, die seit der Geburt ihrer jüngeren Tochter („sie war ein Schreihals“) bestehen, eine Migräne, die „immer freitags oder samstags“ auftritt, und eine starke Nervosität. Sie klagt auch über vermehrtes Schwitzen,

24 Autoimmunerkrankung der Schilddrüse

25 Vergrößerte Schilddrüse mit Knotenbildung

das mit einem schlechtem Geruch einhergeht, und über die Unregelmäßigkeit ihrer Menstruation seit einem Jahr (ihre Mutter kam frühzeitig in die Menopause). „Jetzt habe ich alles erzählt", sagt sie mir.

Es ist kurzweilig, Michèle zuzuhören, sie antwortet flott und lebhaft. Sie hat leicht zusammengekniffene Augen und ein schelmisches Lächeln. Ich möchte mehr von ihr erfahren. Während der Anamnese stellt sich heraus, dass ihre wiederkehrenden periodischen Kopfschmerzen, die von Erbrechen begleitet werden, Symptome einer echten Migräne sind. Als einzige Besonderheit besteht das Verlangen, während des Anfalls die Fenster weit zu öffnen, um frische Luft einzuatmen, wie bei *Pulsatilla* – die Patientin verträgt übrigens auch Hitze ziemlich schlecht. Ihr ist beim Autofahren häufig übel und sie erbricht beim Karussellfahren. Sie bekommt schnell eitrige Anginen. Sauerkraut, saure Gurken und Kaffee verursachen oft Verdauungsstörungen. Sie salzt gern ihre Speisen und trinkt sehr gern mehrere Gläser Milch. Sie leidet vor allem abends im Bett an Beklemmungen mit dem Gefühl, dass etwas auf den Brustkorb drückt. Ich notiere mit Erstaunen eine unerklärbare Furcht vor Vögeln, die seit ihrer Kindheit besteht.

Wie stellt sich ihre Gereiztheit dar? Zuhause, erklärt sie mir, ist sie immer vorhanden. „Ich habe es satt, meine Töchter kümmern sich um nichts, auch mein Mann nicht. Sie sind noch nicht einmal fähig, den Frühstückstisch abzuräumen und ihr Bett zu machen. Mein Leitmotiv heißt: ‚Niemand hilft mir, ich bin der Sherpa des Hauses.' Ich kann keinerlei Lärm ertragen, ich würde mir Ruhe wünschen, und dennoch schreie ich meine Kinder und meinem Mann an. Ich liebe sie aus tiefstem Herzen, aber mitunter möchte ich mich aus dem Staub machen. Man bezeichnet mich als autoritär, aber das bin ich nicht, ich schreie nur … Im Grunde bin ich ein fröhlicher und nicht depressiver Mensch. Als planloser Mensch habe ich die schlechte Angewohnheit, etwas anzufangen, ohne es zu beenden, zu etwas anderem zu wechseln, von hier nach dort zu gehen. Dann bleibe ich nicht an einer Stelle, ich geistere umher, ich verliere mich, wirble umher und verzettele mich[26]. Glücklicherweise habe

26 Ein anderer Fall zum selben Mittel kommt mir in den Sinn. Dieses junge 23-jährige Mädchen klagte über heftige Migräne wie auch über sehr starke Streptokokkenanginen, die zwei- oder dreimal jährlich auftreten. Sie hatte, wenn ich so sagen darf, drei Zuhause: das Haus ihrer Kindheit bei ihrer Mutter, das Haus ihres geschiedenen Vaters und das ihres Freundes. Nie wusste man, wo sie schläft, auch sie wusste es zwei Stunden vorher nicht. Sie

ich einen coolen Mann, denn manchmal ziehe ich es vor, mich im Garten zu beschäftigen, statt die Buchhaltung zu machen. Ich streife auch leidenschaftlich gern durch Kaufhäuser, ich bin dann wie in einem Kaufrausch."

Erste Verordnung

Die Zysten in den Ovarien und der Schilddrüse, die Eierstockentzündung, die periodische Migräne, die an der frischen Luft gebessert wird, der übel riechende Schweiß, die unregelmäßige Menses, das Verlangen nach Milch sowie die Beklemmung abends im Bett und die Neigung, von einer Tätigkeit zu einer anderen zu wechseln, Furcht vor Vögeln – all diese Symptome führen uns dazu, *Apis mellifica* zu verschreiben.

Durch vier Gaben, verteilt auf zwei Jahre, ist die Patientin von ihrer Migräne und ihren Anginen befreit. Sie kann wieder gut schlafen und bemerkt, wie ihre quälende Unruhe verschwindet, die oft unpassend ist und zu nichts führt, und sie durch die Ruhe, die sich nun entwickelt hat, ihren Kindern und ihrem Mann viel mehr Verständnis entgegenbringen kann. Ihre Menses normalisiert sich, ihr unangenehmes Schwitzen auch. Rückblickend betrachtet scheint nach fünf Jahren das Bedürfnis, sich abzukapseln – in Form der Zystenbildung der Ovarien –, nicht mehr zu bestehen. Jedenfalls hat sich ihr TSH normalisiert und von Jahr zu Jahr sinkt ihr Antikörperspiegel signifikant.

Arzneimittelbild von Apis mellifica

Was hat es eigentlich mit diesem Mittel auf sich, das aus der Honigbiene aufbereitet ist und seit dem 19. Jahrhundert von den Homöopathen eingesetzt wird? Befassen wir uns für einen Moment mit dem Insekt selbst.

ließ also überall Sachen liegen, ein Paar Schuhe hier, ein Arbeitsordner da und ihre Schlüssel waren wieder woanders. Da sie sehr fürsorglich ihrer Familie gegenüber war, kam sie oft heimlich vorbei, um zu sehen, ob alles in Ordnung war, und sauste wieder fort– man konnte sie also nie erwischen. Wenn Schwierigkeiten auftraten, war sie jedoch immer da, um die Dinge in die Hand zu nehmen. Sie hatte eine starke Bindung an ihr Heim, an den Kokon, und der Gedanke wegzugehen und anderswo zu leben, schien ihr unpassend. Sie war brillant, aber es fehlte ihr die Beständigkeit in ihren Unternehmungen, was für sie natürlich mit einem gewissen Nachteil verbunden war. Zudem bestand bei dieser Patientin seit der Kindheit dieses eigenartige Symptom: Sie hatte eine Phobie vor Federn und Vögeln, selbst wenn sie eine Taube in 100 Meter Entfernung sah!

Beim Durchlesen der sehr umfangreichen Materia medica bemerken wir die zahlreichen Analogien zwischen den beschriebenen Symptomen und dem Habitus dieses Hautflüglers – einschließlich der körperlichen Symptome, wie z. B. der Verschlechterung durch Wärme, der Besserung durch Luft und Bewegung – denn, um atmen zu können, muss die Biene hin- und hersausen, um ihre Luftsäcke zu öffnen. Ferner bestehen Schwellungen und Zysten, die den Waben im Bienenstock gleichen. Es scheint, dass Gestalt und Habitus des Hautflüglers gleichermaßen zentrales Thema und tief gehendes Problem sind.

Der Bienenstock symbolisiert das weibliche Prinzip und gleicht mit seinen warmen Waben einem Kokon, einer Gebärmutter. In diesem weiblichen Universum der Gestation sammelt die Biene die Pollen, das männliche, befruchtende Prinzip.

In *Apis mellifica* manifestiert sich das Symbol für die universelle Seele, ohne die es kein Leben gibt: Es sichert den Fortbestand des Lebens. Auch am Erhalt der Gesellschaft haben *Apis-mellifica*-Patienten einen großen Anteil, sind sie es doch, die das Feuer unterhalten, das die Funktionsfähigkeit, Integrität und Zusammenhalt einer Gruppe garantiert.

Apis-mellifica-Menschen erschaffen sich innerhalb ihres Gruppenzusammenhangs. In seiner Eigenschaft als Individuum fällt ihm das Leben, ohne in einen sozialen Zusammenhang eingebettet zu sein – seien es Familie oder Freunde –, ungleich schwerer. Der *Apis-mellifica*-Mensch hat das Bedürfnis nach Gesellschaft und fürchtet die Einsamkeit, ähnlich der Biene, die im Bienenstock hinter dem kollektiven Leben verschwindet. *Apis mellifica* ist letztendlich der umfassende Ausdruck für den Konflikt zwischen Individualität und dem Kollektiven.

→ *Man könnte die Hypothese aufstellen (die sich klinisch bestätigt), dass ein Apis-mellifica-Patient erkrankt, wenn er seine Individualität gegenüber dem Kollektiv übermäßig herausstellen muss, da dadurch das zerbrechliche Gleichgewicht zwischen ihm und der Welt gestört wird. Apis mellifica hat tatsächlich das Bedürfnis, ständig zu vermitteln. Und durch diese ständige Betriebsamkeit manifestiert Apis mellifica sein Leben.*

Der *Apis-mellifica*-Mensch ist sympathisch, zuvorkommend, lebhaft, lustig und nur scheinbar leichtsinnig, für andere ist er ein Sonnenstrahl, und manchmal lässt sich in Anbetracht des zerbrechlichen Gleichgewichts, das zwischen ihm und anderen besteht, eine gewisse Oberflächlichkeit beobachten. Seine Aufgabe ist es nicht, in die Tiefe zu gehen, sondern sich der lebendigen Welt hinzugeben und diesen „Weltenlauf" zu unterstützen im Einklang mit den vorgegebenen, manchmal strengen Regeln des Kollektivs, die ihn zweifellos beruhigen. Er lenkt gleichzeitig als kleiner Soldat und Armeegeneral die Freiheit der anderen innerhalb des Kollektivs – ganz nach seinem Gutdünken. Trotzdem zeigt sich sein Verantwortungsbewusstsein im höchsten Grad, wenn das Überleben der Sippe in Gefahr ist.

Die Eifersucht selbst, die eine Ursache für den Zusammenbruch eines *Apis-mellifica*-Patienten sein kann, ist Ausdruck seiner Individualität gegenüber dem Kollektiv. Denn dieser kleine Fehler zeigt sich hier nicht in seiner gewöhnlichen Form der Liebe, vielmehr kommt in der Eifersucht die Angst vor dem Verlust der Vorherrschaft zum Ausdruck. Und es stellt sich somit die Frage: Wird *Apis mellifica* nun seinen Status als befruchtete Königin und Königskind, Seele der Gruppe, verlieren?

Liegt die Problematik von *Apis mellifica* darin, entweder Königin oder Arbeiterin[27] zu sein? Es ist ein erfreuliches Schicksal, gleichzeitig Träger des Lebens und des Lichts und zugleich einem größeren Ganzen zu Diensten zu sein.

27 Vergessen wir nicht, dass ***Apis mellifica*** ein wichtiges Mittel bei Fehlgeburt oder der Neigung zu Fehlgeburt ist. Beachten wir außerdem, dass die Vorstellungen von Mutterschaft und mütterlichem Instinkt bei den *Apis*-Frauen häufig problembeladen sind.

12 Meine Inkarnation hat sich erschöpft

George Sand kann nicht weit sein! Vor mir steht, durch die Tür meines Sprechzimmers schreitend, Musset in Person. 1,80 m groß, dürr, etwas gebeugt, die Haare sind lang und fallen weich (ohne Haarlack, im Gegensatz zu gewissen Personen aus der Medienbranche), die Jacke aus grobem Leinen ist zerknittert – ganz wie es sein muss.

Das Gesicht des Patienten ist makellos und schmal, er ist ein Dandy reinsten Wassers. Man staunt über den Mann: Er scheint aus der Zeit gefallen, ihn zeichnet eine weibliche Anmut aus, die etwas entkräftet wird durch die natürliche Autorität seiner Stimme und die langen Beine, die er, nachdem er Platz genommen hat, ungezwungen übereinanderschlägt.

Anamnese

Der Patient ist 41 Jahre alt, Romancier und Professor für Ästhetik an einer Kunsthochschule in der Provinz. Er ist rumänischer Abstammung und hat sich einen angenehmen Akzent bewahrt. Er kommt wegen der seit Jahren wiederholt auftretenden HNO-Erkrankungen. Diese im Sommer wie im Winter auftretenden Beschwerden werden von Störungen seiner Stimme begleitet. Da der Patient unterrichtet, hat er damit Probleme, weil sich bei der geringsten Erkältung eine der Stimmlosigkeit nahe Heiserkeit einstellt.

„Im Laufe von sechs Monaten habe ich fünfmal Antibiotika einnehmen müssen. Das hat keinen Sinn mehr." Ich befrage ihn zu seinem häufigen Bedürfnis, sich leicht zu räuspern. „Ich kann noch so viel trinken, ich habe ständig ein Trockenheitsgefühl. Und gleichzeitig stört mich der Schleim." Der Patient macht mich darauf aufmerksam, dass bei seinen Großeltern eine starke tuberkulöse Belastung bestanden habe. Er ist außerdem allergisch belastet und hat unter anderem ein chronisches Ekzem, das er, so gut er kann, zu verbergen versucht. Dass er ängstlich ist, ist spürbar, obwohl seine Beschäftigung mit sich selbst narzisstische und hypochondrische Züge hat.

Obwohl er bereist etwas abgemagert ist, hat er den Anspruch, schlank zu sein. Ich erkenne darin schnell ein Tabuthema, zumal bereits der Gedanke zuzunehmen für den Patienten unerträglich ist. Vor langer Zeit hat er eine Sauna in seine Wohnung einbauen lassen, doch nun stellt ihn sein unmittelbar bevorstehender Umzug vor ein Problem: Die neue Sauna ist noch nicht eingebaut! Warum ist diese Sauna denn lebenswichtig? Der Patient berichtet, dass er täglich das Bedürfnis nach wenigstens einem Saunagang hat, er kann ohne Saunieren nicht leben. „Ich nutzte sie übermäßig häufig, das beruhigt mich ziemlich…"

Übermäßig ist auch sein Alkoholkonsum, allerdings hat er urplötzlich damit aufgehört, als ihm klar wurde, dass er auf dem Weg in eine Abhängigkeit war. Er hatte aufgrund seiner Angst vor seinem Unterricht in den Seminaren zur Entspannung einen kleinen Schluck getrunken, als er diesen jedoch leichtfertig wiederholte, hat er den Willen und den Mut bewiesen, ganz aufzuhören. Übertrieben ist auch sein Paprikaverbrauch. Er hat zuhause eine wahre Gewürzsammlung und erlesensten Paprika verschiedener Herkunft, und auch darauf kann er nicht verzichten.

Während der Anamnese macht er regelmäßig eine Handbewegung, um seine lange, braune und gewellte Haarsträhne aus der Stirn zu streichen. Die Stirn ist faltig, als beinhalte die Welt etwas äußerst Dramatisches.

Ich frage ihn, ob er etwas Sport treibt, und überrascht antwortet er mir, dass er jeden Tag zuhause gymnastische Übungen macht, „denn ich liebe den körperlichen Schmerz, der durch die Bewegung hervorgerufen wird." Er spürt also gerne, wie sein Körper leidet, und da er überhaupt nicht sportlich ist, bleibt dies natürlich nicht aus.

Unter seinen Ängsten gibt es eine, die er als „nosophobische Angst" bezeichnet: Diese Angst – Normalsterbliche würden sie als Hypochondrie bezeichnen – ist ständig vorhanden. Das kleinste Wehwehchen ist gleich Krebs, HIV oder eine andere schwere Erkrankung.

Er hat sein Jahr in zwei Abschnitte eingeteilt: Er unterrichtet sechs Monate und hat danach eine sechsmonatige Zeit des Rückzugs zuhause, um zu schreiben. Er schreibt Romane (er wird mir davon übrigens zwei übersenden, die ich überfliegend lesen werde, da sie etwas langweilig sind) in der Art von Pierre-Jean Rémy, was den akademischen Hintergrund betrifft, allerdings ist sein Stil ausgearbeiteter, ziselierter und gleichzeitig sehr romantisch, vielleicht auch etwas schwärmerisch. Worum geht es in den Romanen? „Meine Themen sind die Verlassenheit, die Trauer, das Exil oder der Verrat." Es ist der liebeskranke Mann. Er berichtet mir aus seinem eigenen Liebesleben, das etwas Ätherisches und Fleischloses hat ... „Beim Schreiben vergesse ich die Welt, die sich mir weit entfernt, und dabei geht es mir am besten. Die Welt verschwindet für mich nur durch das Schreiben und die Liebe." Er beschreibt nachdrücklich sein von ihm so bezeichnetes „Fremdheitsgefühl" und meint damit die Empfindung, entfernt und fremd auf der Welt zu sein, wobei die Welt ihm selbst fremd ist.

Erste Verordnung

Aufgrund der von diesem Patienten ausgehenden „Stimmung" verschreibe ich zunächst Anfang 1998 *Tuberculinum bovinum*, eine Gabe als C1000, die ich vier Monate später wiederhole. Er ist so begeistert von der Wirkung des Mittels, und er wird nicht mehr krank. Für ihn grenzt dies an ein Wunder, eine weitere Gabe als C10.000 saniert endgültig die immunologische Seite. Dieses Mittel ist jedoch bei seinem Ekzem und auf der psychischen Ebene wirkungslos. Der Patient betrachtet mich jedoch als einen „Wunderheiler", da es mir gelungen ist, sein ursprüngliches Ziel, weshalb er zu mir kam, zu erreichen.

Der Patient sucht mich im folgenden Jahr wegen seines hartnäckigen Ekzems wieder auf, der hauptsächliche Grund, in meine Sprechstunde zu kommen, sind jedoch seine sehr starken Ängste. Nachdem er mir ausführlich von seiner Haut berichtet hat – seine Schilderungen sind genau, er drückt sich sehr gewählt und gepflegt aus, fast etwas gekünstelt, er spricht, wie er schreibt (damit treibt er mich fast ein bisschen zur Verzweiflung) – erklärt er mir, dass er seit seiner kürzlichen Trennung von seiner Freundin, mit der er zwei Jahre zusammengelebt hat, schreckliche Todesängste habe, die ihn panikartig beim Erwachen überfallen – sei es morgens oder nach einem Mittagsschläfchen. Beim Öffnen der Augen wird er absorbiert von Gedanken an den Tod, danach erholt er sich wieder, aber diese Stimmung begleitet ihn während des ganzen Tages und verursacht ständiges Unwohlsein. Er kann dann nicht mehr arbeiten – in diesem Fall, er befindet sich gerade in seiner Schreibphase, hat er also keine weitere Beschäftigung –, was für ihn das Schlimmste ist: „Ich bin im Leeren".

Weitere Verordnungen

→ *Welches Arzneimittel, das eine umfassendere Wirkung hat, soll ich auswählen? Es kommt ab und zu vor, dass ich ergänzend zum homöopathischen Arzneimittel ein phytotherapeutisches Mittel zur Unterstützung gebe. So auch in diesem Fall, bei dem ich, nach Verabreichung des Phytotherapeutikums zufällig Hinweise auf das umfassend wirkende Mittel erhalten habe.*

Ich hatte dem Patienten *Ficus carica* gegeben (das ist die Feige, ein Mittel zur Entspannung und ein leichtes Beruhigungsmittel), damit er, wenn notwendig, abends ruhiger wird. Nun sagt er mir bei dieser neuen Konsultation: „Es ist komisch, es ist wie bei bestimmten Alkoholika, sobald ich *Ficus* einnehme, selbst wenn es noch im Glas vor mir steht, habe ich den Eindruck, dass ich es seit langem kenne." Ich frage: „Sie hatten es in der Vergangenheit noch nie eingenommen?" „Nein, ich kenne diese Heilpflanze überhaupt nicht. Ich habe ein Déja-vu-Erlebnis. Dieses Gefühl tritt übrigens manchmal grundlos auf. Dann habe ich das Gefühl, dass ich das Betreffende schon einmal gesehen habe und kenne, weil es bereits in mir ist." Der Patient fügt hinzu: „Ich fühle mich leer und energielos, mein Körper ist ausgetrocknet. Das Ekzem ist etwas schlimmer geworden. Ich habe eine sehr trockene Haut, mein Körper ist fülliger geworden, ich bin schwerfällig."

Mir wird erneut klar, mit welchem Narzissmus sich der Patient um seinen Körper kümmert. Seine ganze Aufmerksamkeit gilt seinem Äußeren und seinem Körper – der Sauna, der kleinen Cremes für die Haut, der Gymnastik. Was ihn beunruhigt, ist seine Gewichtszunahme um anderthalb Kilo, die er als dramatisch empfindet. „Ich habe überhaupt nicht mehr dieselbe Körperwahrnehmung, selbst wenn die Gewichtszunahme nicht sichtbar ist", fügt er lächelnd hinzu. Dieser Persönlichkeitszug erscheint mir dermaßen erstaunlich, vor allem bei einem Mann. Das Mittel sollte das Merkmal haben, „muss sich hinter .... verstecken." Ich versuche, mehr zu erfahren: Der Patient sagt mir: „Ich bin nicht mehr ich selbst." „Das ist normal, Sie sind niedergeschlagen, Ihre Freundin ..." „Darum geht es nicht. Ich spüre meinen Körper nicht mehr. Mein Körper muss dünn und trocken sein, damit in ihm meine ästhetische Dimension widerhallt (ich zitiere wörtlich!). Mit dem Schreiben geht es übrigens, denn meine literarische Arbeit braucht Struktur und Askese." Mein Eindruck beim Überfliegen seiner Schmöker ist jedoch, dass diese ebenso romantisch wie übermäßig minimalistisch waren.

Hinzuzufügen wäre noch, dass in einem Traum des Patienten Schlangen vorkamen, das ist allerdings vergleichsweise verbreitet.

Im Juni 1999 gebe ich dem Patienten, ungeachtet des offensichtlich unwirksamen Antidepressivums, das ihm ein Kollege verschrieben hat, eine Gabe eines Mittels als C30, das ich nach einem halben Jahr, Anfang des Jahres 2000, als C1000 wiederhole. Das Mittel bringt ihn sofort auf die Beine, es lässt seine Ängste verschwinden und bessert sein Ekzem. Der Patient hat ganz schnell sein Antidepressivum abgesetzt. Ich sehe ihn einmal im Jahr 2001 wieder und wiederhole die Verschreibung. Seitdem ist alles in Ordnung, auch das Ekzem, das fast verschwunden ist. Er hat also nur noch wenige Beschwerden. Bei einem Routinebesuch sagt er: „Offen gesagt, Sie haben mein Leben verändert, es geht mir sehr gut, ich habe mein Gleichgewicht wiedergefunden, ich schreibe, ich arbeite, ich brauche Sie wirklich nicht mehr."

Fallanalyse

➔ *Welche Thematik scheint bei diesem Patienten wichtig? Natürlich zeigen sich bei einer genauen Repertorisation eine bestimmte Anzahl von Mitteln. Unter den in Frage kommenden müssen sich zusätzlich zu den charakteristischen Symptome die spezifischeren Persönlichkeitsmerkmale des Patienten abbilden**.

* Diese Bemerkung ist sehr wichtig. Jedes Mittel (und damit jedes Individuum) zeigt sogenannte charakteristische Merkmale, wie das Verlangen nach frischer Luft bei ***Pulsatilla***, die Lateralität rechts bei ***Borax***, die Schmerzen an sehr kleinen Stellen von ***Sabadilla***, die allgemeine Verschlimmerung von ***Argentum metallicum*** zwischen 12 und 13 Uhr. Noch genauer sind allerdings die sogenannten spezifischen Symptome eines Mittels, das heißt diejenigen Symptome, die das Spezifische der gesamten „Persönlichkeit" zum Ausdruck bringen. Wie beispielsweise die Empfindung eines in tausend Stücke zerstreuten Körpers bei ***Baptisia***, das Gefühl, von anderen behindert und gestört zu werden bei ***China***, die Schmerzen oder Empfindungen, dass Organe oder Regionen eingezogen sind oder nach hinten gezogen werden, bei ***Plumbum metallicum***, die Besserung durch starken Druck bei ***Magnesium muriaticum***.

Was mich verblüfft hat, war die Wichtigkeit und Bedeutung, die der Patient seinem Körper beimaß. Sicherlich spielen eine gewisse Ästhetik und eine Portion Narzissmus eine Rolle, aber man hat vor allem den Eindruck, dass er darunter leidet, nicht den Körper zu haben, der ihm seiner Meinung nach entspricht. Es geht also nicht um die äußere Erscheinung, obwohl er mit einigen Kilo mehr ansprechender ausgesehen hätte. Nein: Obwohl er keinesfalls anorektisch ist, hat er das Bedürfnis, „mager und trocken" zu sein.

An dem Tag, an dem ich für den Patienten das wirksame Mittel gefunden habe, das ihn in seiner Gesamtheit anspricht und heilt, stellt er klar: „Glücklicherweise haben Sie, Doktor, bei der Heilung meines Ekzems die Trockenheit meiner Haut außer Acht gelassen". Für ihn hätte die Gefahr darin bestanden, plötzlich eine fette oder entzündete Haut zu haben! Eine andere Frage, die gestellt werden muss: Warum widmet sich der Patient so sehr der Sauna? Man könnte annehmen, dass die Bäder oder die sehr heiße Umgebung gut für ihn sind. Doch in Wirklichkeit geht es ihm darum, mager zu bleiben, das Fett zu verbrennen, sein Wasser zu verlieren – die Idee, dass es ihm gut geht ist also ähnlich, die Umsetzung eine andere, denn es geht ihm gut, weil er dünn bleibt und sich nicht beschwert. Auch in seinen Büchern lässt sich dieses Thema beobachten: Der Stil ist schön, aber sehr minimalistisch. Der Gegenstand ist romantisch, aber der Ausdruck ist nicht überladen, sondern eher fein und er hat etwas Flüchtiges. Es fehlt die Substanz, die Konsistenz – es besteht eine Art Mangel an „Fleisch".

Hinzukommt, dass der Patient langsam ist: Er bewegt sich langsam, er spricht langsam, um das passende Wort zu finden. Er nimmt sich Zeit für alles und kann es überhaupt nicht leiden, gedrängt zu werden. Man könnte an *Kreosotum* denken, doch dieses Arzneimittel führt zu einer Retraktion, die fast mit einer Sklerose einhergeht – es entspricht einem Leben *a minima* für das Leben nach dem Tode in der Ewigkeit.

Was mich auf die Fährte des heilsamen Mittels gebracht hat, sind zum einen dieser Gedanke der Reinigung und zum anderen die große Bedeutung, die dem Körper beigemessen wird, um einen Zustand der Leichtigkeit aufrechtzuerhalten. Der Auslöser war die Geschichte über das *Ficus-carica*-Fläschchen, bei dem der Patient den Eindruck hatte, das Mittel bereits zu kennen, obwohl er tatsächlich davon zum ersten Mal etwas einnahm. Diese Déjà-vu-Erlebnisse, auf die wir noch einmal zurückkommen werden, hatte er schon früher gehabt.

Es gibt bei diesem Patienten ein Problem, das im Zusammenhang steht mit dem Fleisch, mit dem lebendigen Fleisch, das nur minimal vorhanden sein darf. Der Patient hat also ein Problem, sich zu inkarnieren. Und er hat gleichzeitig das Gefühl der Fremdartigkeit, er steht etwas neben sich, er hat den Eindruck, nicht mehr er selbst zu sein, und er hat das Gefühl, seinen Körper nicht mehr zu spüren. Der Körper muss also leicht sein und gleichzeitig muss er gespürt werden können! Denn sobald der Patient seinen Körper nicht mehr fühlt, geht es ihm schlecht. Ich füge noch eine Einzelheit hinzu, über die ich noch nicht gesprochen habe: Wenn es dem Patienten schlecht geht, verliert er sofort jegliche Libido, was er vorher nie kannte.

Wie heißt das Mittel, bei dem sich Probleme der Inkarnation und „Fleischwerdung" bei gleichzeitiger Schwere und Leichtigkeit des Körpers zeigen? Es handelt sich um *Alumina,* das ich meinem Patienten verschreibe.

Arzneimittelbild von Alumina

Wenn man dieses Arzneimittel studiert, können mehrere Symptome anachronistisch scheinen, da sie nicht mehr in die heutige Zeit passen: die Furcht beim Anblick eines Messers, die Abneigung gegen die Farbe Rot, Ohnmacht beim Anblick von Blut … Ich hatte mich immer gefragt, warum bei *Alumina* solche Symptome verzeichnet sind. An dem Tag, an dem ich dieses Mittel in seinem Wesen verstanden habe, ist mir klar geworden, dass diese Symptome ganz genau zur Problematik eines *Alumina*-Menschen passen. Was ist das Messer? Es ist das hineingestoßene Messer, es ist die Verletzung, es ist das Blut. Ebenso bedeutet die Farbe Rot Blut. Und Blut, als Symbol des Lebens, ist das wirkliche Leben, das fleischgewordene Leben, das Leben, das in den Arterien rinnt.

In dem Arzneimittelbild sind auch andere eigenartige Symptome (in den Rubriken der „Wahnideen …" Anmerkung der Red.) aufgeführt: So hat *Alumina* beispielsweise den Eindruck, das Gesehene erscheint ihm durch die Augen eines anderen; dass ein anderer spricht, wenn er spricht; dass sein Kopf einem anderen gehört; dass er selbst jemand anderes sei.

Fleisch
Messer – Blut – Rot
INKARNATION

Andere Symptome sind, dass *Alumina* das Gefühl hat, betäubt, wie im Rausch zu sein, oder dass alles unwirklich scheint. *Alumina* kann auch das Gefühl haben, er sei doppelt, oder er meint, sein Bewusstsein sei außerhalb seines Körpers. Bei *Alumina*-Menschen kann es auch vorkommen, dass sie Astralreisen unternehmen, wie wir diese auch bei *Anhalonium, Hydrogenium* oder *Cannabis indica* finden.

→ *Letztendlich ist das Thema von Alumina die Identität. „Bin ich auch ich selbst, oder wer bin ich eigentlich"? Der Alumina-Mensch meint, nicht seiner Identität zu entsprechen und nicht er selbst zu sein. Er meint, er sei ein anderer als er selbst.*

Die Materia medica von *Alumina* nennt sehr viele Symptome und zahlreiche Themen. Zentral scheint jedoch das Gefühl zu sein – es handelt sich natürlich um ein „falsches Gefühl" –, eine unsichere (eigene) Existenz zu haben, sobald er durch seinen Körper im wirklichen Leben existiert. Hahnemann selbst schreibt in seiner Materia medica: „Empfindung von Betäubung, als ob das Bewusstsein außerhalb seines Körpers wäre". Das Problem von *Alumina* ist es, Kontrolle über seinen Körper zu erlangen.

Der *Alumina*-Patient hat sogar die seltsame Empfindung, dass der Körper sich vergrößert. Der Patient, den ich Ihnen vorgestellt habe, hat tatsächlich das Gefühl, dass sein Körper größer wird. Für *Alumina* ist es angesichts seines Identitätsproblems schwierig zu wissen, was die Welt ist, und was er ist und wo seine eigene Grenze im Verhältnis zur Welt liegt. *Alumina* fehlt das einende Prinzip des Lebens – ein Grundprinzip, das durch Zusammenhalt erfahrbar wird. Auf diesem Hintergrund ist das seltsame Symptom der Angst beim Urinieren zu verstehen, als verlöre er etwas. Es entspricht seiner Angst, dieses Lebensprinzip zu verlieren und das Leben selbst aufgeben zu müssen. Gleichbedeutend ist die Furcht, inkontinent zu sein. Als ob er fürchtet, das wenige an Lebenskraft, das er glaubt noch zu haben, zu verlieren. Er lässt nur so wenig wie möglich entweichen: und das sind trockene Stühle oder Verstopfung mit weichen Stühlen.

Wir können eine Metapher bemühen. *Alumina* ist eines der Elemente des im Lehm enthaltenen Tons. Der Bibel entsprechend hat Gott den

Menschen aus Lehm geformt, bevor er ihm Leben einhauchte. Der Mensch ist also zerbrechlich, er ist aus Lehm. Er ist Staub und wird wieder zu Staub werden. In diesem biblischen Text sind wir dem Geist des Mittels nahe. *Alumina* hat die Angst, seinen Körper zu verlieren, und er hat Angst, dieses einende Lebensprinzip zu verlieren. Aufgrund dieser Furcht wird er sich möglicherweise andere Körper verschaffen: Er gibt sich die Augen eines anderen, die Worte eines anderen, um sicher zu sein, dass er beim Nachlassen dieser seiner eigenen Funktionen und durch das Übernehmen der Funktionen von anderen diese nicht völlig verliert. Es handelt sich hier um eine Art Projektion seiner Problematik auf einen anderen.

Den Ausdruck meines Patienten, als ich ihm die *Ficus-carica*-Flasche übergeben habe – „Ich habe den Eindruck, es schon zu kennen, wobei ich es nicht kennen kann“– habe ich wie folgt übersetzt: Ich habe mir gesagt, das ist das Gleiche wie: „Ich habe den Eindruck, dass es ein anderer ist, der mit meinem Mund spricht, wie das, was ich sage, ein anderer bereits gesagt hat“ oder dass „es ein anderer ist, der mit meinen Augen blickt“. Ich bin davon ausgegangen, dass hier ein Identitätsproblem vorliegt, eine Art Verlagerung einer körperlichen Information, als ob dieser Körper einem anderen gehören würde.

Alumina versucht, einen Körper zu haben, diesen zu erhalten und diesem substanzielle Qualität zu verleihen und vielleicht so weit zu gehen, sich des Körpers eines anderen zu bemächtigen. Übrigens geht die Krankheitsdisposition bei *Alumina* in die gleiche Richtung, denn es erkranken bevorzugt diejenigen Organe, die identitätsstiftend sind, so unter anderem der Kehlkopf und die Stimme – *Alumina* ist ein wichtiges Mittel bei Stimmverlust. Betroffen sind also das Sprechen, der Austausch, die Kommunikation, aber auch der Genitalbereich.

→ *Das Problem von Alumina besteht nicht darin, sich eine andere Identität geben zu wollen. Vielmehr versucht er mithilfe der Umwelt, die ihm eigene zu verstärken. Da er sich außerhalb seines Körpers befinden kann und er sich mit seinem Körper nicht unbedingt identifiziert, hat er es schwer, sich wirklich zu inkarnieren. Seine Schwierigkeit besteht also darin, das rechte Maß zu finden: Es will sich nicht zu sehr und auch nicht zu wenig inkarnieren.*

Was ich bei bestimmten Fällen von *Alumina*-Patienten beobachtet habe, allerdings nicht bei diesem Patienten, ist, dass sie nach Masi egotroph reagieren und ihr Ego stärken, um das Problem zu lösen. Ich denke dabei an eine *Alumina*-Patientin, die Erde bearbeitet: Sie stellt Töpferarbeiten her, sie hat ständig ihre Hände in der Erde. Dadurch gib sie sich selbst Substanz und die Materie, die ihr fehlt. Wir treffen allerdings meist Patienten, die eher eine gegensätzliche Haltung einnehmen, welche *Alumina* eher entspricht. Denn es ist leichter, in das Inkonsistente als in das Konsistente überzugehen. Die Symptome werden demzufolge häufiger syphilitisch bestimmt sein.

Wir finden bei *Alumina* in der Nahrungsaufnahme dieselbe allgemeine Thematik. Ein *Alumina*-Patient muss nicht unbedingt eine Abneigung gegen jegliche Nahrung haben, allerdings hat er häufig kein Verlangen zu essen. Oder er hat schrecklichen Heißhunger und ausgeprägte Hypoglykämien, die es notwendig machen, sofort etwas hinunterzuschlingen. Bei den seltsamen Verlangen von *Alumina* finden wir das Verlangen, Kreide, Gips (immer dasselbe Bedürfnis nach Materie), Kohle, Kaffeebohnen, Kaffeesatz, Tee, trockene Lebensmittel, trockenen Reis, Mehl und die unverdaulichsten Dinge zu essen. Außerdem isst *Alumina* gerne Papier: Ich habe tatsächlich eine *Alumina*-Patientin gehabt, die Papier aß, und das war ziemlich belustigend, da sie Journalistin war und sie immer darauf achten musste, wenn sie ihre Notizen für ihre Interviews machte, nicht das Papier zu essen, auf das sie soeben geschrieben hatte!

Wir haben in *Alumina* ein Arzneimittel, das eine gewisse Feinheit mitbringt: Wenn Sie *Alumina*-Menschen begegnen, seien Sie aufmerksam beim Händeschütteln: Sie werden etwas Fließendes, Leichtes spüren ... Es ist nicht die weiche Hand von *Calcium carbonicum*, es steckt immerhin Kraft dahinter. Und Sie werden in der Hand von *Alumina* zudem eine Art von Magie wahrnehmen.

Differenzialdiagnostische Aspekte

An welches andere Arzneimittel hätte man in dem Fall meines Patienten denken können? Welches sind die Mittel, die gleichzeitig dieses Identitätsproblem und das Gefühl haben, ihren Körper nur unvollkommen zu besitzen?

- Man muss an *Anacardium orientale, Hydrogenium, Cannabis indica, Hamamelis* und *Thuja occidentalis* denken. Die zentrale Problematik eines jeden ist jedoch ziemlich unterschiedlich und erlaubt uns, diese Mittel zu unterscheiden.
- Ein Mittel wie *Valeriana*[28] hat ebenfalls ein Identitätsproblem. Eher gestaltlos, fehlt es ihm an Bezugspunkten und er hat eine schwierige Beziehung zu seinen eigenen Empfindungen. Er will die beiden Welten wieder verbinden, die des Geistes und der wirklichen Welt, er will sehen, was andere nicht sehen. Er kann deshalb unter Umständen hellseherische Fähigkeiten haben.
- *Baptisia* hat den Eindruck, auseinanderzubrechen, sich zu zerstreuen, im Kosmos aufzugehen, in tausend Stücke zu zerspringen, jede Einheit verloren zu haben.
- Bei *Sabadilla* handelt es sich mehr um den Körper betreffende ungewöhnliche Empfindungen: um das Gefühl („Wahnidee"), der Körper sei geschrumpft, irgendein Teil des Körpers sei verunstaltet, auch um das Gefühl, das Abdomen sei eingefallen, der Magen aufgefressen. Es besteht ein Harmonieverlust des Körpers, eine Art Destrukturierung (Wahnidee; irrige Vorstellungen über den Zustand seines Körpers). Wie eine ungelenke Inkarnation könnte man sagen. Er ist zur selben Zeit hier und da oben, aber diese Trennung kann schwerlich harmonisch sein.
- Zur selben Zeit hier und oben zu sein, ist ebenfalls das Problem des *Nux-moschata*-Patienten, er betrachtet die Welt, sich selbst jedoch nimmt er aus einem gewissen belustigenden Abstand wahr, als ob es keine Übereinstimmung gäbe.
- Erwähnen wir schließlich zur Erinnerung *Alumen*, das viele ähnliche Symptome wie *Alumina*[29] hat.

28 Vergessen wir nicht Baldrian, das von den Apotheken großzügig den Menschen abgegeben wird, die chemische Schlafmittel vermeiden wollen. Aufgrund seiner toxischen Wirkung kann es bei regelmäßiger abendlicher Einnahme Gedächtnisstörungen auslösen. Im Mittelbild von Baldrian sind tatsächlich viele zerebrale Störungen aufgeführt.

29 Ich gehe davon aus, dass es viele Übertragungsfehler zwischen *Alumen* und *Alumina* geben muss (in der Abkürzung, Alumn. und Alum.), denn ***Alumen*** ist meiner Meinung nach zu häufig in den Repertoriumsrubriken neben ***Alumina*** aufgeführt.

Um mit diesem Mittel abzuschließen, möchte ich gerne einen weiteren *„Alumina"*-Patienten anführen (87 Jahre und rüstig), den ich sehr mag: „Doktor, meine Inkarnation hat sich erschöpft. Existieren wir wirklich nur durch unseren Körper? Ich habe die Füße nicht mehr ganz am Boden."

13 Nehmen Sie sich die Freiheit, schöne Frau, Ihre Vernunft zu vergessen

Die folgende Krankengeschichte ist für mich eine wahre Prüfung gewesen. Erst als ich die Krankengeschichte aus einem gewissen Überblick betrachtet habe, ist es mir endlich gelungen, den Fall zu lösen. Die junge Frau, über deren Enttäuschungen ich hier berichte, gehört dennoch zu den Patienten, die die Tätigkeit des Arztes aufwerten, da sie aus jeglicher Behandlung, gleich welcher Art, immer das Beste machen. Bis zu dem Tag, an dem sie überstürzt in der Praxis landen, da sie von irgendeiner neuen Krankheit befallen oder verzweifelt sind wegen irgendeiner neuen dramatischen Episode in ihrem Leben.

Anamnese

Deborah ist eine kleine, junge, schlanke 28-jährige Frau, die sich mit ihrem hitzigen Temperament und pechschwarzer Mähne in die Schlacht stürzt, mit dem singenden Akzent der Menschen aus Marseille und der Gesichtsfarbe der Mittelmeerbewohner. Sie kommt im Oktober 1999 in die Praxis: Sie „kann nicht mehr" mit ihren wiederholten Streptokokkenanginen und Harnwegsentzündungen sowie ihrer Akne, für die sie Isotretinoin einnimmt.

Die Sprechstunde stellt sich als unterhaltend und angenehm heraus, so gewandt ist die junge Frau mit ihrer bildhaften Sprache und Selbstironie. Ein wahres Plappermaul. Sie scheint den gesamten Raum einzunehmen. Dass sie Künstlerin ist und sich mit Aufführungen und Theater beschäftigt, erstaunt mich kaum.

Obwohl die Patientin kälteempfindlich ist, erträgt sie keine Wärme; sie hat immer das Bedürfnis nach einem geöffneten Fenster, solange bis sie dann doch friert und kurz davor ist, sich einzuhüllen. Wie wir sehen werden, ist es nicht außergewöhnlich, bei ihr ein Symptom und sein Gegenteil zu finden. Ein wahres Paradoxon!

Ich verstehe schließlich, dass ihre Harnwegsentzündungen bevorzugt im Frühjahr und während des Sommers auftreten, „denn dies ist die Zeit, in der sie feiert". Es besteht also eine Verbindung zu ihrem Sexualleben. Die von einem Kollegen berechtigterweise verschriebenen Mittel wie *Staphisagria* oder *Allium cepa* sind leider wirkungslos geblieben.

Die Patientin hat schon immer unter gynäkologischen Beschwerden gelitten, vor allem unter Scheidenentzündungen. Sie nimmt seit kurzem Nomegestrol ein, denn die klassischen oralen Kontrazeptiva, die mehrfach versucht wurden, haben bei ihr zu einer Gewichtszunahme von fünf Kilo geführt – sie wird übrigens bald auch Progesteron absetzen müssen, das dieselbe Wirkung hat. Sie hatte die Pille mit 15 Jahren nur deshalb bekommen, weil sie unerträgliche Menstruationsschmerzen hatte – doch nach dem Absetzen der Hormone ist sie mit denselben Problemen konfrontiert. Da sie außerdem unter funktionellen Zysten des rechten Eierstocks leidet, ist sie eines Tages in der Notfallambulanz gelandet, da eine Zyste geplatzt war.

Die Patientin beschreibt sich als erschöpft und beklagt sich darüber, zu viel zu schlafen, aber sie ist trotzdem ständig aktiv. Um es zu wiederholen: Diese Patientin ist ziemlich widersprüchlich. Sie lacht laut, spricht schnell und erregt sich. Dennoch beschreibt sie sich als introvertiert, schweigsam, verletzlich und empfindsam. Aus den Schilderungen entnehme ich, dass sie ständig ihre Höhen und Tiefen hat, und daraus erklärt sich, dass ein in der Hochphase gegebenes Mittel mit großer Sicherheit wirksam ist. Wobei die manisch-depressiv Phasen bei der Patientin nicht so ausgeprägt sind.

In der Vergangenheit wurde durch *Ignatia amara* vorübergehend die Häufigkeit ihrer Harnblasenentzündungen und ihrer Anginen verringert. *Ignatia* ist allerdings nicht das Mittel der Patientin, da es keinerlei Wirkung auf ihre Dysmenorrhö, ihre Akne oder ihren Allgemeinzustand gezeigt hat. Während der Behandlung werde ich erfolglos verschiedene Mittel wie *Nux moschata, Lachesis muta* oder *Conium maculatum* verordnen.

Irgendetwas sitzt bei ihr immer „quer": Keine Woche vergeht, ohne dass sie mich anruft, sei es wegen einer heftigen spastischen Colitis, sei es wegen einer Verstauchung oder sei es wegen diesem oder jenem.

Innerhalb eines Jahres hat sie zwei Unfälle gehabt, einen Mofa- und einen Autounfall, die glücklicherweise nicht schwer waren. Ständig kommt es bei ihr zu mit Gewalt einhergehenden und unvorhersehbaren Ereignissen.

Eines Tages kommt sie zum vereinbarten Termin, als gerade ihre Menstruation begonnen hat. Während der Sprechstunde treten plötzlich starke Beschwerden auf, das sofort verabreichte homöopathische Mittel erweist sich als unwirksam. Die Patientin krümmt sich zusammen und beginnt zu schreien. Da Leute im Wartezimmer sind, bringe ich sie schnell zu meiner erschrockenen Sekretärin; ich gebe ein anderes Mittel, das auch keinerlei Wirkung auf den Schmerz hat. Das Schauspiel ist im Wartezimmer angekommen. Ein drittes Mittel hilft ihr, uff!, schließlich schnell. Später sagt mir ihre Mutter, indem sie mich an diese Episode erinnert: „Das da ist ganz meine Tochter, seit sie geboren wurde, passieren ihr nur derartige Sachen, es ist immer dramatisch."

Die Patientin ist jedoch keinesfalls unglücklich. Ihr Leben scheint, wie ihren Äußerungen zu entnehmen ist, eher erfolgreich zu sein. Sie lebt äußerst intensiv und es kann vorkommen, dass sie sich am Abend vor Beginn der Ferien, ohne groß weiter darüber nachzudenken, dazu entschließt, mit dem Pferd die Wüste zu durchqueren, weil sie von einem Freund, den sie kaum kennt und den sie erst vor einer Woche kennengelernt hat, eingeladen wurde. Ihre neueste Idee ist es, die Mongolei auf einem Esel zu durchqueren! Sie liebt solche Herausforderungen, sie hat vor nichts Angst und hat ein nahezu pathologisches Bedürfnis, sich körperlich zu verausgaben. *Sepia* und auch *Rhus toxicodendron* haben jedoch nicht die geringste Wirkung gezeigt.

Die Patientin kommt regelmäßig ihrem Bedürfnis nach, ganz für sich allein zu sein, und sagt mir zum Beispiel: „An diesem Wochenende habe ich mich bei meinen Eltern versteckt". Obwohl sie ein stürmisches Leben führt, hat sie sehr häufig den Wunsch, sich von der Außenwelt zurückzuziehen. Auch in ihren Beziehungen lebt sie die Extreme aus, sie kann sich bis aufs Blut mit ihrer besten Freundin streiten oder ihren Freund wegschicken, mit dem sie seit langem eine Beziehung hat – und beides aus offensichtlich belanglosen Gründen. Sie bleibt wochenlang mit ihrer Schwester verfeindet, die sie sehr mag, und versöhnt sich dann mit ihr. Ich bin ihr Hausarzt geworden, ihr Vertrauter, sie verlässt sich sehr auf mich, ohne bislang das geringste Honorar überwiesen zu haben. Möglicherweise schätzt sie mich als Bürgen: denn die Homöopathie hat für jegliche Erkrankung eine Lösung und schafft Vertrauen.

Die Patientin kommt eines Tages und sagt mir: „Wissen Sie, dass ich seit mehr als drei Jahren in psychoanalytischer Behandlung bin? Mir ist etwas klar geworden, aber ich wage nicht, mit meinen Eltern darüber zu sprechen, denn das könnte sie umbringen … ich frage mich, ob ich Frauen den Männern vorziehe." Diese Episode wird zwei oder drei Monate anhalten. Ich weiß, dass ihr Sexualleben nicht erfüllt ist. Dennoch hat sie zahlreiche männliche Partner gehabt und empfindet, wie sie mir erklärt hat, keinerlei Abneigung ihnen gegenüber. Ich erkenne schließlich, dass es sich mit diesem Szenario nur um ein Fantasiegebilde handelt, das sie in allen Einzelheiten während einer analytischen Sitzung entwickelt hat. Sie hat sich in den Kopf gesetzt, dass sie homosexuell wäre. Einmal mehr gehen in ihr sehr wilde und theatralische Dinge vor.

Kommen wir auf ihre schmerzhafte Menstruation zurück. „Mein Schmerz fühlt sich so an, als müsste ich gleich gebären oder sterben. Ich muss die Fäuste ballen (selbst im Alltag verkrampfen sich häufig meine Hände), nehme die Fötusstellung ein und schreie. Schon immer habe ich außergewöhnliche Symptome gehabt, so hatte ich beispielsweise eine akute hämorrhagische Ösophagitis, als meine Großmutter gestorben ist. Und wenn ich krank bin, nehme ich nur den ärztlichen Notdienst, den Rettungswagen oder die Feuerwehr in Anspruch".

Fallanalyse

Ich, der ich ihr *Sepia, Rhus toxicodendron, Apis* und noch andere Mittel gegeben hatte, hatte nun endlich begriffen, dass ich mich mit diesem Fall noch einmal in einer anderen Dimension befassen musste (der dritten… oder sogar der vierten). Ich hatte tatsächlich zahlreiche Repertorisationen gemacht, bis ich Zeuge davon wurde, dass die Symptome von einem zum anderen Mal wechselten. Daraufhin habe ich beschlossen, von den Symptomen etwas abzusehen und über die Gefühle nachzudenken, die diese junge Frau in mir auslöst. Eingefallen sind mir die heftigen Worte, der Widerspruch, die Herausforderung, das Extreme, die Suche nach der Grenze und die Plötzlichkeit. Und dann drängte sich mir ein Mittel auf, wie eine reife Frucht, die vom Baum fällt: *Belladonna!*

Erste Verordnung

Ich habe der Patientin also eine Gabe *Belladonna* C1000 verabreicht, die ich erst sechs Monate später wiederholen musste. Alles ist in Ordnung gekommen, auch ihre Menstruationsschmerzen und ihre Akne. Durch die Besserung ihrer Gesundheit ist auch ihr Leben ruhiger geworden.

Wie wir bei vielen der hier besprochenen Mittel noch sehen werden, konnten wir infolge der hervorragenden Arbeit, die unsere Forschungsgruppen seit 20 Jahren für die Materia medica leisten, die allgemeine Dynamik zahlreicher homöopathischer Arzneimittel verstehen. Eine Arzneimittellehre (Materia medica) ist heute nicht mehr das, was sie während fast 200 Jahren gewesen ist – eine Ansammlung von Symptomen, die mehr oder weniger zusammenhängend aufgelistet werden. Heutzutage entspricht eine Arzneimittelbeschreibung der Skizzierung einer Persönlichkeit. Mit drei Federstrichen erweckt ein guter Zeichner ein für alle erkennbares Bild zum Leben. Dementsprechend kann das Beibringen einiger charakteristischer Züge, einiger Besonderheiten der von dem Mittel ausgehenden Themen und ihrer Variationen mehr vermitteln als ein unveränderliches, statisches Bild, von dem man sich eher ausgeschlossen fühlt (siehe die Darstellungen von Tyler oder Coulter).

→ *Sinnvoll ist also eine dynamische Sichtweise auf die Dinge: Dieser rote Faden lässt sich während der Anamnese gut verfolgen und führt auch dazu, in den scheinbar verschiedensten Patienten das Spezifische zu finden, das sie miteinander verbindet.*

Arzneimittelbild von Belladonna

Jedermann kennt *Belladonna* als *das* erste Mittel, das man in seinem Notfallkoffer haben muss und das bei zahlreichen Notfällen wirkt. Sie kennen seine Symptome: die Plötzlichkeit und Heftigkeit der Anfälle, sei es bei Fieber oder bei Schmerzen; die Intensität der Symptome, der Blutandrang, vor allem zum Kopf, die pulsierenden Schmerzen, die Verschlimmerung bei Erschütterungen, sogar bei dem kleinsten Schritt: hitzig, entzündlich, intensiv, heiß und brennend sind die charakteristischen Merkmale.

Lange Zeit galt *Belladonna* ausschließlich als Arzneimittel für akute Zustände, und man ging sogar davon aus (was bei Kindern auch nicht immer falsch ist), dass es das Akutmittel von *Calcium carbonicum* ist. Oder es wurde als Teil des Trios *Belladonna/Hyoscyamus/Stramonium* angesehen, das zur Behandlung psychiatrischer Zustände und insbesondere von Delirien angewandt wurde. Heute weiß man jedoch, dass diese Art von Mittel nicht nur bei etwas „sonderbaren" Menschen, sondern auch bei ganz normalen Menschen zur Anwendung kommt. Ich habe in meinem Patientengut *Hyoscyamus*- oder *Stramonium*-Fälle, bei denen die Menschen völlig „normal" sind. Ebenso habe ich konstitutionelle *Aconitum*-Fälle, wobei *Aconitum,* das ich Ihnen später in seiner Eigenschaft als Konstitutionsmittel beschreiben werde[30], üblicherweise auch als ausschließliches „Akutmittel" klassifiziert wird.

Von verschiedenen Arbeitsgruppen sind Studien zu *Belladonna* durchgeführt worden. So auch von Marc Brunson und seiner Gruppe vom CLH (*Centre Liégois d'Homéopathie*), mit deren Ausführungen ich nur teilweise übereinstimme. Gehen wir vom Wort *Belladonna* aus, die Belle Dame, die schöne Frau, es erinnert uns an die Renaissance, an Italien, vor allem an die hübschen Damen, die, um schöne, glänzende und vielversprechende Augen zu haben, sich einige Tropfen eines Atropa-belladonna-Extrakts in

30 Jedes Mittel, wie es sich auch darstellen mag, ist potenziell ein wahres Simillimum. Ein Mittel also, das alle Beschwerden, die im Leben eines Menschen auftreten, zu heilen vermag. Meine 33-jährige praktische Erfahrung, die es mir zugleich erlaubt, mit einem gewissen Abstand auf zahlreiche Patienten zu blicken, lässt mich zu dem Schluss kommen, dass es das homöopathische Mittel gibt, das für ein ganzes Leben gilt (selbst wenn es nicht immer gefunden wird). Zahlreiche Kollegen teilen diese Meinung nicht, und dies gibt Anlass zu einem leidenschaftlichen Austausch. Gestern noch habe ich einen Patienten empfangen, der mich jedes Mal nach den Sommerferien aufsucht. Vor zehn Jahren habe ich ihm nach einer äußerst klassischen Repertorisation ***Borax veneta*** wegen hartnäckiger Lumbalgien infolge einer Spondylolisthesis gegeben. Nachdem er davon geheilt war, ist er weiterhin in meine Praxis gekommen, um „dieses Mittel, das mein Leben verändert hat und mir so gut tut für mein nervliches Gleichgewicht" zu erhalten. Der Patient hat mir übrigens soeben gestanden, dass er, um welche Beschwerde es sich auch immer handelt (eine Erkältung, eine Darmstörung…, das Mittel erfolgreich in der C5, „nur eine Einnahme von zwei Globuli", einsetzt.

die Augen träufelten. Um zu verführen, nahmen sie das Risiko auf sich, ein fürchterliches Gift in die Augen einzubringen! Die Kollegen gehen von den Symptomen der Materia medica sowie von der ursprünglichen Anwendung von *Belladonna* aus und formulieren die Idee, dass es für *Belladonnas* Klugheit eine Herausforderung ist, sich einer angenehmen Verlockung nicht widersetzen zu können, was bedeutet, dass sie im Nachhinein mit den Folgen ihrer Torheit umgehen muss. *Belladonna* spiele also mit seinem Leben, liebe es, auf sich aufmerksam zu machen und eine Atmosphäre der Provokation zu schaffen, auch auf die Gefahr hin, unvernünftig zu sein.

Gesichert ist, dass der *Belladonna*-Mensch vor Energie sprüht, manchmal eine übermäßig starke Fröhlichkeit zeigt, sogar grimassieren, singen und gestikulieren kann. Er gehorcht seinen eigenen Regeln, er kann exzentrisch sein und auf die ganze Welt pfeifen. Für mich ist dies allerdings nur ein Aspekt unter vielen seiner Persönlichkeit. Die indischen Homöopathen gehen bei der Darstellung von *Belladonna* von der Rubrik aus „versteckt sich oder versteckt Dinge" und schlussfolgern, dass *Belladonna* seine eigenen Gedanken versteckt, wie es Dinge verheimlicht, denn *Belladonna* will sich nicht zu erkennen geben.

➔ *Wenn ich meine Fälle betrachte, scheint es mir wichtig, dass Intensität, Plötzlichkeit und Heftigkeit vorhanden sein müssen, um dieses Mittel in Betracht zu ziehen.*

Der *Belladonna*-Patient fühlt sich andersartig und er weiß, dass er nicht jeglichen Konsens einhalten kann, allein schon wegen seiner Überspanntheit, die sein Gleichgewicht mit ausmacht. Er muss einen Ausdruck finden für sein inneres Feuer, für seine Leidenschaft und seine Tollheiten, deretwegen er sich manchmal an das gewöhnliche soziale Umfeld nicht anpassen kann. Er ist etwas unangepasst, befindet sich eher außerhalb und drückt sich durch seine unüberlegten Handlungen aus. Ab und zu zieht er es vor, zu fliehen, zu verschwinden, sich zu verstecken, um seine eigenen Verrücktheiten ausleben zu können: Er möchte „seine heimlichen Geschichten haben", wenn auch nur in Gedanken. Dies ist insbesondere bei *Belladonna*-Kindern zu beobachten. Beim *Belladonna*-Patienten wechseln also Phasen der eindrucksvollen Anwesenheit und Phasen des Rückzugs, in denen er verschwindet und sich versteckt (im Repertorium sind für *Belladonna* 180 Rubriken für den Wechsel aufgeführt). *Belladonna* ähnelt ein bisschen einem Kind, das nicht umhin kann, Grimassen zu schneiden.

➔ *Man muss wissen, dass die in der Materia medica für* ***Belladonna*** *beschriebenen Krankheiten und Störungen häufig falsche Pathologien sind, denn es handelt sich dabei zum großen Teil um toxikologische Symptome, also um Beobachtungen, die durch Vergiftungen mit Belladonna hervorgerufen wurden, und damit vor allem um delirante Zustände. Allerdings kommt in den Symptomen der toxischen Dosierung einer Substanz, in der gleichsam stärksten pathologischen Symptomatologie, auch die Eigentümlichkeit des Arzneimittels zum Ausdruck.*

So verläuft das Delirium von *Belladonna* nach *Belladonna*-Manier mit den charakteristischen Symptomen. Ein *Belladonna*-Delirium ist kein *Stramonium*-Delirium, selbst wenn die beiden diesbezüglichen Themen viele Gemeinsamkeiten haben (z.B. wilde Tiere, Sexualität, mystische Erleuchtung). Für die Forschergruppen, die sich diesem Mittel gewidmet haben, bestand ihre Arbeit darin, die eben hinter den extremen und deliranten Symptomen stehende spezifische „Farbe" von *Belladonna*, *Hyoscyamus* und von *Lyssinum* zu verstehen.

Wenn ich bei *Belladonna* von Gewalt spreche, meine ich damit nicht die deliranten Zustände, sondern die Heftigkeit und Plötzlichkeit der Symptome sowie die Gewalt, die ihm widerfährt. Es gibt, dessen bin ich mir sicher – und das ist meine persönliche Erfahrung –, eine Übereinstimmung, eine Ähnlichkeitsbeziehung zwischen dem Mittel, seiner Essenz und dem Leben des *Belladonna*-Menschen.

Der *Belladonna*-Mensch zeigt sich auf der Bühne des Lebens wie ein Schauspieler auf seinen Brettern. Sobald der Vorhang fällt, zieht er sich hinter die Kulissen zurück. *Belladonna* – das ist wahrlich eine Komödie!

14 Bis auf die Knochen

Mein Beruf bietet mir ein ganz besonderes Privileg: Er erlaubt es mir wie einem Freund, bestimmte Menschen ihr ganzes Leben lang zu begleiten und dabei zu beobachten, welche Einflüsse ihrer Gesundheit und ihrem seelischen Gleichgewicht zuträglich sind. Durch meine langjährige Praxistätigkeit kenne ich also bestimmte Patienten schon seit 32 Jahren.

So ist es auch mit der kleinen Othylie, der ich 1978 begegnet bin, als sie drei Jahre alt war. Sie ist heute 35 Jahre alt. Ihre Geschichte möchte ich erzählen, weil sie ein herausragendes Beispiel dafür ist, dass wir mithilfe der Homöopathie den Ariadnefaden erahnen können, dem wir folgen und der uns, ob wir es wollen oder nicht, von einem zum anderen Ende unserer Existenz schwingen lässt.

➔ *Je mehr klinische Erfahrung ich sammle, desto mehr bin ich davon überzeugt, dass eine einzige aus der Natur gewonnene Substanz, sei sie pflanzlichen, mineralischen oder tierischen Ursprungs, durch ihre homöopathische Aufbereitung mit uns von der Geburt bis zum Tod in eine Art Schwingung eintritt. Diese Substanz muss nicht notwendigerweise diejenige sein, die uns im Alltag aus jedem kurzdauernden Ungleichgewichtszustand und von jeder vorübergehenden Erkrankung befreit. Dieses Mittel ist eine Art grundlegendes Substrat, dem es gelingt, in uns ein tiefes körperliches und seelisches Gleichgewicht herzustellen und jegliches Abgleiten in die Krankheit zu vermeiden. Angesichts einer chronischen Erkrankung, was immer diese sei, wird uns nur dieses Mittel wirklich heilen können. Es wird wie ein treuer Freund sein, „unser" Simillimum, und es wird sowohl präventiv als auch kurativ wirken. Demzufolge liegt das oberste Behandlungsziel eines klassischen Homöopathen darin, bei jedem (Patienten) dieses „Simillimum fürs Leben" zu finden – diese Aufgabe ist bei weitem nicht leicht, aber begeisternd.*

Unter den 3000 in den Arzneimittellehren aufgeführten Substanzen, die nicht alle geprüft sind, müssen wir großes Glück haben, das uns am tiefsten entsprechende Mittel zu finden. Wir können dieses Ziel nur durch ein aufmerksames und ausgedehntes Studium der Persönlichkeit erreichen. Und es ist offensichtlich, dass sich diese Mühe lohnt. Jeder Homöopath, der die durch ein Simillimum auf den Weg gebrachte Verwandlung bei einem Patienten erlebt hat, weiß, wie tief gehend und außergewöhnlich die Wandlung sein kann.

Anamnese

Othylie ist also drei Jahre alt, als ich sie zum ersten Mal sehe. Ihr blondes Haar lässt mich sofort an das Kinderbuch „Goldlöckchen" denken, so sympathisch ist sie mir mit ihrem schelmischen Lächeln, das auch etwas Ängstliches hat. Was wird denn dieser große unbekannte Doktor mit mir tun? Ihre Mutter bringt sie zu mir, denn wie viele andere Kinder in der heutigen Zeit ist auch Othylie durch Überimpfung geschwächt[31], ihr Immunsystem ist auf dem Tiefpunkt und „sie ist ständig krank": Nach einer Halsentzündung erkrankt sie an einer Otitis oder Bronchitis, ganz zu schweigen von den beiden Bronchiolitiden, die die Familie beunruhigt haben. Außerdem leidet die Kleine an einer serösen Otitis, die ihr Hörvermögen verschlechtert. Es wurden Tubenröhrchen eingesetzt, was nur eine vorübergehende Lösung sein kann, zudem ist dies eine etwas grobe Methode.

Die aufgeweckte und zarte Othylie ist ständig in Bewegung, ohne wirklich unruhig zu sein, und erkundet mit Begeisterung mein Sprechzimmer. Da ihre Mutter für einen Moment unachtsam war, finde ich sie sogar unter meinem Schreibtisch, zu meinen Füßen! Die Unterhaltung mit ihrer Mutter wird bestimmt durch Sätze wie diese: „Nein, bleib ruhig ... Ich habe es Dir gesagt ... Du hast mir versprochen, brav zu sein". Ich beobachte Othylie, sie ist etwas nervend, aber ich bin nicht wirklich böse, denn es herrscht trotz allem eine gute Stimmung.

31 Ein hervorragender Immunologe sagte mir kürzlich, dass Kinderärzte leider keine Ahnung von Immunologie hätten: Das Immunsystem eines Kindes ist in den frühen Jahren nicht imstande, alle Impfungen, die man ihm aufzwingt, zu ertragen und zu verarbeiten. Meine eigene klinische Erfahrung wie auch die vieler Kollegen bestätigen täglich diese Behauptung.

Die Schwangerschaft verläuft ohne Probleme, das Kind ist mit 15 Monaten gelaufen, hat rechtzeitig gesprochen und macht keine Probleme. Es scheint ausgeglichen zu sein. Ihre Beziehungen zu anderen, selbst zu ihren Brüdern und Schwestern, sind harmonisch. Sie schläft gut, hat wenig Appetit, zeigt aber trotzdem normale Kurven bei Gewicht und Größe, obwohl diese leicht im Grenzbereich liegen. Ohne ihre ständigen Infektionen hätte die Mutter von Othylie keinen Grund gehabt, in die Sprechstunde zu kommen.

Bislang gibt es für mich kein hervorstechendes Merkmal, auf das ich meine Behandlung hätte stützen können. Doch während der weiteren Befragung erfahre ich schließlich zwei oder drei interessante Dinge. Was erstaunlich für ein dreijähriges Kind ist – Othylie mag schrecklich gerne Fisch in allen Zubereitungsarten und sie kann es gar nicht haben, wenn man ihr das Fett vom Schinken abschneidet! Außerdem ist ihr Kopf häufig schweißgebadet – vor allem nachts oder wenn sie sich tagsüber aufregt.

Als ich Othylie untersuchen möchte, ändert sich plötzlich ihr Gesichtsausdruck und zu meinem großen Erstaunen beginnt sie zu schreien und flüchtet sich in die Arme ihrer Mutter. „Ich hatte vergessen, Sie zu warnen“, sagt mir diese, „seit dem Einsetzen der Tubenröhrchen hat sie Angst vor Ärzten.“ Eine Indianerlist und beruhigende Worte erlauben mir, sie auszukultieren, während sie sich an ihre Mutter klammert.

Erste Verordnung

Ich habe schließlich so meine Vermutung, welches Mittel zu verschreiben ist, und verordne zwei Gaben des Mittels als C15 und C30 im Abstand von einem Monat.

Ich sehe Othylie erst ein Jahr später wieder. Das Jahr ist sehr gut verlaufen: Sie hatte nicht die geringste Infektion, die Paukendrainage konnte sogar beendet werden. Gerade hat sie einen einfachen Schnupfen (sie zieht noch ziemlich die Nase hoch) hinter sich, der eine sogenannte allergische Konjunktivitis – gemäß der Terminologie eines Augenarztes – vorausging, der Augenarzt hatte ihr etwas leichtfertig und nach dem Prinzip der bewährten Indikationen *Euphrasia* verschrieben, und zwar als Augentropfen. Diese Behandlung war unterdrückend, denn sie hat eine Bronchitis ausgelöst, was mich nicht wundert, denn durch die

Augentropfen, die die Absonderungen unterdrückt haben, wurde dem Körper ein Ventil genommen. Durch die Bronchitis hat er eine andere Möglichkeit gefunden. Als ich die Patientin untersuche, ist der gesamte Bronchialbaum befallen und der Husten ist, wie man sagt, produktiv.

Eine Gabe des ein Jahr zuvor verschriebenen Mittels heilt sie in 48 Stunden und bestätigt dessen Bedeutung als Konstitutionsmittel meiner kleinen Patientin.

Sechs Monate später bringt ihre Mutter sie mir wieder, weil Othylie infolge eines Zanks (ist dies der wirkliche Grund?) mit ihrer besten Freundin urplötzlich mehrfach schmerzhafte Aphthen bekommen hat. Die Mutter erklärt mir, wie empfindlich ihre Tochter auf jeden seelischen Kummer reagiert. Dasselbe Mittel als C1000 löst das Problem schnell.

Othylie kommt erst vier Jahre später wieder zu mir, sie ist inzwischen acht Jahre alt. Ihr Gesundheitszustand ist hervorragend gewesen und ihre Mutter entschuldigt sich unnötigerweise, Othylie nicht früher zu mir gebracht zu haben. Othylie hat sich zweifellos sehr verändert, aber ich finde in ihr dasselbe schelmisch lächelnde Mädchen wieder. Wegen ihrer Spulwürmer – im Moment hat sie welche – musste sie schon zweimal „entwurmt" werden. Othylie kratzt sich viel und ist, so scheint es, sehr nervös. Ich bemerke die Ringe unter ihren Augen. Sie klagt über regelmäßige Bauchschmerzen, die sie dreimal zwangen, den Unterricht zu verlassen. Es fällt auf, dass das Kind eher gewissenhaft ist und starken Schulstress empfindet: Othylie hat Furcht zu versagen, Furcht vor ihrer Lehrerin, die nach Meinung der Kleinen ein wahrer Drachen ist. Othylie geht also widerwillig zur Schule. Am Wochenende oder in den Ferien hat sie nie Bauchschmerzen. Wir können uns, sie und ich, richtig unterhalten. Sie ist immer noch sehr sympathisch und äußerst kontaktfähig. Sie tanzt und spielt Flöte, dies gefällt ihr sehr. „Ich bin nie müde", sagt sie stolz zu mir. Sie isst weiterhin schrecklich gern Fisch und sogar alle Krustentiere. „Ich flehe Sie an, geben Sie mir Globuli, damit ich keine Angst mehr vor der Schule habe". Ich gehorche also und verschreibe dasselbe Mittel wie zuvor noch einmal, dieses Mal verordne ich eine Gabe als C10.000. Die Mutter teilt mir drei Monate später telefonisch mit, dass die Spulwürmer wie auch die Bauchschmerzen verschwunden sind, dass sie viel weniger nervös ist und keinerlei Furcht mehr vor der Schule hat!

Die Zeit vergeht. Othylie ist jetzt zehn Jahre alt und ihre Schulangst ist nach den großen Sommerferien wieder aufgetreten, seitdem, wie die Mutter genau erklärt, sie und ihr Mann sich wegen der Schwiegermutter streiten, die bei ihnen wohnen soll. Die Kleine befragt ihre Mutter jeden Abend zu dieser Sache und die Mutter beruhigt sie, so gut sie kann. Othylie befürchtet jetzt, dass irgendein Unglück die Familie – ihre Eltern, ihre Brüder und Schwestern – befällt. Vier Warzen sind bei Othylie aufgetreten, zwei an den Füßen, die beim Gehen schmerzen, und zwei an einem Finger. Sie leide außerdem unter Kopfschmerzen, sobald sie ausgeschimpft wird, selbst dann, wenn ihr kleiner Bruder, ein verdammter Spitzbube, in ihrem Beisein gescholten wird. Ihre Persönlichkeit wird deutlich und festigt sich. Sie scheint sehr stark auf jedes Anzeichen von Gewalt zu reagieren. Ich gebe ihr wieder dasselbe Mittel, eine Gabe als C10.000. In der nachfolgenden Zeit verschwinden die Warzen wie auch die Kopfschmerzen völlig. Ihre Ängstlichkeit lässt nach und sie findet wieder zu ihrem Selbstwertgefühl in der Schule zurück.

Vier Jahre später steht eine richtige Jugendliche von 14 Jahren vor mir. Othylie ist 20 Zentimeter gewachsen und hat den schlaksigen Körper eines zu schnell gewachsen Jugendlichen. Noch immer hat sie dieses schelmische, fast spitzbübische Lachen. Ihre erste Menstruation ist ein Jahr zuvor aufgetreten, sie war wirklich sehr schmerzhaft. 48 Stunden davor wird sie von Bauchkrämpfen geschüttelt, die zum Rücken ausstrahlen und überhaupt nicht mit den sogenannten Regelschmerzen vergleichbar sind. Die Schmerzen gleichen einer regelrechten Entbindung und zwingen sie jeden Monat, der Schule fern zu bleiben. Das brennt, das durchbohrt, das strahlt aus. Außerdem braucht es seine Zeit, bis die Blutung richtig beginnt. Davon abgesehen geht es ihr gut und die Frage, wofür sie sich denn allgemein interessiere, beantwortet sie mit: ihre Freunde aus der Clique. Die künftige Facebook-Generation also. Othylie liebt es, sich zu bewegen und mit ihren Eltern zu verreisen, sie ist zu jedem kleinsten Ausflug bereit. Im Übrigen hat sie nichts von ihrer Lebhaftigkeit und Empfindsamkeit eingebüßt. Diese ist allerdings ein Problem, denn jede Konfliktsituation wird mit zu großer Intensität durchlebt. „Ich befürchte immer, dass das Glück nicht anhält, und ich habe Angst vor schlechten Neuigkeiten. Übrigens höre ich mir die Nachrichten im Fernsehen nicht an, weil mich all diese Neuigkeiten zu sehr mitnehmen“. Eine Gabe des Mittels in der C200 heilt ihre Menstruationsbeschwerden vollständig.

Mit 17 Jahren sucht mich Othylie allein auf. Sie hat sich mit ihrem Freund gestritten und leidet an nervösen Störungen mit folgenden Symptomen: Schwindel, Unwohlsein, Kribbeln an Füßen, Händen und im Gesicht. „Ich weiß nicht, was mit mir ist, seit zwei Monaten mache ich mir über alles Sorgen. Vor allem über meine kleine Schwester, die Cannabis geraucht hat, aber auch über mein familiäres Umfeld und selbst über meine Freunde. Ich versuche, die Probleme aller aus der Welt zu schaffen. Ich lade mir alles auf, fühle mich aus dem Gleichgewicht gebracht, unbeständig und unzufrieden. Ich spiele die leicht Verrückte und fühle mich danach ganz traurig. Ich möchte mich gerne bewegen, einfach so, als ob ich vor mir flüchten wollte.“ Das Bild, das sich mir aufdrängt, ist das einer Elfe, die sinnlos umherwirbelt. Eine Gabe des Mittels als C15 und danach als C200 beseitigt nicht nur ihre nervösen Störungen, sondern bewirkt eine ausgeprägte Entspannung und die Rückkehr der ihr eigenen Fröhlichkeit und Leichtigkeit. Sie hat sich dem Theaterspielen verschrieben, was für sie die allergrößte Wohltat ist.

Zwei Jahre später beginnt Othylie mit dem Studiengang Medien und Design. Obwohl sie ihr Studium ernsthaft betreibt, führt sie im Gegensatz dazu ein eher unsolides Studentenleben. Es fehlt ihr vor allem ausreichend Schlaf, wodurch das Immunsystem am ehesten zu schwächen ist. Wie auch während ihrer Kindheit leidet sie unter Erkältungen und Sinusitiden, die von Kopfschmerzen begleitet werden. Abends ist sie manchmal etwas schwermütig und sie denkt unnötigerweise an traurige Dinge und macht sich Sorgen um ihre Verwandten, ihre Freunde und um die Welt. Sie hat Tränen in den Augen. Da sie bislang die wohltuende Wirkung der Homöopathie am eigenen Leib erfahren hat, hat sie nicht lange gezögert, in meine Sprechstunde zu kommen. Nach einer Gabe des Mittels in der C50.000 ist sie rasch wieder auf der Höhe.

Ich werde die Patientin erst in einem Alter von 25 Jahren wiedersehen. Ihr Studium ist beendet, sie hat einen zeitlich befristeten Job gefunden, man hat ihr allerdings eine weitaus interessantere Arbeit in einem von Freunden gegründeten Laden in Aussicht gestellt. Alles wäre gut, wenn ihr Freund ihr nicht den Laufpass gegeben hätte (sie waren seit vier Jahren zusammen). Sie ist seit drei Monaten äußerst verzweifelt und wechselt von kurzen (anorektischen) Phasen der Appetitlosigkeit in lang dauernde bulimische Phasen, in denen sie Heißhunger hat. Sie hat fünf Kilo zugenommen und sie als ursprünglich Schlanke und Leichtgewichtige findet sich in einem Körper wieder, der überhaupt nicht zu ihr passt. Die nervösen Störungen treten wieder auf. Die „Schule des Lebens" ist bei weitem nicht immer einfach und leicht. Seitdem sucht sie mich alle zwei oder drei Monate wegen kleinerer Probleme auf, und *Calcium phosphoricum* wirkt weiterhin sehr gut!

Arzneimittelbild von Calcium phosphoricum

Wie ist dieses wichtige homöopathische Mittel zu beschreiben? Es ist gleichzeitig ein Mittel für das Knochengerüst, das Wachstum und die Bewegung. Wie ein Kollege bemerkt hat, drängt Phosphor, das Element der Vertikalität, den Menschen zum Himmel, während Kalzium, das das Prinzip der Horizontalität verkörpert, den Menschen den Boden unter den Füßen behalten lässt.

In den lebenden Organismen finden sich Phosphor und Kalzium besonders häufig in Geweben, die Strukturen bilden und gleichzeitig dem Wachstum dienen: in Knochen und Zähnen. Da die Knochen zwei Funktionen haben – sie bilden ein Skelett und ermöglichen Bewegung -, werden wir in der Materia medica Symptome finden, die im Zusammenhang mit Festigkeit und Beweglichkeit stehen. Die Gabe von *Calcium phosphoricum* erweist sich als sehr vorteilhaft während der Kindheit und der Jugend, den Zeiten des Wachstums, des Wandels und folglich der Instabilität, in denen man schwankt zwischen der Furcht vor und dem Bedürfnis nach dem Großwerden, zwischen dem Sicherheitsbedürfnis des Kindes und dem Bedürfnis nach Selbstbestimmung des Erwachsenen. Bereits beim Säugling können diese komplexen Zusammenhänge in der

Entwicklung seiner Selbstständigkeit beobachten werden: als Ablehnung oder Unverträglichkeit der Muttermilch! Und entsprechend kann das *Calcium-phosphoricum*-Kind zu schnell wachsen und an den Folgen leiden (Schmerzen, Skoliose usw.).

➔ *Die grundlegende Schwierigkeit bei diesem Mittel liegt also darin, das richtige Gleichgewicht zu finden zwischen einer Stabilität, die nicht überbetont ist und somit Bewegung zulässt, und der nötigen Instabilität, die das richtige Maß hat, damit sich keine chaotische (überschießende) Bewegung entwickelt – und somit geht es gleichermaßen um die Ausgewogenheit zwischen Körper und Geist.*

Es ist nicht immer leicht, dieses Gleichgewicht zu finden: das Verlangen nach Sicherheit bei *Calcium* und der Sinn für Transzendenz bei *Phosphorus*. Wir können somit auf *Calcium-phosphoricum*-Kinder treffen, die entweder hypoton sind – mit noch nicht verschlossenen Fontanellen, verzögertem Wachstum, langsamer Zahnung und spätem Laufenlernen – oder kraftvoll sind. *Calcium-phosphoricum*-Kinder können zurückgeblieben oder im Gegensatz dazu frühreif sein. Wer Schwierigkeiten hat, seine innere Stabilität zu gewinnen, hat natürlich sehr schnell ein Gefühl der Unzufriedenheit. *Calcium phosphoricum* sei auf der ständigen Suche nach Gleichgewicht, sagt uns der Kinderarzt Jacques Lamothe. Welche Seite wir auch beleuchten, die Problematik ist immer diesselbe. Das Mittel versinnbildlicht die Jugend: hat gleichzeitig Angst davor, groß zu werden, und Angst davor, die Sicherheit des elterlichen Heims zu verlieren, und er hat zugleich das Bedürfnis, seine Selbstständigkeit als „Großer" zu finden. Als Erwachsener wird er nur mit Mühe sein Gleichgewicht im Leben finden können. Es ist nicht erstaunlich, dass dieses Mittel als Symptom ein übermäßiges Reisebedürfnis und große Abenteuerlust hat, oder *Calcium phosphoricum* überfällt, sobald er ganz im Glück und wieder bei sich zu Hause ist, plötzlich nur der eine Gedanke – wieder wegzugehen. Der *Calcium-phosphoricum*-Mensch (vor allem das Kind) ist eine dynamische Person, er weiß sich zu helfen und kann sich schnell in eine schwierige Situation hineinversetzen. Mithilfe seiner phosphorischen Intuition kann er ziemlich schnell bestimmte Situationen ahnend vorwegnehmen.

Im Hinblick auf das Thema zu viel oder zu wenig und die richtige Struktur können wir an das konkurrierende Mittel *Symphytum* denken, das zur raschen und richtigen Wundheilung von schlecht heilenden Frakturen eingesetzt wird.

Calcium phosphoricum ist sehr sensibel im Hinblick auf menschliche Beziehungen und ebenso empfindlich, wenn es um Themen der Gewalt geht. Nach Masi-Elizalde zeigt alles an diesem Mittel die Bedeutung guter Beziehungen – im weiteren Sinn betrifft dies nicht nur den zwischenmenschlichen natürlichen und harmonischen Austausch, sondern auch die Harmonie zwischen allen physiologischen Funktionen, wie beispielsweise auch die Wiederherstellung der achsengerechten Stellung bei einer Fraktur. Marc Brunson sagt, der *Calcium-phosphoricum*-Mensch idealisiere Beziehungen, da es überhaupt nicht seine Sache ist, sich mit jemandem in einem Streit zu befinden, da die Beziehungen dadurch einen Riss bekämen. Hier muss eine Differenzialdiagnose zu *Magnesium muriaticum* erstellt werden, das dem Gruppenzusammenhalt eine außerordentliche Bedeutung beimisst.
Es ist nicht erstaunlich, dass *Calcium phosphoricum* sehr sensibel auf Vorwürfe reagiert, die anderen gemacht werden (eigenheitliches sonderliches Symptom, das ihm sehr eigen ist) und selbst wütend ist. Auch dass er keine schlechten Neuigkeiten erträgt (bis dahin, davor Furcht zu haben oder dadurch sein Gleichgewicht zu verlieren), welche die Harmonie im Ablauf der Dinge stören.

Calcium-phosphoricum-Menschen sind im Allgemeinen sehr freundliche Menschen, die kontaktfreudig und von guten Freunden umgeben sind. Wenn sie den Familienverband verlassen, gründen sie anderswo einen neuen. Sie suchen Austausch und streben danach, ihr Wissen mit anderen zu teilen[32]. Im Gegensatz zu *Calcium carbonicum,* für den das Bedürfnis nach seinem Kokon, seinem Heim, typisch ist, kann *Calcium phosphoricum* dieses an eine andere Stelle hin verlegen als da, wo er herkommt. Eine

32 Dr. Francis Heyman trägt den Fall eines Patienten vor, der alle seine Bücher verkaufte, um sie in Umlauf zu bringen!

meiner *Calcium-phosphoricum*-Patientinnen, die heute sehr ausgeglichen und bei voller Gesundheit ist, scheint eine dem Mittel angemessene ideale Lebensweise gefunden zu haben. Als begeisterte Filmliebhaberin und Humanistin durchstreift sie die Welt, um Dokumentarfilme zu soziologischen Fragestellungen bei Bevölkerungsgruppen zu drehen, die sich durch ein erstaunliches Schicksal auszeichnen. Auf diese Weise verbringt sie sechs Monate jährlich mit Reisen an das andere Ende der Welt, danach ist sie sechs Monate zuhause bei ihrer Familie, um ihre Reportagen auszuarbeiten. Überall hat sie echte Freunde und vervielfältigt auf diese Weise die Bande und den Austausch zwischen Gesellschaften und Kulturen, die sonst keinerlei Gelegenheit gehabt hätten, sich kennenzulernen, sich zu treffen und miteinander zu sprechen.

➔ *Als Mensch, der Abenteuer und Bewegung sucht, möchte* ***Calcium phosphoricum*** *die schwierige existenzielle Gleichung lösen: Er möchte wachsen, sich entwickeln, bewegen, teilen, und sich dabei ein wahres harmonisches Leben aufbauen, in dem Ruhe weder Resignation noch Trägheit bedeutet.*

Hat nicht Roger Caillos, einer meiner bevorzugten Autoren, gesagt: „Die Unterwerfung trägt in sich die Möglichkeit der Überheblichkeit und der Revolte: denn aus der Stabilität geht die Bewegung hervor." Ich würde hinzufügen „und die Freiheit", eine der großen Tugenden, über die ein ausgeglichener *Calcium-phosphoricum*-Mensch verfügt.

15 Vom Tode verfolgt

In jeder meiner Vorlesungen zur homöopathischen Materia medica geschehen inzwischen kleine Wunder, denn es sind nicht mehr die Mittel mit ihren Symptomen und ihren Charakteristika, die ich im Kopf habe, sondern meine geheilten Patienten. Die Materia medica wird plötzlich menschlich, da mich jedes Mittel an diesen und jenen Patienten erinnert. Als ob es eine plötzliche Verwandlung gäbe, von der Summe angesammelten Wissens in ein besonderes Schicksal, dem ich begegnete – einer Leidensgeschichte, einer Lebensgeschichte!

Das Erkennen bestimmter Patienten (und des mit ihnen verbundenen Mittels) in der Sprechstunde gleicht einer Begegnung, einer wahrhaftigen Begegnung. Ich stelle mir Balzac an seinem Tisch vor: All seine Figuren als Symbole menschlicher Urbilder müssten vor ihm, wie in einer Filmsequenz, Wesen aus Fleisch und Blut werden, die sich so hin und her bewegen, als ob sie mit dem wahren Leben in Berührung kämen. Was für ein Genie. Was mich betrifft, bin ich damit zufrieden, mich an die Menschen zu erinnern, denen ich mich durch die ärztliche Tätigkeit nähern durfte.

Anamnese

So kommen mir zwei Patienten in den Sinn, wenn ich über das Mittel spreche, mit dem wir uns hier beschäftigen werden. Der erste Patient, der am schwersten von Krankheit gezeichnete, leidet an einer beginnenden Multiplen Sklerose und ich hoffe, die weitere Krankheitsentwicklung abwenden zu können[33], bevor eine eventuell ausschließliche allopathische Behandlung mit fragwürdiger Wirksamkeit begonnen wird. Ich werde mich eher mit dem zweiten Fall beschäftigen, der weniger eindrucksvoll ist, sich aber besser dazu eignet, mein Thema darzustellen.

33 Es ist nicht immer die Schwere einer Erkrankung, die den homöopathischen Erfolg ungewiss macht. Er ist häufiger davon abhängig, ob das wirksame Mittel gefunden werden kann oder ob nicht.

Es handelt sich um ein junges Mädchen von 18 Jahren, das stationär in die Psychiatrie aufgenommen werden soll. Als ich sie 1992 zum ersten Mal in meiner Sprechstunde empfange, lebt sie seit drei Jahren in einem Zustand, der mit dem Wort „Leerlauf“ bezeichnet werden könnte, sie besucht keine Schule und lebt wie eingesperrt bei ihrer Mutter. Sie ist Einzelkind und hat als 12- bis 15-jährige die schmerzhaften Auseinandersetzungen ihrer Eltern vor deren Trennung erlebt. Ihr Vater, ein Arzt für Osteopathie, hat ihr geraten, die beiden Antidepressiva, die sie seit zwei Jahren einnimmt, abzusetzen, da diese mehr schaden als nützen – sie haben unter anderem eine Amenorrhoe und eine starke Gewichtszunahme ausgelöst – und würden in keiner Weise ihre Kraftlosigkeit und ihre völlige Willenlosigkeit beheben. Aurélie wird psychotherapeutisch behandelt.

Aurélie betritt mein Sprechzimmer, indem sie sich zum Stuhl schleppt und sich auf ihm abstützt, bevor sie sich setzt. Als ich die Tür zum Wartezimmer geöffnet habe, bemerkte ich für den Bruchteil einer Sekunde bei Aurélie während des Aufstehens ein Zusammenzucken, als ob sie vor Schreck einen Satz machen will. Ihre Augen drücken Panik aus. Der Blick ist trüb und die Haare sind strohig. So jung und schon so verbraucht, denke ich für mich.

Ich frage sie: „Was ist los?“ „Ich habe keine Kraft mehr, ich kann mich nicht mehr bewegen. Das geht schon seit drei Jahren so.“ Die wiederholt durchgeführten ärztlichen Untersuchungen haben nichts ergeben. Der zuletzt konsultierte Psychiater vermutet eine Konversionshysterie, die sich als einfache Muskelhypotonie zeigt. Aurélie hat keinerlei Kraft mehr, keinerlei Muskelkraft, besonders in den Beinen: „Ich laufe ständig Gefahr, aufgrund meiner Schwäche zu Boden zu fallen.“

Aurélie ist im Streit mit ihrer Mutter, was angesichts ihrer Lage nicht erstaunt. Sie fügt hinzu: „Meine Mutter erdrückt mich.“ Dieses Wort wird sie zwei- oder dreimal bei anderer Gelegenheit wiederholen. „Ich bräuchte, und das scheint mir lebensnotwenig, die Welt um mich herum, es besuchen mich zu wenig Freunde. Ich weine viel.“ Aurélie, die keinerlei Kontakte hat, fürchtet nichts so sehr wie die Einsamkeit und klammert sich an ihre Mutter. Sie leidet unter Phobien, besonders im Aufzug, den sie nur in Begleitung betreten kann.

„Worunter leiden Sie augenblicklich am meisten?“ „Es gibt keine Bewegung mehr in meinem Leben.“ Das ist eine sehr eigenartige Antwort. „Was hindert Sie daran, sich in Bewegung zu setzen?" „Meine Beine sind zu schwach." Sie führt, darauf beharrend, weiter aus: „Es gelingt mir nicht, meine Gedanken in die Tat umzusetzen." „Und warum?" „Ich bin gelähmt." „Warum sind Sie denn gelähmt, wo doch ihre neurologischen Untersuchungen zeigen, dass Ihre Beine ihre Funktion erfüllen?"

„Aber, Doktor, Sie haben gesehen, wie meine Beine ihren Dienst versagen, ich kann nicht mehr aufrecht stehen, ich muss sitzen oder liegen bleiben. Ich kann mich also nicht bewegen." „Ist es in Ihrem Leben ähnlich?" „Ja, ich bin gelähmt."

Als Leitmotive kehren die Worte „gelähmt" und „erdrückt", während der Sprechstunde wieder. Ich bitte Aurélie, in meinem Sprechzimmer hin und her zu gehen, um ihr Bewegungsmuster zu überprüfen und mich selbst davon zu überzeugen, dass nicht doch eine neurologische Störung vorliegt.

Beim Versuch hin- und herzugehen, sagt Aurélie: „Ich kann es nicht, Doktor." Ich bestehe nicht darauf und frage nach, ob es ihr möglich sei, dies zuhause weiter zu üben? „Nein." „Warum?" „Ich weiß nicht. Ich kann einfach nicht." „Stellen wir uns einmal vor, Sie haben Ihre Beine und Ihre ganze Kraft. Was würden Sie tun?" Plötzlich leuchtet ihr Blick. „Ich würde laufen, um die verlorene Zeit wieder einzufangen!" „Warum laufen Sie dann nicht?" „Ich habe Angst, Doktor, die Zukunft versetzt mich in Panik, ich fühle mich vom Dasein erdrückt."

„Und wie war Ihre Lebenseinstellung, bevor Sie krank wurden?" „Ach, ich war voller Kraft, hatte eine Wahnsinnsenergie und mein Kopf war voller Pläne, ich war immer in Eile!" „Das heißt also, dass Sie von einem Zustand, in dem Sie im Leben vorankamen, in einen Zustand der Lähmung und der Teilnahmslosigkeit übergegangen sind." „Genauso ist es."

Sowohl die ärztliche Untersuchung als auch die nachfolgende ausführliche Befragung, wie in der Homöopathie üblich[34], geben mir keine weiteren

34 Unglücklicherweise wird heutzutage der Patient nicht mehr, wie es üblich sein sollte, zu den Symptomen seines gesamten Organismus (alle Organe und alle Funktionen) und den entsprechenden Modalitäten (Nahrungsmittel, witterungsbedingt usw.) befragt. Indem wir jedoch alles genau prüfen, unabhängig von der Pathologie und den Anforderungen des Patienten, sind wir viel besser Lage, ein eigentümliches Symptom zu entdecken, das dazu dient, ein Mittel zu „fangen", an das wir nicht denken konnten.

Anhaltspunkte. Wie viele Frauen klagt auch Aurélie über erhebliche Blähungen, die sie auf ihre Nervosität zurückführt. Sie hat allerdings nicht nur Blähungen, sondern leidet auch an Aufstoßen, das ihr wiederum Erleichterung bringt in ihrem Gefühl, eine „übervolle Propangasflasche" zu sein. Außer dem großen Verlangen nach Süßigkeiten und der Neigung zu Heißhungerattacken gibt es hinsichtlich der Ernährung nichts mitzuteilen.

Erste Verordnung

Im September 1992 gebe ich ihr eine Dosis des Mittels in der C30, im Dezember eine Gabe in der C1000, im März 1993 eine Dosis in der C10.000 und im Mai 1994 eine weitere Dosis in der C10.000.

Ab der zweiten Gabe tritt eine Veränderung ein, die Aurélie grenzenlos freut und die von der Mutter und dem Umfeld als unglaublich beschrieben wird. Schritt für Schritt erlangt sie durch die Behandlung zunehmend ihre ganze Muskelkraft und ihren Schwung zurück und wird wieder ein junges Mädchen. Nach vier Monaten läuft das Leben wieder normal: Aurélie lernt wieder und sechs Monate später verliebt sie sich in einen Jungen. Sie ist geheilt!

Die sich anschließenden Begebenheiten gleichen einem Märchen: Nachdem Aurélie ihr Abitur mit drei Jahren Verspätung nachgeholt hat, studiert sie kurze Zeit, heiratet dann und bekommt rasch ein Kind. Es geht ihr derzeit sehr gut. Ungefähr einmal jährlich kommt sie zu mir, um Bilanz zu ziehen, anlässlich eines harmlosen Problems, wie einer Erkältung oder einer verspäteten Menstruation. Ich verschreibe ihr, je nach Situation, dasselbe Mittel in wechselnder Potenz. Es wirkt weiterhin sehr gut, ich würde fast sagen, unabhängig von der Pathologie: Das ist ein Hinweis auf das wahre Simillimum.

Fallanalyse

Welches Mittel habe ich gegeben und wie können wir den Fall analysieren? Der Vorgehensweise entsprechend habe mich mir vor allem vor Augen geführt, was die Patientin ganz offensichtlich aufwies: Eine lähmende Schwäche der Beine, ein Symptom, das im homöopathischen Repertorium aufgeführt ist.

Ich war übrigens betroffen über das Wort *„erdrückt"*, das von der Patientin während der Sprechstunde mit Beharrlichkeit ausgesprochen wurde.

Arzneimittelbild von Argentum nitricum

Es gibt in der Materia medica von Argentum nitricum genau dieses Symptom: Gefühl, erdrückt zu werden. Diese Empfindung ist dort im Zusammenhang mit einem Schwindel oder einer Art von Klaustrophobie aufgeführt. Wenn er auf der Straße geht, hat der *Argentum nitricum*-Mensch den Eindruck, dass die ihn umgebenden Gebäude auf ihn fallen werden. Ich habe die Vorstellung, erdrückt zu werden, nicht im engeren, sondern im übertragenen Sinne ausgelegt: Die familiäre Situation hat das junge Mädchen erdrückt, ihre Mutter erdrückt sie und ihr künftiges Leben ängstigt sie derart, dass sie sich schon im Vorhinein erschlagen und erdrückt fühlt.

Ihre Klaustrophobie geht einher mit ihrer Einsamkeit, diese kommt beim *Argentum-nitricum-Menschen* sehr häufig vor, er empfindet beispielsweise Todesangst, wenn er allein ist, oder er hat Furcht vor der Einsamkeit, da er fürchtet zu sterben (diese Furcht bessert sich in Gesellschaft).

Ein weiteres Symptom schien mir wichtig zu sein: Bevor sie erkrankte, hatte Aurélie die Angewohnheit, immer zu rennen und in Eile zu sein, wie es typisch ist für *Argentum nitricum*. Dieses Verhalten stand im Gegensatz zu ihrem Verhalten während der Erkrankung. Schließlich ist Aurélie nicht dazu in der Lage, vorwärts zu gehen, mit etwas zu beginnen, was es auch sei (eine Unternehmung, eine Bewegung). Und bei *Argentum nitricum* finden wir eben genau diese große „Furcht, etwas zu unternehmen aus Furcht vor dem Versagen".

→ *Der hier vorgestellte klinische Fall ist der einer Patientin, der ihre Problematik über den Kopf wächst. Dieses junge Mädchen ist derart voller Furcht und Erwartungsangst, dass sie sich daraus nicht durch die gewöhnliche „egothrophische" Reaktion von* ***Argentum nitricum*** *befreien kann (drauflosrennen), wie wir es im Allgemeinen antreffen. Um ihr tiefes Leid zu bewältigen, ist sie zur „Egolyse", dem gegensätzlichen Lösungsversuch, übergegangen. Da die Flucht nach vorn keine ausreichende Lösung für ihre existenziellen Probleme bietet, lähmt sie sie.*

Ich habe von *Argentum nitricum* einige Themen zusammengestellt, die mir wichtig erscheinen:

- die Verlassenheit,
- das Scheitern,
- die Vorahnung und der Tod,
- die Schnelligkeit und ihre logische Folge, die Zeit,
- der Raum (einschließlich der des Körpers: Zustand der Verdauung).

Obwohl es gefährlich sein kann, wäre es interessant, die beiden Elemente zu trennen: Das Element Silber und das Element Nitrit als einwertiges Radikal. Diese Übung soll nicht dazu dienen, die Eigenschaften des zusammengesetzten Mittels aus den beiden einfachen Elementen abzuleiten, sondern Anlass sein, über die doppelte Symbolik nachzudenken.

Zur Zeit der alten Ägypter war das Gerippe der Götter aus Silber, dem Symbol der Reinheit und des Lichts (während ihr Fleisch aus Gold war). Das reine Silber versinnbildlicht des Begriffspaar Mond – Wasser, ein weibliches Prinzip, dem die Eigenschaften passiv, kalt, weiß, glänzend zugeordnet sind. Es entspricht dem Kristall, dem Spiegel, dem Funkeln des Diamanten. Während Silber Redlichkeit, Treue und göttliche Weisheit symbolisiert, steht Gold als Sinnbild für die göttliche Liebe. Das Begriffspaar Silber – Gold verbindet sich sehr gut, indem Gott die beiden reinigenden Elemente – das Feuer, das dem Element Gold entspricht, und das Wasser, welches das Element Silber symbolisiert– vereinigt. (In pervertierter Form kann Gold auch Begierde, Unglück, Erniedrigung in Verbindung mit der Schmälerung seines eigenen Wertes symbolisieren).

Das Mittel *Argentum metallicum* sucht eine gewisse Glückseligkeit: Man bewegt sich nicht mehr. Man lebt nicht mehr. Bei näherer Beschäftigung mit dem *Argentum-metallicum-Typ* erkennen wir, dass die Symptome in Verbindung stehen mit der Sorge, Stöße zu dämpfen (es ist demnach ein außerordentlich wirksames Mittel bei Knorpelverletzungen, einem Gewebe, das Erschütterungen wie ein Stoßdämpfer abmildert). Ein *Argentum metallicum*-Mensch wird versuchen, die Aufprallereignisse im Leben zu mildern (Airbag), er wird Situationen herstellen, in denen er nicht mehr zu sehr fühlen muss, und sich überall „Puffer" schaffen, um einen erschütterungsfreien Zustand gegenüber der äußeren Welt zu erreichen – den Zustand der Glückseligkeit.

Bei dem Element *Nitricum,* Stickstoff, aus dem die Luft hauptsächlich besteht, ist eine starke Verbindung zum Raum und zur Ausdehnung gegeben. Stickstoff liefert die Nitrate, die die Erde fruchtbar machen und das Wachstum der Pflanzen verbessern. Bei genauerem Studium des Mittels *Acidum nitricum* vor etwa zehn Jahren hatte ich bei dieser aggressiven Säure die zentralen Begriffe der Gerechtigkeit und der Genauigkeit hervorgehoben, die genau das Gegenteil der Ausdehnung sind. Ich hatte auch über die Abkömmlinge der Nitrate gesprochen, so z.B. über *Glonoinum,* Nitroglycerin, oder das TNT, die explosive Substanzen sind. In dem Radikal *Nitricum* besteht also demzufolge eine Tendenz zur Ausdehnung, die dem Element des reinen Silbers als Verstärker dient.

Kommen wir zu *Argentum nitricum* zurück. Es dehnt sich aus – sowohl in der Zeit als auch im Raum. Hinsichtlich der Zeit kommt diese „Ausdehnung" als ängstliche und immerwährende Erwartungsspannung davor, was das Leben mit sich bringen mag, zum Ausdruck. Aber auch viel unmittelbarer als Furcht vor einem finanziellen Ruin[35], vor einer wichtigen Verabredung. Dies betrifft auch die Schnelligkeit einer Handlung: *Argentum nitricum* macht alles schnell, er geht schnell, oft auch unnötig schnell, er isst zu schnell, er rennt, um pünktlich zu sein, er eilt der Zukunft entgegen.

Die Zukunft, in der sich der Tod abzeichnet – der Tod, den er fürchtet, der bald da sein wird, wo er doch noch soviel zu erledigen hat ... Dies ist für ihn ein wahrer Wettlauf nach vorn. Die Impulsivität – und ihre logische Folge, die Ungeschicklichkeit: stößt sich an Tischen, Türrahmen – ist ein sehr charakteristischer Zug des Mittels. Erinnern wir uns an meine Patientin, die für einen Bruchteil einer Sekunde während des Aufstehens in die Höhe springen will, bevor sie von ihrer Kraftlosigkeit eingeholt wird.

Hinsichtlich des Raums zeigt sich das Prinzip der Ausdehnung als Aufblähung, als Blähungen (*Argentum nitricum* hat als Spitznamen „die Sprudelflasche" oder vielmehr „die Oranginaflasche") und die Tendenz, Wasser zurückzuhalten. *Argentum nitricum* findet auch schwer sein Maß:

35 *Gelsemium* ist nicht das einzige Mittel, an das man bei Lampenfieber vor Prüfungen denken muss. Wenn man die Modalitäten dieser Angst betrachtet, muss man an andere, manchmal wirksamere Mittel denken, so z.B. an *Argentum nitricum* – mit der Hast, der Diarrhö, dem Aufstoßen, dem manchmal bestehenden Bedürfnis, Zuckerstücke zu essen, *Aethus cynapium, Carbo vegetabilis* oder *Cuprum metallicum.*

Der Abgrund unter seinen Füßen, eine Weite vor seinen Augen versetzen ihn in Schrecken, das ist die Agoraphobie; auch jegliche Einschränkung des Raums (Klaustrophobie) erschreckt ihn.

Wenn *Argentum nitricum* immer etwas vorwegnimmt, wenn er in Unruhe und in Überstürzung handelt, geschieht dies aus Furcht; er hat unter anderem Furcht davor, zu scheitern und nicht das vollenden zu können, was er vor seinem Ende noch tun möchte. Sein mangelndes Vertrauen muss nicht unbedingt sichtbar sein. Es ist nicht auf Schüchternheit zurückzuführen, sondern auf den Zweifel an seinen Fähigkeiten. Er bemüht sich, sich von allem, was er geschaffen hat, zu entledigen, um endlich die Glückseligkeit des reinen Silbers zu erlangen. Der *Argentum-nitricum-Mensch* sagt: „Wenn ich dieses verwirklicht habe, wenn ich jenes abgeschlossen habe, dann werde ich endlich meinen Frieden finden, ich werde mich des Lebens freuen können und erfüllt sein“. Dies ist allerdings aussichtslos, denn es gibt im Leben immer etwas, das fertigzustellen ist.

Die Erweiterung von Raum und Zeit entsprechen sich demnach bei *Argentum nitricum* in ihrer Art und sie dienen demselben Zweck. Es ist, als ob er mit einer interplanetaren Rakete Raum und Zeit durchbrechen wolle.

Das für das Mittel ebenfalls charakteristische Verlassenheitsgefühl kommt daher, dass er allein ist, um dieser ungewissen Zukunft, hinter der die Unendlichkeit des Todes steht, die Stirn zu bieten.

➔ *Den **Argentum-nitricum**-Menschen werden Sie immer wieder in Ihrer Sprechstunde finden. Sie werden ihn sehr schnell erkennen und sei es nur, wenn er mit einem Satz aufspringt, wenn Sie die Tür zum Sprechzimmer öffnen, oder daran, dass er sehr schnell weggeht, sobald Sie ihm die Hand zum Abschied geschüttelt haben.*

Auf diese Weise verabschiedet sich natürlich auch *Medorrhinum,* aber wahrscheinlich nicht, wenn Sie die Tür zum Wartezimmer öffnen. Die Homöopathie baut sich aus all diesen feinen Nuancen auf, die einen Menschen von einem anderen unterscheiden.

Das Gefühl, dass man sich von vornherein überlastet fühlt, ist ziemlich charakteristisch für *Argentum nitricum.* Er wacht häufig mit Angstgefühlen auf, denn alle im Laufe des Tages zu erfüllenden Aufgaben schießen ihm schon in den Kopf. Ebenso kann er abends nicht einschlafen bei dem Gedanken an ein Treffen am nächsten Morgen. Es fällt ihm sehr schwer, die unmittelbare Gegenwart zu genießen. Eine Dekompensation, wie man sie bei unserer jungen Patientin sieht, kommt bei *Argentum nitricum* selten vor. Damit es zu einer derartigen Lähmung der Handlungsfähigkeit kommen kann, muss sich zuvor ein Trauma ereignet haben. Möglicherweise haben Sie einen Tag voller Schrecken schon selbst erlebt: Die Furcht lässt einen flüchten, bis sie einen lähmt. Dieses junge Mädchen hatte infolge ihrer Angst, ihrer Furcht vor dem Leben, buchstäblich abgetrennte Beine.

→ *Dieses Beispiel zeigt auch, wie nützlich es ist, die Patienten zu ihrer Vergangenheit zu befragen, zu ihren Symptomen und ihrem Verhalten in der Vergangenheit. Ich stelle immer die Frage: „Wie waren Sie als Kind, als Jugendlicher?" Die Antwort liefert uns sehr häufig viele Informationen und Erklärungen. Tatsächlich können bei einem Erwachsenen Überkompensationen vorliegen, da er gelernt hat, sich an das Leben und die Gesellschaft anzupassen.*

Wenn man einen Patienten vor sich hat, der sehr ungezwungen ist, ein Geschäftsmann oder eine ehrgeizige und dynamische Frau, lässt sich häufig nicht das schüchterne Kind von früher ahnen, das sich an den Rock seiner Mutter klammert. Der Bericht über die Kindheit kann dazu führen, Mittel zu finden, an die man nicht gedacht hätte, wenn man sich nur das anhört, was der Erwachsene einem anvertraut.

Argentum nitricum gehört zu den Arzneimitteln, die eine der wesentlichen Facetten der menschlichen Natur ausdrücken: Das Verlangen nach Selbstverwirklichung mit den daraus resultierenden Ängsten.

WO LÄGE DER VERDIENST, WENN DIE HELDEN NIEMALS ANGST HÄTTEN.

Alphonse Daudet

16 Nicht zu bremsen …

Er setzt seinen Motorradhelm auf dem Boden am Stuhlbein ab und zieht seine Lederjacke aus. Seine 1,85 m und seine langen Arme scheinen beim Vorbeikommen alles wegzufegen. Man spürt den Mann, der gewohnt ist, großzügig zu denken und wenn nicht die Welt, dann wenigstens den Raum zu erobern. Seine 50 Jahre sind die eines ewig jungen Mannes. Die Jeans sind um die Weston-Halbstiefel gepresst, die Jacke zeigt wohlkalkulierte Abnutzungserscheinungen und er trägt einen Dreitagebart. Ich stelle ihn mir als Journalisten oder Filmproduzenten vor. Das war vor etwa 20 Jahren.

Anamnese

Ein Problem macht ihm seit seinem Militärdienst, den er in Afrika abgeleistet hat, zu schaffen. Keine ärztliche Untersuchung konnte das Problem jemals erklären, kein Medikament jemals etwas dagegen ausrichten (außer unendlichen Behandlungen mit Antibiotika): Jede kleine Wunde, jeder Kratzer infiziert sich und es dauert Wochen bis zur Abheilung, als ob seine natürliche Immunität zusammengebrochen wäre. Auf den Rat eines Apothekers hin nimmt er bei der kleinsten Schramme auf gut Glück *Hepar sulfuris, Myristica sebifera, Calcium sulfuricum* oder *Calendula* ein, die sich als wirksamer als die allopathischen Medikamente erwiesen haben. Wenn er mit diesen allopathischen Mitteln die kleine Kratzwunde am Bein behandelt, verwandelt sie sich in eine eiternde Wunde.

Seine Augen bereiten ihm auch Probleme. Er leidet seit langem an einer monatlich auftretenden, unerträglichen Migräne mit Beteiligung der Augen, die ihn über 24 Stunden außer Gefecht setzt. Zurück bleibt eine äußerst starke Lichtempfindlichkeit, weshalb er immer eine getönte Brille bei sich haben muss. Außerdem leidet er ständig an schmerzhaften Sinusitiden, die ihn verzweifeln lassen.

Er ist außerdem sehr nervös und ängstlich und ihn belastet eine ausgeprägte Schlaflosigkeit. Nachts vier Stunden schlafen zu können ist für ihn eine Glanzleistung, womit seine häufige Einnahme von Schlafmitteln erklärt wird.

Er war das einzige Kind in zweiter Ehe seines Vaters und wurde in eine reiche Familie im Bordelais geboren. Seine Jugend war schwierig, denn sein Vater, ein Armeegeneral, erzog ihn in tyrannischer Strenge und konnte sich nichts anderes für ihn vorstellen, als ein Klon seiner selbst zu werden. Das Kind konnte nur enttäuschen, trotz seiner hervorragenden schulischen Leistungen. Die unterwürfige Mutter konnte kein Gegengewicht bilden. Dies erklärt teilweise den hinter einem sehr höflichen Verhalten versteckten jähzornigen und heftigen Charakter der Person, die ich vor mir hatte.

Diese biografischen Elemente kamen erst am Ende der Sprechstunde zum Vorschein. Ihnen ist zu entnehmen, dass er, obwohl von seiner Herkunft mit den allerbesten Aussichten für das Leben versehen, eine Kindheit und Jugend hatte, die durch das herrschsüchtige Wesen eines Vaters verdorben war. Dieser, mit seiner Mentalität eines Oberoffiziers, sah sich, Gott weiß aus welchem krankhaften Grund, dazu verpflichtet, diesen sogenannten unfähigen Sohn zu „brechen" und ihn zu zerstören. Andere als er, mit einem schwächeren Charakter, wären daran sicherlich zerbrochen! Immer auf der Flucht konnte sich Fabien trotz alledem daraus befreien: Zunächst in Paris beim Jurastudium, gefolgt von einem Studium der Politikwissenschaft, anschließend in Afrika als Berater im diplomatischen Dienst.

Um die Abartigkeit seines Vaters darzustellen, schildere ich hier eine Begebenheit unter vielen anderen. Auf seine alten Tage entschloss er sich, bestimmte Teile seines Besitzes zu veräußern, darunter befand sich auch ein wunderschöner Landsitz im Luberon, denn er war davon überzeugt, dass ein Kind weder Vorteile durch seine Eltern noch durch deren Geld haben soll, sondern dass es sich im Gegenteil aus sich selbst heraus entwickeln muss. Seinen Sohn, der zu diesem Zeitpunkt 40 Jahre alt ist, setzt er nicht über den Verkauf dieses Hauses in Kenntnis, in dem sich alle Familienerinnerungen befinden, Möbel, Fotos, Alben, Briefe, Schmöker. Er verschleudert dieses Haus zur Hälfte seines Wertes und lässt alles im Haus, ohne den kleinsten Umzug vorzunehmen. Fabien, der verspätet informiert wurde, erfuhr nur noch, dass alles durch die neuen Eigentümer weggeworfen worden war. Der Sohn ist also nicht nur auf finanziellem Gebiet bestohlen, sondern zudem vieler seiner Erinnerungen beraubt worden.

Zum Zeitpunkt, als ich ihn sehe, lebt unser Mann wieder in Paris und lehrt an einer Universität. Er ist von lebhafter und durchdringender Intelligenz, sein Geist sprüht vor Plänen und Strategien. Nicht damit zufrieden, sich auf seinen Professorenlehrstuhl zu beschränken, entwickelt er gleichzeitig eigene Aktivitäten und ist im Begriff, eine der ersten Homepages im neu aufkommenden Internet zu erstellen. Ausgestattet mit ebenso visionären wie juristischen Befähigungen ist er dabei, ein Projekt zu entwickeln, von dem er sich viel verspricht. Sein Finanzplan, erklärt er mir, ist sehr ausgeklügelt und einwandfrei. „Ich rechne damit, innerhalb von fünf Jahren ein Vermögen zu machen, nicht aus Geldgier, denn ich habe keine großen Bedürfnisse, sondern um danach frei zu sein und bis an das Ende meines Lebens reisen zu können. Dies wird meine Rache gegenüber meinem Vater sein, eine Art, bei ihm anzugeben, ihm zu zeigen, dass ich von ihm nichts erwarte, dass ich so zurechtkomme."

Obwohl er sich mehr als einmal in große Gefahr begeben hat, scheint ihm bis zur heutigen Stunde sein Coup wirklich gelungen zu sein!

Über die Schattenseite wird sich seine Frau in ihrer eigenen Anamnese beklagen: Er ist unausstehlich im Zusammenleben! Er ist sich dessen durchaus bewusst. Das ist einfach so, er kann nichts dafür! Das entspricht nicht einer Ausübung von Macht, sondern eher einer Art Tyrannei. Seine Wutausbrüche sind entsetzlich, er zeigt sie seiner Umgebung in allen Schattierungen und sagt mir mit untröstlicher Miene: „Ich bin tatsächlich wie mein Vater. Meine Gene haben mich eingeholt. Ich bin ein großer Besessener: Im Kopf habe ich ständig eine Liste mit zu erledigenden Dingen, die gemacht und im übrigen schnell gemacht werden müssen." Dabei kann es sich um einen wichtigen Geschäftsvertrag oder die Vorbereitung eines Seminars handeln oder darum, dass seine Frau nicht vergessen soll, zur Reinigung zu gehen. Er verfolgt sein Umfeld, seine Sekretärin, seine Frau, seine Kinder, damit dieses oder jenes gemacht wird und zwar genau so, wie er es haben möchte. Er, so nimmt er es wahr, muss ständig kämpfen, gegen die Elemente, die sich um ihn herum entfesseln und ihn überwältigen. Nichts wird jemals richtig gemacht. Er selbst beurteilt sich ständig und hält sich für ungenügend. Seine Ansprüche sind unmenschlich und grenzen an Paranoia! Er vertraut keinem, sieht überall ein krummes Ding, das andere aushecken könnten. Diese missgünstige Stimmung hat möglicherweise Vorteile, da man ihn als Geschäftsmann nicht übers Ohr hauen kann. Im Alltagsleben herrscht allerdings die aufgeladene Atmosphäre eines ständigen Dramas. „Ich verbringe mein Leben damit, alles zu entschlüsseln, was man mir sagt, was ich sehe. Ich bin besessen von dem Gedanken an Verdorbenheit und Lüge. Ich überwache ständig alles, das ist ermüdend. Jetzt verstehen Sie, Doktor, warum ich nicht schlafen kann."

Paradoxerweise hat er ständig Schuldgefühle: „Wenn die anderen so sind, wenn sie mir derart schlechte Streiche spielen, wenn meine Kinder nicht meinen Erwartungen entsprechen, wenn eine Person, mit der ich arbeite, einen Fehler macht, habe ich irgendwo etwas falsch gemacht und ich bin nicht aufmerksam genug gewesen."

Da er sich ständig beobachtet, kann er mir seine Nächte näher erläutern: „Ich liege in meinem Bett und lauere darauf, was mich aufwecken könnte, wenn ich einschlafe." Es ist offensichtlich, dass es ihm mit dieser Haltung kaum möglich ist zu schlafen. „Ich befinde mich ständig in einer Erwartungshaltung. Ich ertrage es nicht, wenn Tage ungenutzt verstreichen. Ich besitze ein Notizbuch, das ich mein schwarzes Notizbuch nenne, mit Listen zu erledigender Dinge. Für mich sind Dinge wie Menschen. Als Kind dachte ich zum Beispiel, dass die Dinge eine eigene Macht besäßen, die sich meinem Willen widersetzen könnte; in meiner ganzen Kindheit habe ich unter einer Art von Kontrollzwang gelitten. Ist das Licht gelöscht? Ich muss es überprüfen, denn es hätte sich wieder anmachen können. Erwachsen geworden, bringe ich überall Geländer an. Mein ganzes Leben ist durch Vorsicht bestimmt."

Er hat immer ein kompliziertes Gefühlsleben gehabt. Eines Tages, kurz vor seinem 40. Lebensjahr, beschließt er, eine Familie zu gründen und entscheidet sich für eine Frau, die bereit ist, die beste aller Mütter zu werden. Er berichtet mir ausführlich über seine damaligen Absichten: „Ich habe die ideale Frau gefunden. Sie ist 35 Jahre alt, ist Junggesellin und hat nie einen Ehemann gefunden. Man wird sie mir also nicht wegnehmen. Sie hat nur ein Verlangen, Kinder zu haben.“ Sie heiraten und bekommen zwei Kinder, was ihn überwältigt zu haben scheint. Am Tag, an dem sie sich dazu entschließen, sich ein schönes Anwesen zu leisten, zeigt er die überraschende Geste eines Grand Seigneur: Er überschreibt das Haus auf den Namen seiner Frau. „Warum dies?“, frage ich erstaunt. „Wenn ich mich eines Tages von ihr trennen will, will ich zum einen, dass sie alles hat, was sie braucht, und zum anderen möchte ich auch, dass sie mir nichts vorwerfen kann. Ich selbst bin nur ein Reisender.“

Er organisiert also die Zukunft, selbst für die privatesten Dinge. In seinen Gedanken ist das Leben tatsächlich nur ein ständiges Hindernis, dem man trotzen muss, das man überwinden, dem man ausweichen muss. Vorsorge zu treffen, ist für ihn die wichtigste Tugend, sei es für die Geschäfte, die Familie, das Geld. Das ist der Grund, warum manche denken, er sei unredlich, was er nicht ist: „Ich will niemanden täuschen.“ Er ist im Gegenteil ein sehr der Ethik verpflichteter Mann, er ist aufrichtig und ehrlich. Sicherlich macht er keine fragwürdigen und hinterhältigen Sachen, er ist vielmehr äußerst wach, um die ausgeklügeltsten Strategien zu entwickeln, was etwas ganz anderes ist und ihm sicher erlaubt, da Erfolge zu erzielen, wo es anderen nicht gelingen würde.

„Ich beschäftige mich ständig mit anderen.“ Unstrittig stehen seine Familie, seine Kinder im Mittelpunkt seiner Sorgen, obwohl er ihnen das Leben manchmal zur Hölle macht.

Sein unaufhörlicher Zustrom an Gedanken, der ihn am Schlafen hindert, ist für ihn eine echte Beeinträchtigung: „Selbst beim Liebesakt ist mein Geist mit sich beschäftigt! Diese vorausschauende, vorausplanende Art hat jedoch meinen Erfolg ausgemacht; meine Frau und meine Kinder kommen dabei ganz gut auf ihre Kosten.“

Ein weiteres Beispiel, das seinen älteren Sohn betrifft: Er hatte seit dessen Kleinkindzeit vorgesehen und sich vorgestellt, dass dieser wie er selbst werden sollte – entsprechend der „etwas paranoiden“ Familientradition. Er hat also seine Erziehung in gewisse Bahnen gelenkt, ließ ihn ziemlich autoritär bestimmte Richtungen ausprobieren, in der Voraussicht, dass er doch eine solide Ausbildung benötigte, diesen klassischen Führungsaufgaben allerdings nicht gewachsen wäre und somit auch ein leidendes Wesen wäre.

„Ich verbringe meine Zeit damit, die Zeit zu nutzen. Ich richte die einzelnen Parameter in einer schonungslosen Logik aus und arbeite verschiedene äußerst komplexe Kombinationen aus." Er ist ebenso handelnd wie zurückgezogen in seine Gedanken. Wie jeder Intellektuelle hat er das ständige Bedürfnis zu theoretisieren und zu entwerfen. „Ich überarbeite mich, ich bin mir darüber im Klaren. Ich kämpfe gegen ständige Hindernisse. Ich muss mich zu einer äußersten Disziplin zwingen, sonst wird nichts erledigt werden. Glücklicherweise ist meine Frau ein wahrer Feldwebel. Das ist einer der Gründe, warum ich sie geheiratet habe! Nichts kommt von selbst, alles muss durch Beständigkeit erworben werden. Ständig beurteile ich meine unzureichenden Leistungen. Ich habe immer zwei Spalten im Kopf, wie Zahlenkolonnen, das Positive und das Negative."

Fallanalyse

Halten wir hier inne, um eine ganze einfache kleine Repertorisation zu machen:

- periodischer Augenschmerz,
- eiternde Wunden,
- Empfindung, von allen gehemmt und behindert zu werden,
- Empfindung, dass man ihm gegenüber Vorurteile hegt,
- macht zahlreiche und große Pläne (besonders abends im Bett).

Nur *China officinalis* geht aus dieser Analyse hervor.

Erste Verordnung

Von dem Augenblick an, in dem er das wirksame Mittel erhält, wird er endlich geheilt, nicht nur von seinen chronischen Eiterungen, seinen Sinusitiden und seiner Migräne, sondern auch von seiner seit 25 Jahren bestehenden Schlaflosigkeit. Dank des Mittels ist er auch viel weniger durch einen nicht operablen zervikalen Bandscheibenvorfall beeinträchtigt. Sein Charakter hat sich tiefgehend verändert, er ist nachgiebiger geworden und er hat zum großen Nutzen seiner Umgebung eine gewisse innere Ruhe gefunden.

Es sind jetzt etwa 15 Jahre vergangen, seitdem „sein" Mittel gefunden wurde. Ich verschreibe es ihm mehr oder weniger einmal im Jahr, und dies genügt, um ihn in guter Verfassung zu erhalten. Das Familienleben hat sich dadurch erheblich erleichtert und er selbst lebt nicht mehr in diesem Leidenszustand.

Fallanalyse

Bei einer Konferenz hat ein Kollege zu diesem Fall den Aspekt „berechnend, vorsorgend und überbeschäftigt" der Persönlichkeit hervorgehoben und das Mittel *Arsenicum iodatum* vorgeschlagen. Man hätte tatsächlich daran denken können, aber vergessen wir nicht bestimmte wesentliche Aspekte der Persönlichkeit, die sich sehr von *Arsenicum* unterscheiden: Die kreative Vorstellungskraft, die Fantasie, die Übertreibung, die Leidenschaft. Ich habe vielleicht seine leidenschaftliche und sogar auflehnende Seite nicht genug betont. Er entstammt einem großbürgerlichen Milieu, hat sich dennoch eine randständige und im wahrsten Sinne des Wortes exzentrische Daseinsform geschaffen, indem er sich außerhalb eingefahrener Wege aufhält. Sein Leben ist geprägt von originellen, erneuernden Ideen und von der Freiheit in seinen Handlungen. Er nimmt große Risiken auf sich, reist viel, selbst zu seinem Vergnügen, und zögert nicht, alles für neue Abenteuer infrage zu stellen. Das verdiente Geld wird wieder in neue Projekte investiert, und er wird sich nicht nur einmal in großen Schwierigkeiten wiederfinden. Durch seine Großzügigkeit ist er immer bereit, seiner Umgebung zu helfen. Was seine Unerbittlichkeit anbelangt, die der eines Bilanzbuchhalters gleicht, ist er keinesfalls perfekt.

→ *Vergessen wir bei der homöopathischen Betrachtung nicht das, was die Argentinier das* ***por que*** *und das* ***para que*** *nennen. Was liegt dahinter, darüber?*

Bei diesem Patienten ist alles ein Hindernis, alles wird als Hindernis erlebt. Er ist nicht paranoid, weil er genügend Abstand hat und sich selbst analysiert, aber er befindet sich in einer paranoiaähnlichen „Wahnidee", durch das Gefühl, das von ihm Besitz ergreift, dass ihm die Welt feindlich gesonnen ist. Er wird also eine List anwenden, Pläne schmieden, um sich dieser Empfindung zu widersetzen – einer falschen oder wenigstens übertriebenen Empfindung. Wie jeder hat also auch er seine eigene, verzerrt wahrnehmende Brille für die Wirklichkeit. Diese Art des sich Schlechtfühlens ist wesentlich für das Fallverständnis, während das übrige Verhalten nur Reaktionen sind, die von einer scharfen Intelligenz herrühren. Er ist übrigens ein geschätzter Schachspieler!

Unser Mann ist ein ruheloser Kämpfer, aber noch mehr ein bei lebendigem Leib Gehäuteter. Obwohl er, könnte man sagen, mit einem kleinen silbernen Löffel im Mund geboren wurde, besteht sein Leben nur aus Schrammen, Kratzwunden, Hieben, Wunden (ach, der Symbolismus des menschlichen Körpers) und wunden Stellen.

Sein Gefühl der Unsicherheit, der Verletzlichkeit, er projiziert es auf andere, besonders auf seine Familie, die er auf seine Weise beschützen will, manchmal gegen ihren Willen. Er möchte ihnen alle Hindernisse des Lebens ersparen, da er davon überzeugt ist, dass es ihnen selbst nicht gelingen würde. Dies erinnert nach meiner Meinung an die Darstellung des Vaters: „Du bist unfähig, du wirst niemals allein zurechtkommen, wenn ich dich nicht dagegen wappne, so hart es für dich auch sei".

Wenn er alles planen will, so deshalb, weil es für ihn undenkbar ist, dass die Dinge mit Leichtigkeit geschehen, dass manch eine ebenso tadellose und ehrliche Person, mit der er in geschäftlichen Verbindungen steht, keine Probleme bereitet. Denn es können Dinge dazwischenkommen, sei es, dass sein Sohn…, dass seine Frau…, dass die Konjunktur…. Und tatsächlich lässt sich nach der von mir entdeckten Regel häufig beobachten, dass sich in der Lebensgeschichte eines Patienten neben der grundlegenden Thematik des Simillimums auch die zahlreichen Hindernisse, Wunden und Blessuren abbilden. Eines der Worte, das mir zu diesem Mann in den Sinn kommt, ist: „bei lebendigem Leib gehäutet".

Arzneimittelbild von China

Was bedeutet im eigentlichen Wortsinn „lebendig gehäutet", wenn man den Chinarindenbaum vor sich sieht, aus dem das Mittel gewonnen wird (Baumrinde). Vom 18. bis zum Beginn des 20. Jahrhunderts sind durch das Abschaben seiner Rinde (der bekannten peruanischen Rinde) ganze Wälder in Südamerika verwüstet worden. Aus der Rinde ist das bekannte

Pulver der Chinarinde gewonnen worden, das damals ein wichtiges Medikament gegen Malaria war. Später wurde daraus Chinin hergestellt. Eigentlich gleicht das Schicksal des Baums dem Schicksal der Menschen, die ihm entsprechen! Diese Bäume sind im wahrsten Sinn des Wortes lebend gehäutet worden, sie wurden entblößt, geschält und haben so ihren natürlichen Schutz, ihre „Haut", verloren, die sie gleichzeitig schützt und ihnen das Wachstum ermöglicht. Was ihre Größe ausmachen sollte, führt zu ihrer Zerstörung.

Lesen wir im Folgenden an die 100 Symptome von *China* in der Materia medica durch.

- Die Schilderung der Schmerzen ist erschreckend: Es sind wahre Qualen, die Schmerzen sind reißend, bohrend, beißend, kneifend, stechend, kratzend, brennend, als wenn man in Stücke gerissen werde, mit dem Gefühl, als ob ein Messer in das Fleisch gestoßen werde usw. Das ist sicher der Grund, weshalb *China* den Verlust von Blut oder Körperflüssigkeiten nicht verträgt[36]. Als ob es sich wirklich um den Saft des Baumes handelte! Und der Saft läuft heraus wie das Blut, das herausströmt ... Man macht ihn nackt, man findet übrigens Symptome, die sich auf ein Messer beziehen: Furcht, jemanden mit einem Messer zu töten, Furcht, selbst getötet zu werden. Es gibt somit etwas wie eine erzwungene Passivität im Schmerz. Der Angriff kommt von außen, die Qual wird erlitten. Es ist kein Zufall, dass man bei *China* eine panische Angst vor Tieren findet, insbesondere eine panische Angst vor Hunden, weil die Fangzähne zerreißen.
- Unter den beschriebenen Symptomen gibt es seltsame Träume: Dass sein Bruder erdolcht wurde, dass seine Mutter tot ist, dass sein Bauch geöffnet ist. Es kommt viel Gewalt vor: Er will Selbstmord begehen, töten, fürchtet sich gleichzeitig vor dem Töten. Viele der Symptome sind demnach syphilitisch (handeln von Zerstörung und Selbstzerstörung) oder gefärbt von einem Gefühl der Verfolgung: Er kann überall Feinde sehen. Aber zweifellos hat er Recht, sich Aggression so vorzustellen!

36 Es ist, wie man weiß, ein vorzügliches Mittel gegen Blutungen und für die Folgen nach einer Blutung.

China verhält sich wie ein verletztes Tier, dessen Haut geschädigt wurde: Insbesondere, wenn bei einem *China*-Patienten das schützende Fell, seine Haut, betroffen ist, holt ihn die Geschichte des Baums wieder ein. Er trägt also sehr schwer daran, zu leben und sich zu verwirklichen. Die Außenwelt wird als möglicherweise feindlich gesinnt erlebt. Da *China* nicht ständig sein syphilitisches Lebensmuster weiterleben kann, indem er seine Brücken hinter sich abbricht, ohne bis zum Ende zu gehen und daran zugrunde zu gehen oder sich dem Tod zu ergeben, versucht er zu reagieren. Doch wie soll er nun reagieren: Er kann nur die gegensätzliche Position einnehmen, Konzepte entwerfen und entwickeln und sich der „Egotrophie" hingeben.

➔ *Da er nicht mit Leichtigkeit handeln kann, beeinträchtigt, enttäuscht, verfolgt wie er ist, erschafft er alles zunächst viel leichter in seiner Vorstellung. Er hat einen einzigen Notausgang: Projekte – meist sind es große Projekte und neuartige und originelle Ideen, die sogar die eines Außenseiters sind, die alles möglich werden lassen.*

Der Kampf zwischen den strömenden geistigen Ausarbeitungen (vor allem abends und in der Nacht) und deren von Fallen gesäumten Verwirklichung wird anhalten. Irgendwie versucht er, sich durch seine Höhenflüge allem zu entziehen. Es gibt noch andere Mittel, die dieses Bedürfnis nach der Ausarbeitung von Plänen vorgestellt haben.

- *Sulfur* zum Beispiel begibt sich in das Imaginäre, um vor der Wirklichkeit zu fliehen, aber das wird manchmal ganz gewöhnlich aussehen: Er erfindet für sich das ideale Leben, in dem er im Lotto gewinnt, sich ein schönes Anwesen kauft, in Rente geht und Erfinder außergewöhnlicher Maschinen wird. Er baut Luftschlösser, an die er übrigens kaum glaubt.
- Da ist *Opium*, das gigantische Projekte entwirft, sich sein Paradies schafft und träumt.
- *China* lebt nicht in einer Illusion. Seine Projekte sind durchführbar, selbst wenn sie schwierig sind.

Schließlich sollten wir beachten, dass das Gefühl der Verfolgung bei *China* nur reaktiver Natur und nicht zentral ist (der echte Verfolgungswahn bedarf anderer Mittel).

Das Schicksal von *China* und seine Konfrontation mit der Wirklichkeit sind manchmal wirklich hart, die Hindernisse zahlreich und sie sind beileibe nicht nur das Ergebnis seiner Fantasie. Dieses Mittel ist übrigens sehr repräsentativ für die Geschichte der Homöopathie selbst! Wäre es das Mittel, das Hahnemann die Homöopathie hat entdecken lassen, so meine Vorstellung, könnte es sogar das Simillimum des Meisters sein.

Wie bei einem Hürdenläufer, der ständig seinen Laufstil vor dem nächsten Sprung überprüft, liegt die Problematik[37] von *China officinalis* in der übersteigerten Empfindung des Hindernisses und der Beeinträchtigung. Ob die Behinderung nun real ist oder nur in der Vorstellung besteht, sie wird immer in der gleichen Weise durchlebt. Als Behinderung des Lebens und der Selbstentfaltung, die jedoch nicht aus einem ewigen Schmerz besteht, der das Sein beeinträchtigt ... ganz einfach.

Wirklichkeit und Vorstellung sollten sich vereinen, um einem *China-Menschen* zu erlauben, die Erfüllung in einem glücklichen Leben zu finden.

37 Jeder Organismus verfügt über seine eigene Dynamik, die unaufhörlich fluktuiert und auf die Umwelt und auf die vielfältigsten Informationen aus der Umwelt reagiert. Dementsprechend „tanzt" er um einen zentralen Kern, der seine Einzigartigkeit, seine spezifische Verwundbarkeit zeigt. Und somit gibt es für jeden seine ihm eigene Zerbrechlichkeit, seine Achillesferse, seinen Tanz! Denn wir sind nicht immer syphilitisch oder egotrophisch oder ständig psorisch. Das gilt auch für das uns entsprechende Mittel. Es wird nicht von einem Miasma bestimmt: Es gibt kein ausschließlich sykotisches, syphilitisches oder psorisches Mittel, wie die Alten behaupteten. Es gibt nur Tendenzen, die in der einen oder anderen Richtung ausgeprägter sind. Man kann sich innerhalb von zehn Minuten ändern. So ist das Leben, es ist in ständigem Fluss. Wenn man dagegen ein eindeutiges Verhalten annimmt (Egotrophie, Syphilis) bricht eine echte Krankheit aus, eine ernsthafte Krankheit, durch die das Leben erstarrt, schrumpft und eine Art pathologische Unbeweglichkeit annimmt. Zu dieser Situation kommt es, wenn man einen Konflikt, dem man gegenübersteht, nicht mehr durch die Dynamik seines Lebens lösen kann. Man erstarrt durch eine falsche Lösung dieses inneren Konflikts und dann beginnt die organische Krankheit, die für diesen Konflikt immer symbolisch ist.

17 Aus Feuer und Eis

Eher klein und rundlich, die weißen Haare kurz geschnitten und damit sicher, sich um diese nie kümmern zu müssen, wird mich Marie, eine dynamische Sechzigerin, während der Sprechstunde bald an Schwester Emmanuelle erinnern. Allerdings an eine Schwester Emmanuelle, die eher einer Laienschwester entspricht. Marie arbeitet seit zwei Jahren in einer großen Headhunter-Agentur und hat nicht immer das friedliche und geordnete Leben einer unverheirateten und unabhängigen Pariserin gelebt. Und hier beginnt das Drama: Ihre augenblickliche Gesundheit erlaubt es ihr nicht mehr, das Leben zu führen, das ihr zusagt. Ihre Arbeit, die sie glücklicherweise bei ihrer Rückkehr aus dem Ausland gefunden hat, ist nur ein Notlösung. Es ist ihr dort sterbenslangweilig und sie hat sich mit Zustimmung ihres Arbeitgebers dazu entschlossen, nachts zu arbeiten, um freier und weniger dem sie umgebenden Stress ausgesetzt zu sein. Es ist sicherlich hart, sich als „Bürohengst" in einer Personalagentur wiederzufinden, nachdem man sein Leben in Asien zwischen Vietnam, Pakistan und Sri Lanka verbracht hat.

Anamnese

Marie ist an einer Depression erkrankt. Im Büro und auf der Straße bricht sie in Tränen aus, sie hält ihr Leben für verpfuscht und gerät wegen ihrer Zukunft in Panik. Wegen immer stärker werdender Rückenschmerzen hat sie schließlich Sri Lanka verlassen, um sich behandeln zu lassen. Man hat bei ihr einen Gleitwirbel (Retrolisthesis) am vierten Lumbalwirbel sowie eine leichte Verengung des Lumbalkanals diagnostiziert. Sie hat ständige Beschwerden an der Wirbelsäule und in den Beinen. Die Schmerzen entstehen im Bereich der Lumbalwirbel und strahlen zu den Brustwirbeln, wo sie eine Art stechendes Kribbeln spürt, und in die hintere Region der Oberschenkel aus, wo sie sich aber als ziehend darstellen. Die Intensität der Schmerzen ist unterschiedlich. Wenn Marie treppauf geht (vorsichtig, denn das rechte Knie ist teilweise blockiert), treten Ischiasschmerzen auf, die manchmal heftig sind. Sie, die ihr Leben lang Kampfsportarten (Judo, Aikido usw.) ausgeübt hat, erkennt sich selbst nicht mehr wieder.

„Ich bin in mein Leben eingeklemmt wie ich in meinem Rücken eingeklemmt bin", sagt sie und schaut mich dabei etwas verloren an. Gleichzeitig sind mit ihren Beschwerden unangenehme Wärmeempfindungen aufgetreten sowie das Bedürfnis, sich Luft zuzufächeln, als wenn sie ersticken würde. Ihr ganzes Leben lang, sagt sie mir, habe sie zeitweise diese Geste mit einer Zeitung ausgeführt, um sich zu erfrischen.

Sie hat Regen sehr gern, „der umfängt, Sicherheit bringt und mir gut tut." Ihre einzige Nascherei ist…Fleur de Sel. Wovon träumt sie? Davon, viel Arbeit zu haben, viel zu reisen, verfolgt zu werden und sich verstecken zu müssen.

Marie ist jemand, der sich auf alles stürzt, sie liebt und braucht Veränderungen und Hochbetrieb. Sie ist von Natur aus Einzelgängerin und unabhängig, ihre Ehelosigkeit war von ihr gewünscht. Im Himalaja hat sie einige Monate allein in den Bergen verbringen können, um spirituelle Übungen zu machen, zu meditieren und den Buddhismus zu studieren. Sie hat ehrenamtlich in verschiedenen gemeinnützigen Organisationen gearbeitet.

Marie hat von Natur aus, würde ich sagen, viel Mitgefühl für den Nächsten; sie hat ein offenes Ohr und man kann sich auf sie verlassen. Obwohl sie unproblematisch und verträglich ist, kann sie von jetzt auf nachher ihrem Unmut Luft machen: Man kann ihr nicht ungestraft auf die Füße treten, ihre Arbeitgeber wissen das sehr gut. „Aber augenblicklich befinde ich mich in einer fragilen Phase: Ich breche in Tränen aus, es ist lächerlich. Und ich bin erschöpft, unfähig zur geringsten körperlichen Arbeit, ich fühle mich ‚wie gelähmt'." Und sie wiederholt: „Ich ertrage es nicht, so festzustecken, um einen uninteressanten Job zu machen, ich bin abhängig geworden. Außerhalb der Arbeitsstunden verbringe ich meine Tage im Morgenmantel im Bett, ohne mich anzuziehen, ohne zu duschen."

Sie fügt hinzu, dass sie eine wahre Phobie vor dem Briefkasten entwickelt hat, sie oft einen Monat verstreichen lässt, ohne ihre Post herauszunehmen.

Erste Verordnung

Alle diese Informationen erscheinen mir für meine Verschreibung ausreichend. Ich gebe ihr also *Causticum*, eine Gabe als C200. Das Repertorium bestätigt meine Wahl. Hier sind die wichtigsten sich aus der Anamnese ergebenden Symptome:

- Schwäche mit Lähmungsgefühl,
- Besserung durch Regenwetter,
- Verschlimmerung vor einem Sturm,
- Verlangen, sich Luft zuzufächeln,
- Verlangen nach Salz,
- ziehende Schmerzen an den Oberschenkeln oberhalb der Knie,
- Kribbeln in der Dorsalregion,
- mitfühlend,
- Furcht vor schlechten Nachrichten.

Zwei Monate später sehe ich Marie wieder. Sie hat sich völlig verändert. Die Stimmung ist viel besser, sie weint nicht mehr, hat weniger Rückenschmerzen und kann besser gehen. Am Tage nach der Mitteleinnahme war die Blockierung des Knies beseitigt und gleichzeitig verstärkten sich die lumbalen Schmerzen. Diese heilsame homöopathische Verschlimmerung hat nur drei Tage gedauert. Sie hat es auf das stürmische Wetter zurückgeführt, das sie immer schlecht vertragen hat.

Weitere Verordnung

Ich entschließe mich, die Behandlung mit demselben Mittel fortzuführen, denn obwohl sich ihre Schmerzen auf dem Weg der Besserung befinden, sind sie nicht verschwunden, und obwohl sie ihren depressiven Zustand überwunden hat, sagt sie dennoch: „Da ich noch immer in dieses uninteressante Leben eingesperrt bin, möchte ich mich immer noch in mein Bett kuscheln und bis zum letzten Augenblick warten, um aufzustehen und mir etwas zu essen zu kaufen. Körperlich habe ich jedoch wieder Kraft und Energie gewonnen."

Causticum, eine weitere Gabe als C200. Zwei Monate später beurteilen wir die Lage erneut. Es geht ihr weiterhin in jeder Hinsicht immer besser. Was bleibt, sind ihre „irrationalen Ängste": „Ich, die so sehr daran gewöhnt war, mich zu bewegen und zu reisen, fühle mich eingesperrt. Trotz meiner Behandlung und der erheblichen Besserung, verharre ich weiterhin in dem Modus ‚nicht mehr bewegen wegen meines Rückens'. Ich habe meinen Briefkasten seit Wochen nicht mehr geöffnet, weil dies für mich zu den Alltagszwängen gehört, die ich ablehne." (Bei der ersten Sprechstunde hatte sie mir gesagt, dass es wegen ihrer zu starken Furcht davor wäre, von einer Katastrophe heimgesucht zu werden! Auch wenn ihre Angst sich verschoben hat, sie ist immer noch vorhanden.) „Ich warte nur noch darauf, wieder nach Asien reisen zu können. In meinem Kopf tauchen die Bilder aus meinem Leben auf, vor allem aus meiner Jugend: Einfach losreisen, auf gut Glück irgendwo schlafen, den Sonnenuntergang in unbekannten Ländern zu beobachten und zu erleben, wie man sich gegenseitig hilft." Eine echte Rucksacktouristin, die in Paris festhängt … wie Sie und ich! „Überall bin ich zuhause, in Italien, in Indien, in der Mongolei. Außer in Frankreich!" Sie erhält diesmal (wir befinden uns im Oktober) eine Gabe *Causticum* C10.000.

Acht Monate vergehen, es kommt der Monat Mai. Sie kann viel besser gehen, „wenn alles zu viel ist", leidet sie unter Rückenschmerzen. Weder Albträume noch Ängste sind bisher wieder aufgetreten und sie hat ihre volle Tatkraft wiedererlangt. „Nach der Einnahme des Mittels habe ich mich zwei Wochen lang gelähmt gefühlt, ganz erstarrt und habe mir nur noch ein Ende der Krankheit gewünscht. Meine Nachbarin erledigte meine Einkäufe, es war mir nicht möglich, die Wohnung zu verlassen. Danach ist es langsam besser geworden, ich habe gespürt, wie diese Lähmung nachließ, bis sie schließlich ganz weg war. Ich habe wieder ein normales Leben aufgenommen und war über meine neue Leichtigkeit überrascht."

Noch eine Gabe *Causticum* C10.000. Sie besucht mich vor Weihnachten. Es geht ihr gut, sehr gut sogar, sie ist bereit zu allen Abenteuern. Sie verreist wieder…nach Sri Lanka! In ihrem Gepäck befinden sich zwei Gaben „für den Notfall".

Arzneimittelbild von Causticum

Was ist dieses Mittel *Causticum* eigentlich? Die Causticum-Lösung enthält vor allem Ammoniak (wässrige Lösung des Gases NH_3), ihre Herstellung wurde von Samuel Hahnemann entwickelt. Alle organischen Stoffe, pflanzliche und tierische, durchlaufen nach dem Tod einen stickstoffhaltigen Verwesungsprozess, genannt Ammonifikationsprozess (Produktion von NH_3). Erinnern wir uns daran, dass die Ammoniaksalze seit der frühesten Antike als chemischer Dünger verwandt wurden, das heißt, um lebende Materie aus mineralischem Stickstoff zu bilden. Man holte sich also Kamelmist herbei, um Ammoniak herzustellen. Durch die Mineralisierung wird somit aus Lebendem wieder Lebendes geschaffen.

Die Materia medica zu diesem Mittel ist sehr umfangreich. Seine Hauptwirkung liegt im zentralen Nervensystem, was seine Bedeutung in der Behandlung neurologischer Erkrankungen erklärt. Da bei Überdosierung Lähmungen hervorgerufen werden, hat *Causticum* natürlich eine Affinität zur quer gestreiften Muskulatur. Aufgrund der ätzenden Ausgangssubstanz scheint es übrigens nicht erstaunlich, dass es zum einen eine wichtige Rolle bei Schleimhäuten und ihren Sekreten spielt und zum anderen ein Mittel zur Behandlung chronischer Entzündungen ist und sogar bei Fibrosen, Sklerosen und Einziehungen (Retraktionen) des Gewebes zur Anwendung kommt (es ist ein wichtiges Mittel bei Dupuytren-Kontraktur).

Hinsichtlich der Verdauung lassen sich Zeichen einer chronischen Mangelernährung und auch eines völligen Energieverlustes beobachten. Die Schwäche kann äußerst stark ausgeprägt sein und sogar Lähmungen hervorrufen. Ein *Causticum*-Mensch befürchtet, dass er seine Unversehrtheit und körperliche Leistungsfähigkeit verliert. Davon bleibt auch die Psyche nicht verschont, weshalb Causticum auch ein Mittel bei schweren Depressionen ist. Diese Art der Hemmung besteht also sowohl auf der körperlichen als auch auf der psychischen Ebene. War meine Patientin nicht wie eine Larve in ihrer Puppe, selbst unfähig, ihre Einkäufe zu erledigen? Und dies nicht nur wegen ihrer Rückens.

Dr. Jacques Lamothe, der eine vorzügliche Studie zu diesem Mittel in der Behandlung von Kindern erstellt hat, berichtet uns, dass es sich bei *Causticum* um „Verbrannte-Erfrorene" handelt. Tatsächlich ist *Causticum* ein wichtiges Mittel bei Erkältungen, vor allem ausgelöst durch trockenes Wetter, trockenen Wind, Nordwind. Während die Kälte bei einem

Causticum-Menschen lähmt und „brennt", führt Feuchtigkeit zu einer Besserung. Dies erinnert mich an einen Patienten, der bei einem Asthmaanfall Luftbefeuchter in allen Zimmern aufstellt und sich dadurch fast die Tapeten lösen! Auch die Wärme ist für ihn günstig.

Causticum kann sehr tief sitzende Ängste haben. Selbstverständlich hat er Todesangst, besonders abends allein im Bett, aber vor allem hat er, wie *Calcium carbonicum,* Angst, dass irgendetwas passiert – diese begleitet ihn ständig wie ein Damokles-Schwert.

Alles was ihm geschieht, belastet ihn stark. Er versteht deshalb umso mehr das Leid anderer und entwickelt ein starkes Mitgefühl. Man sagt von ihm, dass sein Mitgefühl zu einem großen Teil egoistisch sei, aber kann dieser Mensch wirklich jemals ohne Interesse am anderen sein? Klar ist, dass er sich schnell um andere sorgt und ihren Schmerz mitempfinden kann. Er hat das Bedürfnis, sie zu beschützen, was ihn als „Pflegekraft" geeignet macht und ihn zu humanitären Aufgaben treibt.

Der *Causticum*-Mensch kann ein lebender Gehäuteter sein (dies trifft nur noch auf *China* zu, das sonst sehr unterschiedlich ist). Seine Neigung zur Selbstzerstörung bekommen manchmal andere ab, wenn er auf eine Umgebung reagieren muss. Er wird dann autoritär, aggressiv und oppositionell.

Je nach Situation reagiert Causticum entweder mit Hemmung, Lähmung, Kraftlosigkeit oder er macht einen Aufstand gegen Ungerechtigkeit, gegen das Leid, sei es sein eigenes oder das seines Nächsten. Dies kann sich noch steigern, auch auf die Gefahr hin, einen Krieg anzuzetteln. Sehr häufig entsteht das Ungleichgewicht oder die Krankheit durch ein traumatisierendes Ereignis, körperlicher (Unfall, starke Erkältung, Überarbeitung, Rückenbeschwerden usw.) oder psychischer (heftige Erregung, Todesfall, Angst, Liebesenttäuschung, Zurückweisung) Art.

Causticum reagiert überschießend. Er ist außerordentlich empfindsam. Was hat meine Patientin aus dem Gleichgewicht gebracht? Es war kein psychisches Ereignis, das sie beeinträchtigt hat, sondern es waren ganz einfach ihre Rückenbeschwerden, die ihr Leben überlagert haben und sie einfach gefangen hielten. Ihr Trauma war ihr Rücken.

Causticum erträgt jede extreme Situation schlecht, sei sie klimatisch, traumatisch oder geistig bedingt. Seine Überempfindlichkeit treibt ihn zu einer Reaktion. Wenn seine Charakterstärke dazu nicht ausreicht, entwickelt sich stattdessen eine Form der Retraktion, die bis zur Sklerose geht und sowohl die Psyche als auch die Physis befällt. Da er sowohl zur Hemmung als auch zum Umtrieb fähig ist, kann er somit sowohl traurig als auch fröhlich sein.

18 Sein Herz hängt an jedem kleinsten Besitz

Robert bedrängt einen sowohl durch seine Größe (1,92 m) als auch durch seine Fettleibigkeit (120 kg). Hinter einer mürrischen Miene versteckt sich ein gutmütiger Mann, nicht ohne Humor. Ich begegne ihm zum ersten Mal 1981 und er ist ein treuer Patient geblieben. Damals war er 41 Jahre alt. Er ist verheiratet, hat eine Tochter und ist Hauptkassierer in einer der Postzweigstellen.

Anamnese

Er war vier Jahre zuvor an beiden Nieren wegen beidseitiger Abflussbehinderung und zahlreicher Nierensteine operiert worden und es ist ihm auf einer Seite nur ein Nierendrittel geblieben, auf der anderen Seite hat er noch zwei Drittel seiner Niere. Es geht ihm nicht gut, er fühlt sich kurzatmig und wiegt mindestens 20 Kilo zu viel. Vor allem persistiert ein unangenehmes Bakterium (aus der Gattung der Serratia) in seinen Nieren seit dem Eingriff, das keine der zahlreichen erfolgten antibiotischen Behandlungen in den Griff bekommen konnte. Er wird selbstverständlich an der Uniklinik behandelt. Alle zwei oder drei Monate hat er manchmal für die Dauer einer ganzen Woche einen Fieberschub (40 Grad Fieber), der ihn für zwei Wochen außer Gefecht setzt. Aus Erfahrung kann er die ersten Zeichen das Schubs erkennen: In der Nierenregion tritt ein drückender Schmerz auf, meist linksseitig.

Er kommt gewöhnlich in Begleitung seiner Frau in meine Sprechstunde, er sagt mir: „Ich kann nichts über mich berichten." Erwähnt werden muss, dass es sich um ein Paar handelt, bei dem man eine enge Beziehung spürt. Sie, eine Krankenschwester und Pflegedienstleiterin in einem Krankenhaus, hat die gütige Seele eines Therapeuten und ein klinisches Gespür, um das sie viele Ärzte beneiden könnten. Ich bin deshalb gerne bereit, meinen Patienten nicht allein zu empfangen.

Selbst wenn er über Verdauungsstörungen klagt, ist es doch vor allem seine chronische Infektion, um die man sich kümmern muss.

Seine Frau liefert mir eine erstaunliche Information – ein Segen für jeden homöopathischen Arzt: Bei jedem Anfall und Fieberschub entwickelt sich gleichzeitig eine akute Rhinitis, verbunden mit häufigem Niesen und einer Abneigung gegen den Tabakkonsum seiner Kollegen! Dies sind originelle Fakten, die den Allopathen nicht interessieren, denn sie bieten ihm weder Information noch Anlass zum Nachdenken.

➔ *In der Homöopathie suchen wir hingegen vor allem nach den sogenannten Begleitsymptomen, das heißt nach jenen, die die Hauptbeschwerde begleiten und die zeigen, dass der Organismus bei einer lokalen Erkrankung nicht nur in einem Teilbereich befallen ist, sondern immer auch in seiner Totalität*.*

* In diesem Zusammenhang erinnere ich mich daran, dass ich einen Fall von Mukoviszidose bei einem jungen Mädchen behandeln konnte, welches ein erstaunliches „Leitsymptom" zeigte: Wie nach Plan wurde sie 48 Stunden vor einem akuten Anfall furchtbar eifersüchtig auf ihre Brüder und Schwestern! Dieses Zeichen brachte mich auf die Fährte eines Mittels, das sich als wirksam erwies.

Ich benötigte leider eine gewisse Zeit, um dieses Symptom der Rhinitis ausreichend in meine Überlegungen einzubeziehen, da es am Anfang nicht klar betont worden ist.

Ebenso teilte mir die aufmerksame Ehefrau sehr viel später ein weiteres Symptom mit, das ebenso aufschlussreich und wachrüttelnd war: „Ich vermute immer etwas Außergewöhnliches bei meinem Mann, wenn er mir morgens sagt, dass er sich in einer Superform befindet."Sie hat bemerkt, dass den Fieberschüben ein anomales Gefühl des Wohlbefindens vorausging! In der Folgezeit werde ich ihn selten wiedersehen, alle zwei bis drei Jahre.

Er glaubt nicht wirklich daran, dass ich etwas für ihn tun kann, ich habe tatsächlich die Lösung nicht sofort gefunden. Nach der Gabe eines Mittels ist bei ihm vier Monate lang kein Anfall mehr aufgetreten (statt gewöhnlich zwei). Aber das Rezidiv und ein wenig gebesserter Allgemeinzustand haben ihn nicht von den Möglichkeiten der Homöopathie überzeugt und zeigten in der Tat, dass es nur zu einer vorübergehenden Besserung gekommen war.

Auf dem Weg zum Simillimum

Unser Mann ist sehr nervös, er meckert, ist jähzornig und ärgert sich über Kleinigkeiten. Anfänglich hat er *Nux vomica* erhalten, das allgemein und für seine Verdauung wohltuend war, ohne sein zentrales Problem zu lösen. Bei der Arbeit ist er anspruchsvoll und perfektionistisch. Da er überaus eifrig ist, „erträgt er die Drückeberger" nicht. „Wenn man acht Stunden arbeiten soll, heißt das nicht siebeneinhalb Stunden. Ich schließe meine Kasse um sechs Uhr und nicht um fünf vor sechs. Die Jungen wissen nicht mehr, was Arbeit bedeutet, zu meiner Zeit war das nicht so." Er hat es sich zur Gewohnheit gemacht, immer neben seinen Stößen von Banknoten eine Flasche Wasser griffbereit zu haben, er trinkt somit gierig täglich seine zwei Liter.

- *Calcium carbonicum*, verschrieben in der Folge eines versuchten Raubüberfalls an seinem Arbeitsplatz, von dem er sich nur schwer erholte, hilft ihm ebenfalls nur vorübergehend. *Abends isst er* in seiner Müdigkeit zu viel, er hat nahezu Heißhungerattacken.
- Ich sehe ihn 1988 wieder und verschreibe ihm aufgrund von Symptomen *Cantharis*, das dazu führt, dass er fast fünf Monate lang ohne Anfall und ohne Magenbrennen verbringt. Bei dieser Gelegenheit sagt er zu mir: „Wissen Sie, mein Leben und ich, das bedeutet, sich abstrampeln. Ich habe immer geschuftet! Ich habe im Alter von 14 Jahren begonnen zu arbeiten und ich habe mit 14 Jahren zu schuften begonnen!"
- 1990, mit 50 Jahren, versetzt man ihn wegen einer betrieblichen Umstrukturierung. Seine Arbeit und die Position, die er dort innehatte, waren immer ein wichtiger Teil seines Lebens gewesen, und nun wurde er ins Untergeschoss verbannt. Er ist psychisch in sehr schlechtem Zustand, erleidet wiederholte Anfälle seines Nierenleidens: Er leidet an einer Depression. „Man hat es mir von heute auf morgen gesagt, obwohl ich meine Arbeit immer perfekt gemacht habe." Er weint aus

Wut darüber. Diesmal ist es *Staphisagria,* das ihm wieder auf die Beine hilft.

- 1994 entscheidet die Uniklinik, ihm eine Auto-Vakzine zu verabreichen: Eine Injektion monatlich. Das Ergebnis gleicht einer Katastrophe: Die Anfälle vervielfachen sich! Er wird gewissermaßen ständig antibiotisch behandelt. Er wird völlig aus der Bahn geworfen, als man am Jahresende während seines Urlaubs sein Büro durchsucht und seine Sachen umräumt. Eine stark ausgeprägte Pollakisurie wird ausgelöst. Ich gebe ihm noch einmal *Staphisagria*, das ihm etwas hilft.

Weitere Verordnungen

Wir befinden uns im Jahr 1997, er ist 58 Jahre alt, er fühlt sich verlangsamt, sein Gewicht hat sich bei 120 Kilo stabilisiert. Das Gesicht ist eingefallen, er hat Tränensäcke unter den Augen. Er sieht zehn Jahre älter aus, das ganze Elend der Welt wird durch ihn verkörpert. Bei der kleinsten Anstrengung ist er schweißgebadet. Nachts ist es schlimmer: Seine Frau muss den Kopfkissenbezug täglich waschen. Er ist verdrossen, depressiv, in den Vorruhestand versetzt und somit zuhause eingesperrt, was er schlecht verträgt. Selbst seine Begeisterung für die Archäologie treibt ihn nicht mehr an. Er hatte sich als Amateur immer dafür interessiert, kaufte Bücher zu diesem Thema und träumte davon, Ausgrabungen zu machen. Glücklicherweise werde ich an jenem Tag, als ich mir die Krankengeschichte noch einmal in allen Einzelheiten ansehe, endlich die erlösende Inspiration haben!

Ich verschreibe ihm die erste Gabe eines Mittels als C30, die sechs Monate später als C1000 wiederholt wird, da die Wirkung mehr als positiv war. Nach der Einnahme der letzteren zieht er sich für die Dauer von 48 Stunden völlig in sein Zimmer und ins Dunkle zurück, und verbietet seiner Frau, einzutreten, lehnt alles ab. „Die Welt hat für mich keine Bedeutung mehr, lasst mich in Frieden!" Seine Frau erklärt mir genau, als sie mir das Geschehene erzählt: „Das ist eine Neigung, die er schon immer hatte, aber nie in diesem Ausmaß!" Seine Reaktion auf das Mittel (vorübergehende homöopathische Verschlimmerung als gutes Zeichen) war also diesmal psychischer Natur, als ob das Mittel die tiefsten Schichten seiner Persönlichkeit berührte.

Von diesem Tag an hat er niemals mehr den geringsten infektiösen Schub durchgemacht und die Bakterien der Gattung Serratia sind endgültig verschwunden, was selbstverständlich mein anfängliches Ziel war. Er verliert ohne Mühe zehn Kilo, nimmt nun seinen Ruhestand an und richtet sein Leben danach aus. Er nimmt seine Aktivitäten wieder auf und findet schließlich wieder zu einem gewissen Lebensgenuss zurück.

Seit damals empfange ich ihn alle zwei Jahre und verschreibe ihm eine Gabe des Mittels, das jedes Mal die augenblicklichen Probleme löst und sein Gleichgewicht wiederherstellt. Es geht im gut; als ich ihn beim letzten Mal sah, hatte man bei ihm gerade einen Augeninnendruck von 27 gemessen. „Ich will deren verdammte Medikamente nicht nehmen". Eine Gabe hat genügt, den Wert auf 17 zurückgehen zu lassen.

Ausblick

Robert und seine Frau sind heute beide im Ruhestand. Sie erhalten die übliche Pension, aber er beklagt sich häufig über Geldmangel. „Man hat keinen Sous mehr in der Tasche … Die Ruhebezüge für die kleinen Leute … Die Regierung …" Er hat sicherlich recht, aber was mich vor allem interessiert, ist die Tatsache (passend zum Geist seines Konstitutionsmittels), dass Geldmangel schon immer im Zentrum seiner Sorge stand und integraler Bestandteil seiner Geschichte ist. Dachte er so viel daran, als er in seinem Büro hinter „seinen" Stößen von Banknoten thronte? Auf eine gewisse Weise hatte ihn dies beruhigt! Unabhängig von seinen persönlichen Problemen gibt es bei ihm eine grundlegende Furcht vor dem Mangel und ein Unsicherheitsgefühl, das die Ereignisse in seinem Leben leider mehr als bestätigt haben.

Zugegeben, sie haben einfach kein Glück: Ihre Tochter hat einen jungen Mann in Südfrankreich geheiratet und zehn Jahre später hatten sie, um der großbürgerlichen Schwiegerfamilie zu helfen, mit der sie harmonierten und die sich vorübergehend in finanziellen Schwierigkeiten befand, dieser Familie alle ihre Ersparnisse geliehen. Glücklich darüber, gute Beziehungen zu den Schwiegereltern ihrer Tochter aufzubauen und ihnen auf diese Weise Freude zu bereiten, hat sich dieses Übermaß an Großzügigkeit schließlich gegen sie gewandt: Der Schwiegervater, der als Unternehmer nach betrügerischen Geschäften in Konkurs ging, hat sie betrogen! Es ist nun schon zehn Jahre her, in denen sie vergeblich auf eine Entschädigung warten!

➔ *Ich weise deshalb auf die Geschichte hin, weil ich sehr häufig beobachtet habe, dass die grundlegende Problematik eines Simillimums in der persönlichen Geschichte des Patienten zu finden ist – so erstaunlich dies auch sein mag. Das Individuum muss sich in seinem Leben mit spezifischen Problemen auseinandersetzen, für die er von seiner Natur her besonders empfänglich ist. Das ist es, was ich seine Achillesferse nennen würde.*

Ein *Pulsatilla*-Mensch, der die Verlassenheit fürchtet, wird ziemlich häufig der Verlassene sein; ein *Calcium carbonicum*, der häuslich und sehr mit seinem Lebensort verbunden ist, wird zahlreiche Umzüge erleiden müssen; ein *Magnesium muriaticum*, der Unfrieden nicht erträgt, wird im Leben immer wieder Umstände erleben, in denen es zu Streit kommt.

Aufgrund dieser Beobachtung ließen sich einige philosophische Gedanken nach Art von Spinoza zur Einmaligkeit aller Dinge formulieren.

Arzneimittelbild von Bryonia

Das verschriebene Medikament ist demnach *Bryonia alba*. Welches sind die Einzelheiten, die mich dazu gebracht haben, an dieses Mittel zu denken?

- Das Schwitzen am Kopf während des Schlafs,
- Das hohe Fieber, begleitet von einem akuten Schnupfen,
- Die übermäßige Empfindung von Wohlbefinden vor der Erkrankung,
- Das Gefühl finanzieller Unsicherheit.

Nur *Sepia* hat mit *Bryonia* zusammen diese Charakteristika. Nun, mein Patient ist offensichtlich keine *Sepia*.

Es gibt bei *Bryonia alba* eine wichtige Problematik im Hinblick auf die Themen Arbeit und Tätigsein. Diese Menschen wirken häufig nervös, geschäftig, sehr arbeitsam (wie mein Patient ertragen sie es übrigens nicht, wenn die anderen sich „aus nichts was machen"). Sie können im Gegensatz dazu, wenn sie krank oder depressiv sind, Jammerlappen werden, die unfähig sind, den kleinen Finger zu heben.

Bryonia ist ein wichtiges Mittel bei akuten Erkrankungen (Lungenerkrankungen, Mononukleose), und in diesen Fällen wird der Patient durch seinen Fieberzustand buchstäblich niedergekämpft, „liegt in seinem Bett wie ein Klotz, häufig große, tüchtige Schlucke Wasser trinkend", sagt die Materia medica.

→ *Ein wichtiges Charakteristikum von* ***Bryonia*** *ist die Verschlechterung durch Bewegung unabhängig von der zugrunde liegenden Erkrankung. Die Problematik der Bewegung ist wesentlich. Der* ***Bryonia****-Mensch wird sie auf verschiedene Weise ablehnen. Dies stimmt mit seiner Besserung durch starken Druck überein, die den Zustand aufrechterhält und zugleich Bewegung verbietet. Diese besondere Modalität findet sich sowohl bei Schmerzen des Kopfes, der Zähne, der Augen, des Bauchs als auch bei Ischias, rheumatischen Erkrankungen oder pleuropulmonalen Problemen.*

Ein an Pneumonie erkrankter Patient wird mit seinen Händen einen starken Druck auf seine Lunge (auf seine Rippen) ausüben, um Erschütterungen beim Husten oder Atmen zu vermieden. Er atmet übrigens so wenig wie möglich.

Bryonia ist, dies muss noch gesagt werden, ein außergewöhnlich wirksames Mittel bei Lungenerkrankungen, Pneumothorax, Pleuritis (und im übrigen bei allen Erkrankungen in Verbindung mit stützenden Häuten und Körpermembranen – mukös, serös, synovial, peritoneal, aponeurotisch). Ich war selbst an einer Pneumonie des linken Unterlappens erkrankt, die mit einer Gabe *Bryonia* C200 nach fünf Tagen radiologisch und klinisch völlig geheilt war.

→ *Der sehr große Durst von* ***Bryonia*** *tritt manchmal nur in der akuten Phase einer Krankheit auf, er ist häufig, aber nicht regelmäßig, im Alltagsleben der* ***Bryonia****-Menschen anzutreffen.*

Wie bei *Calcium carbonicum* gibt es auch hier eine große Thematik bezüglich des Hauses, die mit dem Gedanken an Sicherheit in

Zusammenhang steht. Eines der Leitsymptome von *Bryonia* ist übrigens, wenn die Krankheit (Fieber, usw.) ihren Höhepunkt erreicht hat, dass er unbedingt nach Hause will (wenn er zum Beispiel im Krankenhaus ist)[38]. *Bryonia alba* hat ein großes Bedürfnis nach Sicherheit, vor allem materieller Art, und meint schnell, in einem Zustand des Mangels zu sein. Fürchtet er übrigens nicht, vor Hunger zu sterben? Diese Sicherheit wird er durch die Arbeit und das Geld, das ihm diese verschafft, suchen und finden. „Ich kann mir den Luxus einer Krankheit nicht erlauben." Er wird immer versuchen, sich zu schützen, um sich den Zufälligkeiten und den Wagnissen der Zukunft zu entziehen. Denken Sie an meinen Patienten, der seinen Notgroschen verliert, der Arme! Erwerben und horten beruhigt ihn sehr, wodurch Ängste vermieden werden. Ich habe einen jungen Mann gekannt, der nach einem uneingelösten Wechsel, der ihn bei der Bank in eine schwierige Situation brachte, an einer schweren infektiösen Mononukleose vom Typ „*Bryonia*" erkrankt ist. Es gibt keinen Zufall!

Wenn wir die Pflanze studieren, die Zaunrübe, aus der das Mittel gewonnen wird, finden wir bei der Pflanze Spuren derselben Charakteristika wie bei der klinischen Betrachtung: Die Pflanze klammert sich an einem Halt fest, an einer Hauswand, sie hat ungewöhnlich lange Wurzeln für eine vergleichsweise zarte Pflanze, kräftige, dicke Wurzeln, die als Vorratsspeicher dienen.

Das Wort Vorrat ist ein wichtiges Wort bei *Bryonia.* Man versteht also, dass mein Patient unbewusst beruhigt werden konnte vor seinem Haufen von Geldscheinen. Dies ist im Hinblick auf die Archäologie die Thematik der Wurzeln, der Ur-Mauern. Wenn der *Bryonia*-Mensch dekompensiert, wagt er es nicht, sich zu bewegen, als ob er sich an das klammern wollte, was ihm bleibt! Mehr als alles wünscht er, „ungestört zu sein und zu bleiben" (eine der typischen Äußerungen von *Bryonia*).

So ist es zu verstehen, dass es für den Patienten, fernab seines in der Fantasie bestehenden Ur-Hauses, notwendig war, durch seine den

38 Bei *Calcium carbonicum* wird die Außenwelt als potenziell gefährlich erlebt, was für *Bryonia* nicht zutrifft. Für das letztere verkörpert das Haus den Ort, wo ihm nichts versagt wird, es ist der Ort der „Vorräte" (Geld, Nahrung usw.).

Menschen erhaltende Aktivitäten, die Arbeit und das Geld, seine grundlegenden Bedürfnisse zu sichern und sich zugleich seiner Wurzeln und seiner Mauern zu bemächtigen – den einzigen ewigen Garanten seiner ursprünglichen Sicherheit.

Gibt es einen schöneren Schatz, als wenn es an nichts fehlt?

19 Kleinanzeige: „Monarch sucht die Liebe"

Dieser junge braunhaarige Mann von 21 Jahren mit lebhaften Augen, mit forschem und gewandtem Verhalten, der eines Tages im Juni 1998 meine Praxis betritt, ist mir sofort sehr sympathisch. Liebenswürdig und gesprächig von Anfang an, lächelt er viel und erzählt mir dabei Dinge, die letztendlich eher schmerzhaft sind. Ich kann nur sein entspanntes Verhalten bewundern, das von einer formvollendeten Höflichkeit zeugt, selbst wenn im Verlauf der Sprechstunde seine ausschweifende Rede mich schließlich benommen macht. Wiederholt muss ich übrigens während der Konsultation eingreifen und ihn freundlich lenken, damit er sich nicht zu sehr in Nebensächlichkeiten verliert.

Anamnese

Seit anderthalb Jahren leidet er gewissermaßen ständig an Asthma, für das ihm die Allopathie nur eine rein symptomatische Behandlung anbieten kann. Ich bemerke seine leichte Atemlosigkeit, während er mir seine Probleme schildert. Selbstverständlich wird er mit Kortison und Bronchodilatatoren behandelt. „Ich möchte diese verdammte Krankheit loswerden", gibt er mit einem gewissen Nachdruck in seiner Stimme von sich.

Während seiner ganzen Kindheit hat er seit den ersten Impfungen unter einem Ekzem gelitten. Eine chronische Sinusitis hat die Zeit zwischen Kindheit und Jugendzeit bestimmt. Außerhalb der akuten Krankheitsphasen litt er damals, und das hält bis heute an, an einer ständig verstopften Nase, die zum Teil Folge einer Polypenwucherung ist. Er spricht also mit dumpfer Stimme, die aus den Tiefen der Nasenlöcher kommt. Seine Atmung ist durch das Asthma und durch diese nasale Obstruktion behindert.

Die Asthmaanfälle treten entweder beim Erwachen oder gegen fünf oder sechs Uhr morgens auf. Sie wecken ihn in aller Heftigkeit auf und sie werden von einer Angst, keine Luft mehr zu bekommen, begleitet.

Er richtet sich auf, beugt sich nach vorn, und versucht dabei, das Fenster neben dem Bett zu öffnen, um in großen Zügen die Außenluft einzuatmen.

Ich beobachte meinen Patienten, der sich sowohl mit den Händen als auch mit den Lippen ausdrückt. Er ist eher ein hübscher Junge, trotz seiner granatroten Augenringe, einer Farbe, die man gewöhnlich eher am Unterschenkel bei alten Menschen findet. Bei der Untersuchung seines Rachens (vergessen wir nicht, dass die Materia medica nur so von seltsamen und originellen beobachteten Symptomen wimmelt), bemerkte ich eine Abweichung des Zäpfchens nach rechts, das leicht herumbaumelt.

Er leidet sehr unter Wärme, sowohl im Sommer als auch in geschlossenen Räumen. Er kann nur auf der rechten Seite schlafen: Liegt er linksseitig oder auf dem Rücken, fühlt er zu starke Beklemmungen. Mit einer Geste der Umklammerung seines Brustkorbs mit beiden Händen erklärt er mir seine Atembeklemmung. Jede Einengung der Kleidung ist ihm unerträglich: Krawatte, Halstuch, Schal, taillierte Jeans, Uhr; kurz gesagt, alles was einschnürend sein kann.

Norbert ist das, was man einen Intellektuellen nennt: Er studiert Geisteswissenschaften an der *École normale supérieure*. Ängstlich wie er ist, macht er sich Sorgen um alle Welt und nimmt sich alles „zu sehr zu Herzen“ – sein Studium, seine Zukunft, seine menschlichen Beziehungen. Eine Nichtigkeit regt ihn auf, vor allem abends. Wenn er zum Beispiel zusammen mit einer Freundin kocht, macht er dies mit unnötiger Leidenschaft. Er regt sich zu schnell auf und gibt zu, „etwas zu autoritär, egoistisch und machomäßig“ zu sein. Dagegen verhält er sich bei Leuten, die er nicht kennt, sehr aufmerksam, bietet seine Hilfe an und benimmt sich wie ein echter Gentleman. Er liebt es, sich vorteilhaft darzustellen und kann sogar den Hanswurst spielen und für Unterhaltung sorgen. Seine Familie sagt über ihn, dass er je nach den Umständen entweder entzückend oder richtig „nervig“ sein kann.

Seine Zerbrechlichkeit bezieht sich auch auf seine Gefühle. Mit 21 Jahren ruft er noch täglich seine Mutter an. „Eine Freundin zu haben ist schön, aber eine Mutter, die liebt immer bedingungslos!“ Auch hier sind zwei Persönlichkeiten zu beobachten: Der herausragende Intellektuelle und das Kind. Er ist sehr der Vergangenheit und seiner Kindheit als verwöhntes Kind zugewandt, er taucht beruhigt darin ein, wenn etwas nicht gut läuft.

Erste Verordnung

Die erste Sprechstunde hat 1998 stattgefunden. Heute noch sehe ich ihn einmal jährlich. Er ist seit langem von seinem Asthma und seiner nasalen Obstruktion geheilt. Damals hatten die beiden ersten verschriebenen Gaben von *Lachesis muta* eine erhebliche Verschlimmerung ausgelöst (sehr starker kongestiver Schnupfen mit totaler Obstruktion) über mehr als eine Woche, was ein gutes Zeichen bei dieser Art von chronischer Pathologie ist, umso mehr, als sich das Asthma gleichzeitig sofort besserte. Im Laufe der Zeit haben eine oder zwei jährliche Gaben ihn schließlich endgültig von der Angelegenheit befreit.

Eines Tages berichtet er mir spontan von seiner Empfindung, wie tief gehend ihn dieses Mittel verändert hat: „Ich bin so viel ruhiger geworden, quäle mich weniger und bin viel angenehmer für meine Umgebung."

Fallanalyse

Warum *Lachesis*? Für denjenigen, der sich im Repertorium richtig auskennt, ist die Antwort offensichtlich. Greifen wir einige typische körperliche Symptome noch einmal auf:

- Atembeschwerden, gebessert durch Sitzen mit Vorwärtsbeugen und an der frischen Luft,
- rot-bläuliche Verfärbung unter den Augen,
- Empfindung einer Zusammenschnürung in der Brust,
- seitliche Abweichung des Zäpfchens.

Dieses letzte Zeichen erstaunt vielleicht: Dieses Symptom ist in der Materia medica von Phatak nachzulesen, und das ist das erste Mal, dass ich es beobachte[39]. In dem Fall können weitere, viel gewöhnlichere Symptome für *Lachesis*, beobachtet werden:

39 Wie wichtig es doch ist, seine Patienten richtig zu untersuchen. Ich erinnere mich an einen Fall einer „*Apis*"-Depression, den ich bis zu dem Tag nicht lösen konnte, an dem dieser Herr mich in aller Dringlichkeit wegen banaler Schmerzen des Dickdarms aufsuchte. Als ich ihn aufmerksam auskultierte, bemerkte ich, dass sein Bauch um den Nabel eiskalt war – ein Symptom von *Apis*.

- Schlafen auf der rechten Seite,
- Sorgen um andere,
- Heimweh,
- Verlassenheitsgefühl und Verlangen zu gefallen,
- Gesprächigkeit.

Es muss hinzugefügt werden, dass *Lachesis* eine Nervensäge ist, aber es ist bei weitem nicht die einzige!

Lachesis ist ein unverzichtbares Mittel in der täglichen Arbeit des homöopathischen Arztes, ganz sicher als Konstitutionsmittel, aber auch, und – das sollten wir nicht vergessen – für den Notfallkoffer, denn es kann bei vielen Gelegenheiten sehr hilfreich sein. Es ist ein Mittel mit einem sehr großen Spektrum – der Archetypus, der aus Schlangengiften gewonnenen Mittel[40].

Ich habe bewusst keinen karikaturenhaften Fall für *Lachesis muta* ausgewählt. Ich hätte ihnen zur Demonstration den Fall einer Frau vorstellen können (es gibt sehr viel mehr bekannte weibliche als männliche Fälle bei *Lachesis*). Diese Frau wäre geschwätzig und ein bisschen verführerisch gewesen, vor allem durch ihre Sprache. Schon im Wartezimmer hätte sie eine Unterhaltung mit einer anderen Patientin angefangen. Ohne mir selbst die Zeit zu lassen, ihre persönlichen Daten aufzunehmen, hätte sie mich sofort mit ihren Problemen oder mit ihren Überlegungen überhäuft: „Doktor, Sie müssten die Musik in Ihrem Wartezimmer ändern, Mozart trägt nicht dazu bei, vor der Konsultation in sich zu gehen“, wie mir kürzlich eine neue *Lachesis*-Patientin sagte. Oder auch: „Doktor, ich wurde von Ihrem Kollegen, Doktor X, behandelt, aber ich habe rasch verstanden, dass er sich nicht genug für mich interessierte. Bei Ihnen scheint es so zu sein, dass man Sie bei jedem kleinen Problem ab acht Uhr morgens aufsuchen kann. Verstehen Sie, ich bin sehr empfindlich, ich bin anders als alle anderen.“ In solchen extremen

40 Ein wichtiger Punkt ist zu unterstreichen: Wenn ein Patient gut auf ein „Schlangengift-Mittel“ reagiert hat und Sie ihm wieder *Lachesis* geben, tun Sie ihm damit wahrscheinlich etwas Gutes. Es ist auch dasjenige Mittel, das man am besten kennt. Es ist also entscheidend, sehr genau die Besserung des Patienten zu analysieren, um sicher zu sein, dass es sich um einen echten *Lachesis*-Fall handelt und nicht vielleicht um einen *Cenchris-contortrix*- oder einen *Crotalus-cascavella*-Fall.

Fällen genügt es, auf Stand-by zu schalten und bis zur Verschreibung eine Stunde abzuwarten.

→ *Wir kennen die zahlreichen charakteristischen Symptome und wollen sie hier nicht wiederholen. Dennoch drängt sich eine Bemerkung auf: Die Eifersucht, die Hysterie und die Gesprächigkeit müssen als Symptome nicht vorhanden sein, um das Mittel verschreiben zu können. Sie können verdeckt bleiben oder sogar nur latent vorhanden sein. Ich habe schweigsame, schüchterne oder in sich zurückgezogene* ***Lachesis*** *kennengelernt.*

Arzneimittelbild von Lachesis muta

Welches ist das tiefe Leiden von *Lachesis?* Welcher Art ist die Zerbrechlichkeit hinter den Wunden oder Narben, die durch das Leben zugefügt wurden, die wiederum sekundäre, ausschließlich reaktive Phänomene ausgelöst haben? Eine Frage, die man sich bei jedem Mittel stellen muss: Worin besteht dieses „falsche Gefühl", das ein verzerrtes Bild der Wirklichkeit schafft?

Die Schlange *Lachesis,* der das Gift zur Herstellung des Mittels entnommen wird, wird von den Eingeborenen „der König des Waldes" genannt. Sie ist zumindest der König der Schlangen, also nicht irgendwer!

Masi-Elizalde sagt, dass eines der Schlüsselwörter zum Verständnis die „Bewunderung" ist. *Lachesis* habe nach seiner Ansicht das tiefe Verlangen, bewundert zu werden und wird sich niemals ausreichend geschätzt und anerkannt fühlen, wie er es seiner Meinung nach verdient. Die Sünde der Überheblichkeit! *Lachesis* ist zu allem fähig, um dies zu erreichen, auch auf die Gefahr hin, dass er angesichts seines Unvermögens verachtet wird, wenn er damit scheitert. Sein Verhalten ist beispielsweise in seinem Privatleben und seinem öffentlichen Auftreten häufig sehr unterschiedlich. Er wird der Bewunderung hinterherlaufen, wenn diese ihm nicht rasch zukommt.

Die Sicht der Dinge von *Lachesis* ist bei Weitem nicht falsch, aber sie spiegelt, so meine ich, doch nur einen Aspekt der möglichen Reaktionen dieser Persönlichkeit wider. Die folgende kleine Krankengeschichte zeigt uns deren karikaturhafte Seite. Es handelt sich um eine Patientin, die ich 15 Jahre lang behandelt habe, bis sie 92 Jahre alt war. Bei unserem ersten Zusammentreffen hatte sie blasslilafarbene Haare; später waren sie eher rot! Sie war geschminkt wie eine traditionelle japanische Schauspielerin. Zusätzlich zu vielen gesundheitlichen Problemen zeichnete sie sich durch ein fast wahnsinniges Gerede aus; es gelang mir nur sehr mühsam, sie zum Verlassen meiner Praxis zu bewegen, da sie nicht aufhörte zu plappern. Dadurch, dass ich ihr *Lachesis*[41] verschrieben habe, hat sie sich zunehmend und tief gehend verändert. Schließlich konnte ich in Ruhe über ihr Rheumaleiden sprechen. Am Anfang hatte ich ihr sicherlich nicht die sofortige Bewunderung gezollt, die sie zu verdienen glaubte. Im Verlauf mehrerer Monate beschränkte sie sich darauf, mir ihr Leben als Operettensängerin zu erzählen, das voller Glanz gewesen war. Sie legte mir dar, wie sie mit allen Größen in Kontakt gekommen war, wie oft sie im Châtelet oder anderen bemerkenswerten Orten gewesen war und wie sie eines Tages von einer Minute auf die andere für irgendeine berühmte Künstlerin einspringen musste. Sie erklärte mir in allen Einzelheiten, wie ungerecht man sie behandelt hatte, wo doch ihr Professor am Konservatorium ihr im Alter von 20 Jahren vorausgesagt hatte, dass sie die Jahrhundertsängerin sei! Sie brachte mir Fotoalben mit den Darstellungen ihrer Bühnenerfolge und zeigte mir die Bilder ihrer hübschen früheren Liebhaber. Eine wahre Karikatur dieses Mittels bis zu dem Tag, an dem sie gefühlt haben muss, dass ich sie endlich so bewunderte, wie sie es verdiente, und dass sie mir nicht mehr unaufhörlich die Beweise ihrer Berühmtheit bringen musste: Das Mittel wirkte endlich.

Aus meiner Sicht ahnt *Lachesis* tief in seinem Inneren das unerbittliche und schmerzliche Schicksal voraus, und ist davon überzeugt, dazu

41 Im Laufe meiner 34 praktischen Erfahrung habe ich beobachten können, dass bestimmte Mittel weniger tief wirken als andere, die häufiger wiederholt werden müssen, um eine Heilung zu erreichen. Beim Kongress der Liga ***Medicorum Homoeopathica Internationalis*** in Luzern habe ich kürzlich einen ***Palladium***-Fall vorgetragen, und ich habe besonders betont, dass ich jedes Mal bei der Verschreibung dieses Mittels feststellte, dass es über einen erstaunlich langen Zeitraum wirkte: Eine oder zwei Gaben alle zwei oder drei Jahre waren manchmal völlig ausreichend. Im Gegensatz dazu erfordern die aus dem Schlangengift gewonnen Mittel eine häufigere Wiederholung und mehr Variationen im Hinblick auf die Potenzhöhe. Liegt der Grund darin, weil die Schlangen auf der Erde kriechen, mehr Schwierigkeiten haben, sich aufzurichten und sich also zu entwickeln? Haben weitere Kollegen die gleiche Erfahrung wie ich gemacht?

verdammt zu sein, nicht geliebt zu werden, wenigstens so wie er es verdient und es wünscht. Er hat das Gefühl, nicht liebenswert genug zu sein. Seine unendliche und im Vordergrund stehende Suche ist somit nicht die nach Bewunderung, sondern die nach Liebe. Wie stellt man es an, ausreichend gewürdigt zu werden, um im Gegenzug mit Liebe überschüttet zu werden? Dieses Bestreben erklärt die wohlbekannte Verschlimmerung von *Lachesis* beim Erwachen. Jeden Morgen muss er erneut der Welt mit dieser Angst gegenübertreten, die ihn endlos überwältigt (er hat übrigens morgens Halsschmerzen): Lachesis muss es so einrichten können, dass die Beweise für Wertschätzung und Liebe, derer er so bedarf, wieder unermüdlich bekommt. Welche Sisyphusarbeit! Die Menschen ringsum können sehr häufig dieses unaufhörliche Verlangen nach Anerkennung nicht ausreichend beantworten und enttäuschen ihn deshalb. Der *Lachesis*-Mensch ist dadurch so tief verletzt, dass er eine krankhafte Empfindlichkeit entwickelt, weil er sich nicht genug oder nicht mehr geliebt fühlt. Dieses Leiden erklärt sein manchmal überraschendes und unangepasstes Sozialverhalten. Ein Unbekannter auf der Straße, ein Kaufmann, ein Taxifahrer werden auf diese Weise plötzlich bevorzugte Gesprächspartner, die er für seine Zwecke einspannt, und sich für sie interessiert, geschickt seinen Humor einsetzt, und denen er sich in seinem Lebensdurst anvertrauen kann.

Wie jedermann projiziert der *Lachesis*-Mensch sein übertriebenes Leid auf andere. Er hat schnell Tränen in den Augen, wenn jemand von leidvollen Erfahrungen erzählt und kann sich als überwältigt von Mitgefühl und Hingabe zeigen. Er kommt den Menschen entgegen in seiner Bereitschaft zu helfen und mehr noch denjenigen zu Diensten zu sein, die ihn darum bitten, um sich unentbehrlich zu machen. Unbewusst will er unersetzlich sein. Auf diese Art und Weise Liebe finden zu wollen, kann lächerlich werden, weil es zu offensichtlich ist, aber *Lachesis* macht sich das nicht klar. Er macht zu viel, erheblich zu viel, um geschätzt zu werden. Er leidet also aufgrund seiner übermäßigen Sensibilität an der Abwehrreaktion des anderen, die er als Zurückweisung oder Verachtung empfindet. *Lachesis* kann sich auch äußerst herrschsüchtig zeigen, wenn er seine Vortrefflichkeit und Unentbehrlichkeit unter Beweis stellen möchte. In diesen Fällen kann man ihm seine übertriebene Egozentrik vorwerfen.

Der ursprüngliche Mangel, der einem sich nie schließenden schwarzen Loch gleicht, macht den *Lachesis*-Menschen eifersüchtig auf denjenigen, der ihn verlassen könnte, und neidisch auf diejenigen, die offensichtlich vom Leben mehr begünstigt sind. Neid und Eifersucht sind unterschiedliche Gefühle, die nicht verwechselt werden sollen.

- Die Eifersucht drückt einen Gedanken der Ausschließlichkeit aus, des unmöglichen Teilens, eines möglichen schmerzhaften Verlustes. *Stramonium* oder *Calcium sulfuricum* sind die großen Eifersüchtigen, sie sind nicht neidisch.
- Im Neid kommt eher eine Begehrlichkeit zum Ausdruck, ein Verlangen, aus einem Vermögen, einem Vorteil, einer Tugend, über die ein anderer verfügt, Nutzen ziehen zu wollen. *Palladium* kennt den Neid, aber nicht die Eifersucht.
- *Hyoscyamus niger* oder *Lachesis* können sowohl neidisch als auch eifersüchtig sein.

➔ *Um den Wert eines Symptoms zu bekommen, muss diese Art von Gefühl äußerst stark ausgeprägt und störend für den Patienten und sein Umfeld sein. Derjenige, der liebt, ist nur ein wenig eifersüchtig, derjenige, der Mangel empfindet, ist nur etwas neidisch*

Um geliebt und bewundert zu werden, wählt der *Lachesis-Mensch* die Kommunikation, um in engem Kontakt mit dem anderen zu bleiben, er will den anderen gewinnen, auch wenn er dadurch geschwätzig werden muss. Sein wacher Geist erlaubt ihm bereits, seine Ideen und unsteten Gedanken voranzutreiben. Im Austausch geht er dann sehr leicht über zu einem zusammenhanglosen Gerede und besetzt unaufhörlich den Platz in der Beziehung zum anderen, damit die Verbindung niemals abbricht. Bei stark dekompensierten *Lachesis*-Menschen kann sich dies bis hin zu einem deutlich chaotischen Verhalten entwickeln.

Und dennoch kann er, im Gegensatz dazu, schnell unter einer zu engen Bindung leiden und jeden übermäßigen Zwang zurückweisen, der ihm die Luft nimmt. Solange er sich jedoch geliebt fühlt, kann er in voller Freiheit leben.

Paradoxerweise ist es *Lachesis* vor allem wichtig, geachtet und erkannt zu werden in seinem Anderssein und seiner Würde, er möchte in seiner Einzigartigkeit wahrgenommen werden. Er räumt sich seine Hoheitsrechte ein und zögert dabei nicht, vielleicht gemein zu sein.

Lachesis ist eine glanzvolle Persönlichkeit, anspruchsvoll und herrschsüchtig, Anwalt seiner selbst, er empfindet die Liebe, die er fordert, als ein Recht – ein Recht des Prinzen. Wenn er zurückgewiesen wird, kann er widerwärtig, egozentrisch, tyrannisch und gewalttätig werden. Da die menschliche Liebe ihm nicht immer diese, von ihm erwartete, unbedingte „Gegenliebe“ gewähren kann, kann er sich auch dem Himmel zuwenden und eine Neigung zur Mystik entwickeln, verbunden mit einer gewissen Suche nach Ekstase, die manchmal pathologisch ist. Gott, Er wenigstens, wird ihn zu schätzen wissen! Geliebt zu werden bei aller Bewunderung, ist das nicht sein Ideal?

Seine Nähe zu den feingeistigen Dingen im Leben können ihn zu einem Hellsichtigen machen, der sein Umfeld durch seine aufblitzenden Eingebungen in Erstaunen versetzt.

Können wir darauf verzichten, mit diesen faszinierenden Persönlichkeiten zu verkehren, die uns daran erinnern, dass die Liebe tief im Inneren des menschlichen Herzens sitzt und unsere trüben Tage häufig zum Leuchten bringt?

FÜR WEN SIND DIESE SCHLANGEN BESTIMMT, DIE ÜBER EUREN KÖPFEN PFEIFEN?

Racine (Oreste)

Für uns alle!

20 Aus meiner Güte schöpfe ich die Kraft

Mit einer Ausstrahlung, die etwas an Shirley McLaine erinnert, ihren großen runden Augen und ihrer Spontaneität behält Benoîte trotz ihrer 48 Jahre das Aussehen einer Spätzünderin. Ihre Emotionalität und Sentimentalität machen ihre Überempfindlichkeit aus. Sie scheint wie gemacht für das Glück, aber leider hat sich dieses verflüchtigt.

Anamnese

„Tun Sie etwas für mich, sagt sie mir fast flehend. Ich nehme Antidepressiva ein und mache eine Psychoanalyse, aber ich komme davon nicht los. Meine Mutter ist vor fünf Jahren verstorben und seitdem habe ich den Eindruck, dass mein Leben beendet ist. Ich möchte sterben. Ich kann nicht mehr arbeiten, ich muss regelmäßig mein Geschäft – es ist ein Schönheitssalon – schließen, um Zuflucht zu suchen und zu weinen. Es fällt mir sogar schwer, meinen Freund zu treffen. Mein Vater ist als erster gestorben, gefolgt von meiner Mutter. Ich weiß, ich bin nicht erwachsen geworden! Aber ich habe mich so sehr um alles gekümmert und die Krankheit meiner Eltern so intensiv miterlebt, dass etwas von mir mit ihnen gegangen ist. Mein Leben hat wirklich an dem Tag stillgestanden, an dem meine Mutter halbseitig gelähmt war. Ich habe niemals Zeit gehabt, mich um mein eigenes Leben zu kümmern und habe meinen Eltern immer den Vorzug gegeben, ohne dies zu hinterfragen. Heute ist eine große Leere da, im wahren wie im übertragenen Sinne."

Ich lasse Benoîte sprechen, sie hat das Bedürfnis, ihr Herz auszuschütten. „Ich bin immer sehr empfindsam gewesen und habe mich immer vor Unheil gefürchtet. Ich habe immer Angst vor bösen Menschen gehabt und davor, Böses zu tun oder zu erleiden. Meine Welt ist ein bisschen utopisch und unrealistisch. Ich möchte, dass es allen um mich herum gut geht, deshalb war ich immer sehr um andere besorgt, es war falsch, nicht auch an mich zu denken. Wenn es mir schlecht geht, schließe ich mich ein, damit die anderen meine Traurigkeit nicht ertragen müssen."

Benoîte leidet an Erstickungsanfällen, ferner an Zittern, Kribbeln, einem Kloß im Hals – kurzum sie zeigt die Symptome einer nervösen Störung. Sie hat keinen Appetit mehr und bei der geringsten Angst oder Gemütsbewegung bekommt sie Durchfall. „Ein Wort genügt", ein einfacher Vorwurf, und sie fällt in einen Abgrund. „Was mich nach dem Tod meiner Eltern fertig gemacht hat, war, dass ich nichts mehr geben konnte, obwohl ich doch voller Aufmerksamkeit und Zärtlichkeit gegenüber allen Menschen bin, die ich liebe."

Einmal trat während ihrer Depression – was ihren Psychiater beunruhigt hat – eine Art Konversionshysterie auf, mit Lähmung der Beine und selbst der zervikalen Muskeln, sodass sie ihren Kopf nicht mehr aufrecht halten konnte!

Im Moment ist es nicht der geeignete Zeitpunkt, eine vollständige homöopathische Befragung durchzuführen, sie ist zu sehr von ihrem Schmerz und ihrer Hoffnungslosigkeit mitgenommen.

Erste Verordnung und weitere Verordnungen

Im September 1994 verschreibe ich Benoîte eine Gabe eines Mittels in der C30. Sechs Monate später kommt sie wieder. Sie bedankt sich, denn sie hat sich sehr viel besser gefühlt, trotz ihrer Ängste und der leichten nervösen Beschwerden, die noch bestehen. Sie kann besser mit ihrer Empfindsamkeit umgehen und es „gelingt sogar, die Fernsehnachrichten anzusehen". Sie hat sich dazu entschlossen, ihr Geschäft zu verkaufen. Verordnung desselben Mittels als C200.

Zwei Wochen später ruft sie mich an: Das Mittel hat bei ihr einen überdrehten Zustand ausgelöst, der einem leichten manischen Zustand ähnelt: „Sie stopft allen das Maul!" Handelt es sich um eine vorübergehende und heilsame Reaktion auf das Mittel oder entwickeln sich die Symptome in eine falsche Richtung? Wir vereinbaren, abzuwarten. Das Problem löst sich rasch und sie fühlt sich sehr viel besser: „Sie haben mich aus meiner Depression geholt."

Ich sehe sie erst im Juli 2007 wieder, 13 Jahre später! Sie ist wieder auf der Höhe und hat gute Jahre verbracht. Sie hat ihr Geschäft schließlich verkauft. Dieses Mal wird sie von ihrer entzückenden und offensichtlich stubenreinen Katze begleitet, und Benoîte bittet mich, die Katze aus ihrem Käfig freilassen zu dürfen. Eine Premiere für mich! Die Katze streift hier und da herum und beendet ihre Entdeckung zu meinen Füßen. „Jedenfalls muss ich mich einer Sache hingeben und widmen können. Zurzeit ist es halt die Katze."

Dieses Mal ist der Grund für die Sprechstunde ein ganz anderer: Sie hat einen großen zervikalen Bandscheibenvorfall, den die Neurochirurgen angesichts der Risiken nicht unbedingt operieren wollen. Vollgestopft mit antientzündlichen Medikamenten ist ihr Magen ganz durcheinander. Benoîte spürt etwas „wie eine Feuerkugel, einen brennenden Knäuel" im Nacken. Der Schmerz strahlt zu den Schultern aus sowie in den Rücken, an die Halsseiten und in den Hinterkopf. Sie verspürt ein ständiges Ziehen, besonders bei den geringsten Bewegungen und zeitweise fühlt sie sich wie gelähmt durch den Schmerz. „Mein Nacken hat Schwierigkeiten, meinen Kopf zu tragen, stellt sie klar, ich musste in meinem Geschäft zu häufig große Lasten tragen."Einige andere Informationen, die den Homöopathen interessieren können: Sie mag sehr gern Salz, rohe Eier, die sie, kaum vom Markt zurückgekommen, ausschlürft, und Austern, die sie zweimal wöchentlich kauft[42].

Nur ein homöopathischer Arzt kann meine Verschreibung verstehen: Ich gebe ihr dasselbe Mittel wie 1994. Eine Gabe als C200. Zwei Wochen später ruft sie mich entsprechend meiner Bitte an. Ihr Zustand hat sich deutlich gebessert. Die Schmerzen sind viel erträglicher geworden, das „Feuer hat sich gelegt", allerdings strahlen die Schmerzen noch aus. Benoîte hat

42 Diese Informationen sind interessant, aber ich habe sie nicht berücksichtigt. Warum? Denn ihre Vorliebe für Austern entspricht keinesfalls einer Notwendigkeit, ebenso mag sie es, Eier auszuschlürfen. In beiden Fällen bereiten ihr die Essensgelüste Vergnügen, sie sind also mit einem bestimmten Gefühl verknüpft und sind keine absoluten Notwendigkeiten. Wann muss man in der Homöopathie das Verlangen nach Nahrungsmitteln berücksichtigen? In den Fällen, in denen es sich um ein „animalisches" Bedürfnis handelt, als ob der Körper dies unbedingt braucht. Ich erinnere mich an eine schwangere Frau, die nachts aufstand, um Kaffeebohnen zu knabbern – sie, die gewöhnlich keinen Kaffee trank! In diesem Fall erhielt das mit ihrer Schwangerschaft in Verbindung stehende Symptom seinen vollen Wert.

die Antiphlogistika deutlich reduzieren können. Ich rate ihr dazu, noch einmal eine Dosis in der C30 einzunehmen, da der Fortschritt seit drei Tagen zum Stillstand gekommen ist.

Nach etwa einem Monat sucht mich Benoîte auf und wir machen eine Bestandsaufnahme. Die Schmerzen bessern sich langsam aber sicher. Sie fügt hinzu, dass ihr das Mittel auch auf psychischer Ebene sehr gut geholfen hat. „Ihnen zu sagen, dass ich wirklich niedergeschlagen war, wäre übertrieben, aber ich kam sehr schlecht mit dieser tiefen Einsamkeit zurecht und ich merke, dass ich lockerer und fröhlicher geworden bin. Ich muss auch sagen, dass ich weniger leide." Ich wiederhole dasselbe Mittel in einer Gabe als C9 und C15 drei Wochen später.

Nachdem Benoîte in den Süden umgezogen ist, ruft sie mich Ende des Jahres 2007 an: Die Fortschritte sind erheblich, es besteht noch ein leichter Schmerz im Bereich der Wirbelkörper von C6–C7 sowie eine geringe Ausstrahlung der Schmerzen in die linke Schulter. Dieses Mal wird das Mittel im Januar 2008 in einer Gabe von C1000 gegeben.

Anlässlich eines Besuchs im Juni 2008 sagt sie mir triumphierend: „Schauen Sie, Doktor, ich kann den Kopf in allen Richtungen bewegen, das ist ein Wunder, ich komme zu Ihnen, um noch völlig gesund zu werden." Eine weitere Gabe als C1000. Seitdem ist Benoîte beschwerdefrei und es geht ihr wirklich gut. Selbstverständlich ist ihr Bandscheibenvorfall nicht geheilt (selbst wenn er computertomografisch weniger prolabiert erscheint), aber der Organismus hat sich darauf eingestellt.

Fallanalyse

Welches ist also dieses Mittel, das im Abstand von 13 Jahren, gleichzeitig die Patientin von ihrer Depression und von ihrer zervikalen Neuralgien befreit hat? *Cocculus indicus*. Hier ist die von mir wegen ihrer zervikalen Probleme durchgeführte Repertorisation:

- schmerzhaftes Ziehen in der Zervikalregion,
- ziehende zervikale Schmerzen mit Lähmungsgefühl,
- zervikale Schmerzen mit Ausstrahlung in den Rücken,
- zervikale Schmerzen verschlimmert durch Kopfbewegung,

- Schwäche (muskuläre) zervikal/Lähmung zervikal/Unfähigkeit den Kopf aufrecht zu halten.

Hinzuzufügen wäre – dies hat mich zu meiner ersten Verschreibung geführt – die Angst und Sorge um andere. Die nachfolgende Beschreibung hilft Ihnen, die erste Konsultation, die im Zusammenhang mit der Depression stand, und die nachfolgende Verschreibung besser zu verstehen.

→ *Beachten wir zuvor diese große Diskrepanz zwischen den beiden Pathologien: Die beiden Störungen – eine Depression und ein zervikaler Bandscheibenvorfall – haben nichts miteinander zu tun, wurden doch mit demselben Mittel behandelt. Die einzige nachvollziehbare Erklärung dafür ist, dass es sich wirklich um das Konstitutionsmittel der Patientin handeln muss, das heißt, um ihr tief wirkendes Simillimum.*

Arzneimittelbild von Cocculus indicus

Cocculus indicus ist unter anderem bekannt als ein wichtiges Mittel zur Behandlung neurologischer Erkrankungen und insbesondere für Lähmungen. Hier sollen nicht die diesbezüglichen 1234 Symptome der Materia medica in allen Einzelheiten aufgeführt werden. Wir werden vielmehr die Puzzleteile hervorheben, aus denen eine allgemeine Problematik und Persönlichkeit abgeleitet werden kann – so wie wir dies auch für andere Mittel tun.

Wir wissen, dass sich *Cocculus* hervorragend dazu eignet, die Erschöpfung von langdauernden Nachtwachen bei Schwerkranken zu lindern[43]. Und wir kennen auch das große Mitgefühl von *Cocculus*, das sich Sorgen um andere macht, insbesondere, wenn es diesen schlecht geht oder sie krank sind. Von Grund auf ist es besorgt um andere, ob es nun ein Angehöriger ist oder nicht. *Arsenicum album* ängstigt *sich* ebenfalls um den anderen, allerdings empfindet es nicht das gleiche Mitleid. Bei *Cocculus* geht

43 Es ist ebenso wundersam wie feinsinnig, wenn gesundheitliche Störungen nach lang anhaltendem Schlafmangel häufig durch ***Cocculus*** geheilt werden, wenn es eine Krankenwache oder Sorgen um den Nächsten betrifft, und durch ***Nux vomica***, wenn es sich um Schlafmangel infolge nächtlichen Feierns handelt. Tauschen Sie die Verschreibung aus und Sie werden sehen, dass es nicht wirkt.

das Mitleid so weit, dass es sehr tief von den Verleumdungen oder dem Unglück berührt ist, das sich die Menschen untereinander zufügen.

Cocculus ist von heldenhafter Treue dem anderen gegenüber und hat demzufolge eine übersteigerte Sensibilität für den Verrat von Herzensangelegenheiten.

Durcheinandergebracht durch das Leid, das er durchmacht, entwickelt der *Cocculus*-Mensch Qualitäten, die einen wahren Therapeuten auszeichnen, denn er möchte seinem Leiden einen Sinn geben. Er wird also ein treuer Diener, der umsichtig ist, sich durch nichts aus der Ruhe bringen lässt und voller Fürsorge ist. Man sagt sogar über *Cocculus,* dass er alles über den anderen wissen möchte und dies sein letztes Ziel sei. Für ihn spielt sich in der Krankheit das Werden des anderen ab. Er will für den anderen der perfekte Pfleger sein. Selbst glücklich zu sein, steht ihm nicht zu, er stellt sich übrigens diese Frage nicht. Denn sobald er Freude empfinden würde, wäre das nicht mehr heldenhaft, wie ich es bei einem Kollegen beschrieben gehört habe. Ihn nicht mehr zu brauchen, ist das schlimmste Leid, das man *Cocculus* zufügen kann.

Anamirta cocculus, genannt indischer Kockelsamen, gehört zur Familie der Menispermaceae und ist eine Schlingpflanze aus dem Fernen Osten mit einer roten Steinfrucht. Sie breitet sich aus, sobald sie eine Stütze findet, wenn nicht, umschlingt sie sich selbst. Ihre Lebenskraft hängt also von der Qualität ihrer Stützen ab. Fehlen diese, verliert *Cocculus* seine Kraft (Schwäche, Taubheit, Lähmung, sagt uns die Materia medica). Und das ist es, was wir bei dem *Cocculus*-Patienten feststellen. Er braucht äußerste Stabilität und ist ebenso abhängig von einer guten körperlichen und geistigen Gesundheit, wie von der Liebenswürdigkeit, vom Wohl des anderen und von seiner Begabung, ihm beizustehen. Wenn er ohne Hoffnung bei den Sterbenden wacht, ist es deshalb, damit diese nicht verschwinden und ihm eine lebenswichtige Unterstützung entziehen. In seiner Wahnvorstellung glaubt er sogar, da Lebende zu sehen, wo es keine mehr gibt, er erliegt der Sinnestäuschung, dass die Sterbenden nicht sterben.

Cocculus hält sich an den anderen im wahrsten Sinne des Wortes! In der Materia medica findet man: Schmerz wie zusammenschnürend, unwillkürliche Bewegungen, um einen Angehörigen festzuhalten. Oder: Kann die Hände und Arme nicht mehr ausstrecken, als wenn er ständig etwas drückt, umfängt. Sobald *Cocculus* die Bindung zu seinen Bezugspunkten verliert, wie zum Beispiel in einem Transportmittel, wird er von Übelkeit und Schwindel erfasst. Auf dem Wasser benötigt er mehr als jeder andere einen festen Punkt, den er ansehen kann, um nicht seekrank zu werden.

Ein Lebewesen, das Abschied nimmt… etwas von mir verschwindet… Ist der andere also nichts als der von mir geworfene Schatten?

21 Das Licht der Welt

Ich habe Loic im Oktober 1997 kennengelernt. Der Herbst drängte an diesem Tag noch danach, einem Spätsommer zu gleichen. Der Mann im besten Alter ist beeindruckend, sein Lächeln erfüllt den Raum, in entspannter Weise bewohnt er eher seinen großen Anzug, als dass dieser ihn bekleidete. An jemanden wie ihn würde man sich spontan auf der Straße wenden, um nach dem Weg zu fragen. Er ist jetzt 30 Jahre alt, verheiratet, Vater dreier Kinder und kaufmännischer Direktor eines großen Unternehmens.

Anamnese

Drei Jahre zuvor hat er einen Herzinfarkt erlitten. Unter diesen unglücklichen Umständen wurde festgestellt, dass er an einer angeborenen Dysplasie der Koronararterien leidet. Seit damals wird er schulmedizinisch wegen Herzrhythmusstörungen behandelt und musste zweimal stationär wegen Vorhofflimmerns aufgenommen werden. Trotz der Behandlung mit starken Medikamenten (Antikoagulation, Betablocker, usw.) konnten seine häufigen Arrhythmien nicht reduziert werden. Nur Bromazepam zeigt eine gewisse Wirksamkeit (ohne sie ganz zu beseitigen).

Im Alter von 16 Jahren wog Loic bereits 100 Kilo (bei 1,88 m) und hatte einen Blutdruck von 160 mm Hg. Seine ersten Palpitationen waren bei ihm bereits als Sechsjährigem aufgetreten und mit elf Jahren haben starke Tachykardien die Ärzte bereits in Alarmbereitschaft versetzt. Sie kamen zu dem Schluss, dass bei Loic eine zu starke Erregbarkeit vorliegt. Die Kardiologen erkannten darin die ersten Anzeichen der durch die Dysplasie verursachten Störungen. Im Alter von 20 Jahren traten dann während des Sports die ersten Episoden präkordialer Beschwerden auf.

Wenn man diesen kraftvollen Mann kennenlernt, kann man sich seinen wahren Gesundheitszustand kaum vorstellen: Er hat sich die Mühe gemacht, mein populärwissenschaftliches Buch vor der Sprechstunde zu lesen, um mir bestmöglichst bei meiner Nachforschung zu helfen. Er fügt hinzu: „Ich bringe Ihnen kein Geschenk mit." Eine Aura voller Freundlichkeit und Stärke geht von ihm aus.

Er, der niemals gefroren hat, ist seit seinem Infarkt kälteempfindlich geworden, was sicherlich auf eine künstliche Senkung des arteriellen Blutdrucks zurückzuführen ist, der jetzt niedriger als sein natürlicher Blutdruck ist. Loic isst leidenschaftlich gern Austern und alles, was aus dem Meer kommt. „Ich hatte eine unbändige Tatkraft und noch jetzt erstaunt diese offensichtliche Kraft bestimmte Menschen. Von Zeit zu Zeit breche ich zusammen, aber ich stehe ziemlich schnell wieder auf und mache weiter. Seit meiner Kindheit habe ich viele Albträume gehabt, heute habe ich sie weniger, außer wenn ich mich auf die Seite lege, wo das Herz ist. Als Junge bin ich plötzlich mit dem Gefühl aufgewacht, dass es stehengeblieben sei. Ich hatte Träume von Erstickung und Erdrosselung."

Er beschreibt sich als einen sehr emotionalen Menschen. „Sogar das Sprechen bewegt mich, ich liebe den Austausch, er ist sehr wichtig für mich, ich habe das Bedürfnis zu geben und zu empfangen. Allein zu sein, ist nicht nach meinem Geschmack. Dank dessen, was ich meinen kleinen Radar oben im Kopf nenne, habe ich ein Gespür für die Menschen und sehr häufig ist der Kontakt einfach herzustellen. Im allgemeinen mögen mich meine Kunden, weil es mir leicht fällt, Beziehungen zu knüpfen, die den engen beruflichen Rahmen übersteigen. Ich bin selten wütend, nur Misstrauen und Unehrlichkeit bringen mich aus der Fassung. Dann schäume ich über. Aber ich vermeide es, denn es ist schlecht für mein Herz."

Da Loic mich als „wahren Arzt und nicht als Gesundheitsingenieur" betrachtet, vergisst er jedes Mal, seine ausführlichen Untersuchungsberichte mitzubringen. Er will übrigens nicht, dass ich offiziell sein behandelnder Arzt werde, denn „es ist völlig uninteressant für Sie, Schriftstücke zu produzieren."

„Ein Teil meines Herzens ist zerstört und ich muss auskommen mit … oder vielmehr ohne." Auf Empfehlung der Schulmedizin absolviert er regelmäßig ein leichtes Training, wonach er auch ein Bedürfnis hat. Damit sein Herz annähernd richtig funktioniert, kann er, wie er betont, nicht auf

Bromazepam verzichten, obwohl sich dadurch seine Energie verringert und er keinesfalls von Tranquilizern abhängig werden möchte. Der Kardiologe hat große Schwierigkeiten, die Therapien anzupassen, unter anderem die Betablocker, die in zu hoher Dosierung verabreicht werden und Extrasystolen verursachen. Sein Herz „stört also immer etwas". Während der Sprechstunde benutzt Loic zweimal einen belustigenden Ausdruck: „Wenn ich mich durch mein Berufsleben zu sehr gestresst fühle, beginnt meine Äußeres zu prickeln". Ich stelle mir vor, wie dieser Stress in Form von Champagnerperlen aus ihm herausströmt! Sogar diese Formulierung findet ihre Entsprechung in seinem Simillimum.

„Ich muss auf alles achten, als ob ich ein 70-jähriger Mann wäre, ich suche die Familienferien danach aus, ob in der Nähe eine kardiologische Notfallambulanz ist. Ich habe über meinem Kopf immer dieses Damoklesschwert eines Infarktes, der für mich verhängnisvoll wäre."

Erste Verordnung

Das Mittel, das ich ihm verschreibe, führt rasch zu einer erheblichen Besserung seines Befindens und erlaubt es ihm, nachdem die Extrasystolen verschwunden sind, Bromazepam ganz abzusetzen. Nach und nach findet er durch das homöopathische Mittel, das ihm alle paar Monate verordnet wird, zu einem viel besseren Gleichgewicht zurück und der überraschte Kardiologe reduziert seine allopathische Behandlung auf das Allernötigste. Nachdem keine Rhythmusprobleme mehr bestehen und Loic eine gleich bleibendere Energie wiedererlangt hat, fühlt sich mein Patient deutlich ausgeglichener und hat sein „Herz schließlich fast vergessen". Er sagt zu seiner Frau: „Ich habe den Zustand wiedergefunden, in dem ich vor meinem Infarkt war." Beweis dafür ist die Entdeckungsreise durch die großen Wildtierreservate Südafrikas mit einem gemieteten Geländewagen, die er nach zwei Jahren seiner Frau und seinen Kindern geschenkt und diese ohne Schwierigkeiten durchgeführt hat.

2005 hat er leider starken beruflichen Stress – bei der Arbeit versucht man, ihm zu schaden – und erleidet einen heftigen Rückfall: Er wird notfallmäßig wegen leichter präkordialer Schmerzen aufgenommen, zu finden sind allerdings nur ausgeprägte Salven von Extrasystolen ohne wirkliche Herzschmerzen. Dies versetzt ihn in große Angst, aber alles kommt innerhalb von 24 Stunden wieder in Ordnung dank des Mittels, das ich ihm unauffällig durch seine Frau geben lasse, nachdem er mich angerufen hatte.

Weitere Verordnungen

Das Mittel ist *Phosphorus.* Anfangs hatte ich ihm eine Gabe des Mittels als C30 verschrieben, auf die er stark reagiert hatte, was mich zunächst beunruhigte: Er bekam massenhaft Extrasystolen für die Dauer von 48 Stunden. Starke Blähungen und Brennen im Dickdarm sind zusätzlich zu dieser „Verschlimmerung" aufgetreten. Es ist jedoch alles wieder sehr rasch in Ordnung gekommen.

→ *Diese Beobachtung mache ich manchmal: Die Potenz C30 kann zu Beginn einer Behandlung etwas zu stark wirken, wodurch natürlich auch bewiesen ist, dass die homöopathische Verschlimmerung keine Täuschung ist und immer erwartet und analysiert werden muss. Diese Analyse ist äußert wichtig und setzt eine gute Kenntnis der homöopathischen Lehre voraus: Die genauen Modalitäten dieser vorübergehenden Symptomverschlimmerung bestärken uns, oder nicht, in der Gewissheit, dass der Heilungsprozess eine gute Richtung genommen hat.*

In der Folge habe ich das Mittel in der C200 eingesetzt (in sehr kleiner Menge gegeben). Kürzlich, nach seinem Rückfall, habe ich mich für sehr hohe Potenzen entschieden, die sich als sehr wirksam erwiesen haben, ohne eine Verschlimmerung zu verursachen. Die letzte Einnahme ist eine C20.000 gewesen, die hervorragend gewirkt hat.

→ *Dies ist wirklich der Beweis dafür, dass es keine fest umrissene Regel gibt und dass in Abhängigkeit vom jeweiligen Menschen und vom Zeitpunkt, bestimmte Potenzen besser passen als andere.*

Als Ärzte, die unter der Herrschaft des Messbaren ausgebildet wurden, fällt es uns schwer, uns mit der Tatsache vertraut zu machen, dass wir Substanzen nicht in „hoher Dosierung“ als stoffliche Materie verschreiben. Und dass es unter den Vorzeichen des „Energetischen“ nur darum geht, den besten Wellenbereich zu finden, wie bei dem UKW-Sender des Radios. Eine Gabe als C10.000 ist nicht „stärker“ als eine Gabe als C9. Kürzlich habe ich bei einer Patientin eine kurze, aber erhebliche Verschlimmerung für die Dauer einiger Stunden mit drei Globuli einer C5 erlebt.

Arzneimittelbild von Phosphorus

Die *Phosphorus*-Patienten werden üblicherweise als sympathisch und extrovertiert beschrieben, offen gegenüber anderen und mitfühlend. Sie lieben Gesellschaft und haben das Bedürfnis, sich durch Austausch und Mitteilung auszudrücken. Sie haben viele Ängste, und hinter diesen Ängsten versteckt sich das Schreckgespenst des Todes. Ihr Verhältnis dazu ist manchmal schwierig.

Außerordentlich sensibel, nehmen sie äußere Eindrücke mit all ihren Sinnen auf, und sie haben noch eine weitaus größere Empfindsamkeit wegen ihres sechsten Sinns, über den sie verfügen. Wie höchst sensible Verstärker nehmen sie alles aus ihrer Umwelt auf. Ihre Empfindungen sind im wesentlichen intuitiver Natur und, wenn man so will, sehr körperlich. Der ganze Körper, die kleinste Zelle, nimmt daran teil. Sie können manchmal die Informationen vom anderen Ende des Planeten genauso „erleben“ wie die aus ihrer Umgebung.

Der *Phosphorus*-Mensch ist faszinierend und charismatisch, er hat eine Art magnetische Anziehungskraft. Laut den Veterinärmedizinern zieht das *Phosphorus*-Tier ebenfalls seine Gefährten an. Wenn man spontan auf einen *Phosphorus-Menschen* zugeht, nimmt man ganz unmittelbar die von ihm ausgehende Energie auf – und davon hat er, weiß Gott wie viel. Ebenso häufig wie er dazu bereit ist, diese Energie zu geben, hat er auch das Bedürfnis nach diesem energetischen Austausch mit den anderen. Wie die Substanz Phosphor entflammt er sich ebenso plötzlich, wie er wieder erlöschen kann – das ist das Leben und das ist der Tod. Phosphor, Träger des Lichts.

Phosphorus tritt im Zusammenhang mit allen Krankheitsbildern auf, auch den schwersten Pathologien: Seien sie z. B. respiratorischer, neurologischer, hämatologischer Art. Als Mittel für Hämorrhagien bildet *Phosphorus* das Leben (das Blut) im höchsten Grad und in der stärksten Intensität ab. Er „brennt" voller Leben, er verbrennt das Leben. Verlangen Sie von einem *Phosphorus-Menschen* nicht, bescheiden und ruhig zu leben, er kann es nicht, es sei denn, er besteht nur aus Angst. Die Intensität des Feuers, das ihn belebt, zeigt sich überall, sowohl in seinen körperlichen Symptomen (z. B. Brennen) als auch in seinem Temperament und selbst bei seinen Essensvorlieben (z. B. Verlangen nach Salz, starken Gewürzen). Dieses Übermaß an Feuer muss er dämpfen und das ist sicher der Grund, weshalb er so viel trinkt (und häufig sehr kalt).

Phosphorus hat beständig das Gefühl, dass sein Leben ungewiss ist, der Tod begleitet ihn, und ein mögliches Ende kann ihm immer bevorstehen. Deshalb muss er diese Lebensenergie in Umlauf bringen, damit sie niemals erlischt und unaufhörlich zur Verbrennung beitragen. Ein ständiger „liebevoller" Austausch mit der Außenwelt und mit den anderen erweist sich als unverzichtbar. Er bezaubert seine Umgebung durch seine überschießende Energie, seine Kreativität und seine großzügige Ausstrahlung. Manchmal geht er so weit, dass er das Maß für seine Grenzen verliert. Sein Körper und sein Geist sind dafür da, ihn zur Ordnung zu rufen: Er bricht dann völlig zusammen, erholt sich allerdings schnell und macht noch heftiger weiter, als ob nichts gewesen wäre…

Phosphorus hat dieses Grundbedürfnis nach Anregungen durch die Liebe und das Leben, das er vorbehaltlos umarmt. Wenn er enttäuscht oder gehindert wird in seiner rastlosen Suche (er kann nicht mehr teilen, er ist alleine), wird er schließlich verzweifelt, verliert seine Kräfte und ist niedergeschlagen. Ohne Intensität, Bewegung, Erregung, selbst ohne Erschütterung hat das Leben weder Sinn noch Würze: Warum soll er weitermachen? Der Schatten und die Dunkelheit haben das Licht in den Hintergrund gedrängt.

Sein inneres Feuer möchte im ständigen Austausch mit der Welt angefacht werden. Ohne die anderen existiert *Phosphorus* nicht mehr. Liebe, Zärtlichkeit, Kollegialität sind sehr häufig seine Zauberworte. Aber dem

Sternzeichen Wassermann entsprechend, handelt es sich eher um eine universelle Liebe, die alle Menschen umfasst, als um eine persönliche Freundschaft. *Phosphorus* kann Ihnen liebenswert und großherzig gegenübertreten ... wie er dies auch bei Ihrem Nachbarn tun wird. Die ihm Nahestehenden können das Gefühl haben, dass ihnen die engere Beziehung entzogen wird. Es kann sein, dass *Phosphorus* nicht allen gefallen wird, wenn er zu eindringlich und aufdringlich ist.

Wir werden nicht überrascht sein, dass *Phosphorus* hellsichtig sein kann. Er steht mit der Welt in einer dermaßen spontanen und „schwingenden" Beziehung, dass er mühelos die feinsten Zusammenhänge erkennt, um die er von Natur aus weiß. Seine Beziehung zum Tod ist durch diese Übereinstimmung mit anderen Welten geprägt. Magnetismus, Intuition, wenn nicht hellseherische Fähigkeit zeigen diese „animalische" Seite, wo der Instinkt die Überlegungen leitet.

Ein *Phosphorus*-Mensch „spürt" besser als jeder andere eine gute oder schlechte Stimmung, einen wohlwollenden Gesprächspartner oder nicht, eine Situation, die wahr oder verfälscht, günstig oder ungünstig ist. Er weiß nicht warum, aber er „weiß" es und irrt sich selten.

Das Licht ist die Voraussetzung für das organische Leben und die Inkarnation, ohne das Licht wird das Leben vergehen. *Phosphorus* verkörpert dieses ursprüngliche Licht, das zugleich die Finsternis und den Tod repräsentiert. Der Austausch erhellt das Leben in all seinen Schattierungen. Ist dieser abgeschwächt, geht der Verfall rasch vonstatten.

22 Das Abbild des Vaters

Mit ihrem Heft auf den Knien und offensichtlich dabei, Vorlesungen noch einmal durchzugehen, hat mich die junge Frau nicht gehört, als ich das Wartezimmer betrete. Die Überraschung lässt ihre Wangen plötzlich erröten. Mit einer schnellen Bewegung schließt sie ihr Buch, nimmt ihren Kugelschreiber aus dem Mund, erhebt sich sofort und streckt mir ihre Hand mit einem offenen Lächeln entgegen. Klein, dünn, mit sehr kurzen, wie ein Bubikopf geschnitten Haaren, geht von ihr etwas Jugendliches aus. Ihre bestimmte Ausdrucksweise und ihr entschlossener Blick lassen hingegen die Reife eines Erwachsenen anklingen, der sich seiner Verantwortungen bewusst ist und sehr gut das mangelnde Selbstvertrauen verbergen kann, das dem jugendlichen Alter entspricht. Sie hat sich übrigens selbst dazu entschieden, an meiner Tür zu klingeln, nachdem ihr lieber Cousin, geheilt von einem hartnäckigen Asthma, ihr dazu geraten hatte.

Anamnese

Chloé ist 22 Jahre alt, studiert im vierten Jahr Jura und leidet seit drei Jahren an einer Spondylarthritis ankylosans[44], die in ihrem Fall ganz offensichtlich als Folge einer Impfung gegen Hepatitis B aufgetreten ist[45].

44 Schon seit vielen Jahren widme ich mich mit großem Interesse den Autoimmunerkrankungen, nicht nur, weil wir dank der Homöopathie im Gegensatz zur Allopathie wunderbare Heilerfolge erzielen können, sondern auch, weil die Problematik dieser Krankheiten, und also der Kranken, auf eine sehr menschliche Dimension des Lebens trifft. Wie ich in anderen Veröffentlichungen zeigen konnte, gehen diese Leiden, deren Ursachen unbekannt sind (nicht alle werden durch eine Impfung hervorgerufen, aber fast alle) meist einher mit einem richtigen Identitätskonflikt, den es aufzuspüren gilt, was eine äußerst spannende Aufgabe ist. Dieser Zusammenhang mit dem Identitätsproblem erklärt übrigens das häufige Auftreten der Autoimmunerkrankungen in der modernen Welt.

45 Ich habe beobachtet, dass Autoimmunerkrankungen nach einer Impfung gegen Hepatitis B gängig sind. Besonders erinnere ich mich an den dramatischen Fall eines Jungen, einem gewissen Gabriel. Ich behandelte die ganze Familie und ich kannte ihn also seit seiner Geburt. Es war ein liebenswürdiges Kind, angenehm und völlig gesund. Alles ging gut, ich hatte ihn zwei Jahre nicht mehr gesehen. Seine Mutter und Gabriel kommen eines Tages zu einem dringenden Termin zu mir. Er ist jetzt 11 Jahre alt und ist von einem Tag zum anderen

Die Sakroiliakalgelenke sind befallen und im Röntgen zeigt vor allem das linke Gelenk einen Verschleiß der Gelenkbänder und eine Osteosklerose. Sie hat ständig Schmerzen. Trotz einer antientzündlichen Therapie liegt das CRP bei 66 und die Leukozyten zwischen 10.000 und 12.000. Im Laufe von drei Jahren werde ich sie einmal jährlich wiedersehen.

Fallanalyse

Ich repertorisiere folgenden Symptome:

- Schmerzen an der sakroiliakalen Symphyse,
- ziehende Schmerzen abends,
- stechende Schmerzen: „wie eine Kugel, mit Stichen bei der geringsten Bewegung",
- Schmerzen mit Verschlimmerung bei Wetterwechsel,
- starke Libido vor der Menses,
- Traurigkeit, die nach Zorn auftritt,
- erträgt Vorwürfe nicht, die anderen in seiner Gegenwart gemacht werden.

zum insulinpflichtigen Diabetiker geworden. Es gibt keine diabetischen Präzedenzfälle in der Familie. Ich bin erstaunt: „Was ist vorgefallen?" „Trotz meiner Vorbehalte", erzählt mir die Mutter, „hat der wegen einer einfachen Kontrolluntersuchung aufgesuchte Kinderarzt darauf bestanden, Gabriel gegen Hepatitis B zu impfen. Er hat fast Gewalt angewendet und ich habe nicht gewagt, nein zu sagen." Die Impfung war an einem Mittwochnachmittag vorgenommen worden. Freitagmorgen bemerkt die Lehrerin, dass Gabriel geistesabwesend ist und träge auf seinem Stuhl sitzt. Sie alarmiert die Direktorin. Nachmittags, nachdem sich der Junge kaum aufrecht halten kann, wird die Mutter gerufen, die Gabriel vor Schulschluss nach Hause nimmt. Sie sucht den behandelnden Arzt auf, der nur eine leichte Müdigkeit diagnostiziert. Samstagmorgen wird das Kind kaum wach, fällt ins Koma (diabetisches Koma) und liegt einen Monat im Krankhaus. Diese Geschichte hat mich tief getroffen.

In diesem Fall trat die Krankheit sehr schnell auf, was ich einige Male beim Diabetes beobachtet habe. Ich erinnere mich an eine 49-jährige Patientin zu Beginn meiner Tätigkeit, die nach dem Verlust ihrer Mutter Halbwaise war und die einzige Tochter eines bretonischen Bauers. Ihr Vater bestärkte sie darin, nach Paris zu gehen, um Arbeit zu finden, und sie war von einer Pariser Familie als eine Art Dienstmädchen eingestellt worden. Sie war intelligent und hatte den Wunsch, sich weiterzuentwickeln und war schließlich Arztsekretärin geworden. (Da sie von Geburt an hellsichtig war, möchte ich bei dieser kleinen Geschichte hinzufügen, dass sich die Patienten mehr im Sekretariat als im Sprechzimmer des Arztes aufhielten!) Im Alter von 49 Jahren war also ihr verehrter Vater die einzige familiäre Bindung. Sie telefonierten sehr regelmäßig miteinander. Da er kein Telefon hatte, rief er sie von den Nachbarn aus an. Eines Tages wenden sich diese an meine Patientin und sagen ihr aus heiterem Himmel: „Meine Liebe, nimm Dich zusammen, Dein Vater ist tot." Sehr viel später erzählt sie mir, dass sie in den darauffolgenden Sekunden eine große Flasche Wasser ergriff und sie in einem Zug austrank. Der Diabetes hatte sich in diesem Augenblick manifestiert.

Erste Verordnung

Daraufhin verschreibe ich Chloé jedes Mal *Calcium phosphoricum*, das ihr Befinden bessert: Sie kann die Dosis der antientzündlichen Medikamente reduzieren, da die Anfälle weniger stark und in größeren Abständen auftreten.

➔ *Dies würde ich als eine „technische" Verordnung bezeichnen, da die Behandlung zwar wirksam ist, aber sie die Patientin nicht heilt: Es handelt sich um ein Mittel, das ein „Simile" ist, aber nicht das „Simillimum". Ich habe die Persönlichkeit noch nicht erfasst!*

1999 kommt Chloé wieder zu mir, denn ihre Situation hat sich verschlechtert. „Mein Leben ist etwas durcheinander gebracht worden, denn ich habe mich dazu entschlossen, meine berufliche Ausrichtung zu ändern." Sie hatte eine juristische Karriere geplant, aber sich letztendlich dazu entschieden, ein öffentliches Amt zu bekleiden und an dem Auswahlverfahren teilzunehmen. Diese Entscheidung hat in ihr große Panik und nachfolgend einen starken Schub der Spondylarthritis ausgelöst, der trotz des Erfolges in den Prüfungen nicht abklingt. „Es gibt offensichtlich einen kausalen Zusammenhang", sagt sie mir. „Mir ging es schon vor dem Wettbewerb sehr schlecht. Der Schmerz beschränkt sich nicht mehr nur auf die Sakroiliakalgelenke, sondern mein ganzer Rücken ist wie zerquetscht, ich kann mich nicht mehr bewegen. Ich habe sogar entzündliche Schübe, die von Fieber und schrecklichem nächtlichem Schwitzen begleitet werden."

Bei den beiden folgenden Konsultationen – *Calcium phosphoricum* wirkt nicht mehr –, tappe ich umher und schreibe ihr zwei unwirksame Mittel auf. Sie vertraut mir dennoch, denn ich gehöre zu den wenigen, die ihr zuhören. Nichts an ihren Symptomen lässt eindeutig an ein neues Mittel denken, es gibt kein offensichtliches Leitsymptom. Es ist ihr bewusst, dass eine solche Krankheit bei einer jungen Frau ihren Grund hat und dass, selbst wenn sie nach einer Impfung auftritt, sie sicher nicht zufällig ist. Darüber mit mir sprechen zu können, hilft ihr viel.

Ich sehe Chloé anlässlich eines starken entzündlichen Schubs wieder, der das linke Sakroiliakalgelenk und dieses Mal die rechte Schulter befallen hat. Eine Infiltrationstherapie hat sich als notwendig erwiesen. „Wonach ist dies aufgetreten?" „Ich bin Ski gelaufen." „Was?" „Ja, genau, ich hatte das Bedürfnis, mir zu beweisen, dass ich wie jedermann bin und dass es mir gelingen wird. Ich habe Lust (und dabei wird ihr Gesichtsausdruck lebhaft), meine Krankheit zu besiegen, sie ärgert mich, ich will sie beherrschen. Ich will über meinen Schmerz hinausgehen."

Chloé spricht dann mit mir über ihren eisernen Willen, der ihrem Unglück gegenüber steht. Sie lehnt es ab, dass sich die Dinge ihr widersetzen. Man muss sagen, dass sie mit 27 Jahren eine erstaunliche Reife erlangt hat und sich wie ein Erwachsener behauptet. „Ich will Kontrolle über mein Leben gewinnen. Ich möchte die Zukunft bestimmen. Ich setze mir Ziele, die ich erreichen will, und es wird mir gelingen." Chloé möchte natürlich auch anerkannt werden. Bei der Arbeit hat sie schnell die Karriereleiter erklommen und bekleidet schon jetzt einen wichtigen Posten; sie hat sozusagen fünf Jahre Vorsprung im Vergleich zum klassischen Karriereverlauf. Obwohl sie ihre Zerbrechlichkeit bewahrt hat, zeigt sie das Verhalten eines Chefs oder zumindest eines leitenden Angestellten. „Ich bin mir darüber im klaren, dass ich meine Kontrolle über mein Leben loslassen muss. Denn diese Kontrolle schadet mir sicherlich, vor allem meinem Rücken, der sich wie mein Charakter versteift."

Weitere Verordnungen

Eines der Schlüsselworte dieser jungen, eigenwilligen Frau ist sicherlich das Wort „entwickeln": „Ich will mich in meinem Berufsleben und meinem Privatleben entwickeln, ich will Kinder haben ... ich will so nicht stehen bleiben." Mit dem Gefühl, vielleicht endlich meine Patientin wirklich verstanden zu haben, gebe ich Chloé eine Gabe *Lycopodium clavatum* C200, die drei Monate später wiederholt wird.

Nach jeder Gabe tritt eine Woche danach eine lokale Verschlimmerung auf, die etwa zehn Tagen andauert und danach folgt eine lange Besserung der Beschwerden. Dadurch wird die Richtigkeit dieses Mittels bestätigt, zumal sich Chloé auch psychisch sofort viel besser fühlt.

Eine Gabe *Lycopodium clavatum* C10.000 nach weiteren sechs Monaten heilt sie endgültig: Chloé hat keine Entzündung, keine Schmerzen mehr, die Laborwerte haben sich normalisiert; was bleibt ist eine mechanische Behinderung durch die Abnutzung der sakroiliakalen Gelenkbänder. Adieu Spondylarthritits!

Arzneimittelbild von Lycopodium clavatum

Lycopodium clavatum ist ein homöopathisches Mittel, auf das kein Homöopath verzichten kann. Unabhängig von seiner Wirkung als echtes Simillimum wie hier, ist dieses Mittel in unserer täglichen Arbeit unter vielen Bedingungen unerlässlich. Wir kennen alle Modalitäten (z.B. Lateralität rechts, Stunde der Verschlimmerung) zur Genüge und brauchen hier nicht

➔ *Manche sagen über ihn, dass er ein wahrer Diktator ist. Vergessen wir das! Wahr ist, dass er häufig Anweisungen gibt (sofern er zuvor das ihm zugrunde liegende Problem des mangelnden Selbstvertrauens gelöst hat) und dass er manchmal autoritär sein kann, denn er möchte sich oder, genauer gesagt, seine Meinung durchsetzen. Doch das Verständnis von* ***Lycopodium*** *lässt sich nicht auf sein herrschsüchtiges Wesen reduzieren*. Zumal sein autoritäres Verhalten – die wahren Tyrannen sind niemals* ***Lycopodium*** *– in seiner zu starken Sensibilität und Emotionalität begründet ist.*

* Manche vergleichen ***Lycopodium clavatum*** mit ***Ferrum metallicum***. Meiner Meinung nach kann man die beiden Mittel jedoch nicht verwechseln. Denn ***Ferrum*** ist viel „härter und unnachgiebiger": Er hat große Schwierigkeiten, sich anzupassen und seine Sensibilität ist nicht sehr ausgeprägt, was bei ***Lycpodium*** nicht der Fall ist. ***Ferrum*** ist häufig rigide und sie sind fast immer schlechte Chefs.

darauf eingehen. Wenden wir uns dem Wesentlichen zu und sprechen wir vom *Lycopodium*-Menschen.

Wodurch wird *Lycopodium* charakterisiert? Das Wissen um seine Herkunft wird uns helfen: Es handelt sich um ein kleines Farnkraut, dessen prähistorische Vorfahren riesengroße Bäume waren – dieser von einigen bestätigte und von anderen infrage gestellte Zusammenhang gibt uns eine gute Idee von dem Mittel.[46] „Ich bin groß gewesen (man könnte leuchtend sagen), ich bin es nicht mehr und es ist mein Schicksal, dies wieder zu werden. Und ich möchte die anderen zu diesen wiedergefundenen Höhen mitnehmen."

Lycopodium – das ist der archetypische Vater. Der *Lycopodium*-Mensch trägt also auf irgendeine Weise den „Vaterkomplex" in sich. Es ist diese grundlegende Energie, die wirkt und ihn zum Wachstum drängt. Diese ständige Sorge um den Fortschritt projiziert er auf den anderen, den er an seinen ehrgeizigen Plänen teilhaben lässt und wird deshalb den anderen mitreißen (mit einer gewissen natürlichen Autorität), ihn beraten, ihn bilden, ihn antreiben, ihn begleiten, ihn vielleicht sogar in seine Obhut und an die Hand nehmen. Dies erklärt das zutiefst pädagogische Vorgehen von *Lycopodium.*

Lycopodium ist der Mann, der, erschöpft nach seinen zehn Stunden Arbeit und zusätzlich zwei Stunden Fahrt, trotzdem den Wunsch hat, seinem Sohn abends bei seinen Schulaufgaben zu helfen. Es ist diese Frau, die sich als Hausfrau an den Nachmittagen am Mittwoch und Samstag nicht nur um ihr Kind kümmert, sondern auch um andere Kinder aus der Klasse, um sie zu Aktivitäten anzuleiten. Dies sind im allgemeinen wunderbare Mütter, vielleicht sind sie ein bisschen zu autoritär und präsent. *Lycopodium*, ganz gleich ob er bei der Arbeit oder zuhause ist, bemüht sich darum, dass sich der andere entwickelt und voranbringt. Er liebt es, sich in eine schwierige Lage zu bringen, um voranzukommen. Er hat also Unternehmungsgeist (trotz seiner Furcht vor dem Neuen) und entwickelt häufig Führungsqualitäten, organisiert und ist voller Dynamik. Er achtet in erster Linie auf eine einvernehmliche Lösung, wobei er nur einen gut

46 Agnès Flour: „Die Lycopoden der Urzeit (von denen unsere heutigen Lycopoden nicht direkt abstammen, auf diese Abstammung muss man achten) gehören tatsächlich, wie die Farne, zur Gruppe der Pteridophyten. Das waren von Bäumen abstammende Farne, die den Reichtum im Karbon ausmachten, diesem Teil der Urzeit, aus dem die Kohle stammt. Man hat kürzlich entdeckt, dass unsere heutige Kohle von den Schichten dieser Lycopoden der Urzeit und nicht von den Farnen stammt. Dies mag anekdotisch erscheinen, aber die Forschungen über ***Lycopodium*** bringen das Thema des Lichts hervor. Und die Kohle ist die Quelle des Feuers, also des Lichts, während ***Petroleum*** aus dem Meer stammt (das Erdöl entsteht nicht aus fossilen Bäumen, sondern aus fossilem Plankton). Wir werden also im Vergleich dieser beiden Mitteln sich gegenüberstehende Themen haben."

begründeten Widerspruch gestattet. Er erträgt die Autorität eines Vorgesetzten nur, wenn er ihn schätzt!

→ *Folgende Frage müssen Sie einem Patienten stellen, von dem Sie meinen, dass er* ***Lycpodium*** *ist: „Lieben Sie Herausforderungen?" Er wird ihnen antworten: „Ja, aber vor allem eine Herausforderung, die nur mich betrifft."*

Das war wohl der Fall bei dieser jungen Frau, die sich beweisen wollte, dass sie dazu fähig war, Ski zu laufen. Sie wollte keinesfalls einen Wettbewerb gewinnen (selbst wenn es *Lycopodium* häufig liebt, erster zu sein). *Lycopodium*-Menschen erlegen sich oft kleine Herausforderungen auf, indem sie eine Sache bewältigen, dann eine andere – ein schier endloses Unterfangen. Man könnte fast sagen, wenn sie dies nicht mehr tun, sind sie in einer ziemlich üblen Lage. Der Schüler kann sich beispielsweise in den Kopf setzen, zunächst zwei Plätze zu gewinnen, dann … oder die Mutter, dass ihre Tochter durch sie dieses oder jenes erreicht. Oder der Chefingenieur, dass seine Mannschaft die besten Ergebnisse erzielt. Die schmerzlichste berufliche Situation für *Lycopodium* ist die, sich in einer bequemen Stellung zu befinden, die keine Zukunft hat, keine Entwicklungsmöglichkeiten und keine Herausforderung bietet.

Er ist also darüber in Sorge, die verlorene Größe wiederzufinden, nicht der Ehre wegen, wie es bei *Sulfur* sein könnte, sondern als Chef der Clique, als Führer[47]. *Lycopodium* geht es vorrangig nicht darum, seinen Wert unter Beweis zu stellen (gegenüber der äußeren Welt), vielmehr möchte er sich selbst wirklich beweisen, dass er dazu fähig ist, besser zu werden, andere zu entwickeln und zu dieser Suche nach Vortrefflichkeit zu bewegen.

Und das ist eine der Hauptschwierigkeiten, die *Lycopodium* zu überwinden haben wird, besonders am Lebensanfang: Ein ausreichendes Selbstvertrauen aufzubauen, um sich in das hineinstürzen und dies vollenden zu trauen, was sein Schicksal ihm auferlegt. Manchmal, im Angesicht einer neuen Unternehmung und gelähmt durch sein Gefühl der

47 Bei diesem Thema sollten Sie auch an *Lac equinum* oder an *Nux vomica* denken, letzteres hat ein ausgeprägtes Urteilsvermögen.

Unzulänglichkeit, kann er vor dem ersten zu erklimmenden steilen Weg bereits am Fuß des Berges anhalten. Denn *Lycopodium* kann Angst haben, eine furchtbare Angst davor, sich irgendeiner Prüfung zu stellen. Aber was diesen anfänglichen „Bammel" auszeichnet, ist, dass er sich verflüchtigt, wenn die Tätigkeit einmal in Gang gekommen ist. Er vergisst also seine Furcht, und sein Verlangen, über sich hinauszuwachsen, bringt ihn schließlich dazu, dass er die Herausforderung annimmt.

Man kann also leicht verstehen, warum die Krankheit oder selbst einfache gesundheitliche Unannehmlichkeiten *Lycopodium* so tief gehend betreffen, ihn verunsichern und in Wut versetzen. Er wird also durch sein mangelndes Selbstbewusstsein wieder eingeholt, durch sein Gefühl der Schwäche oder vielmehr durch das Gefühl, dass Kräfte, die er dachte einsetzen zu wollen und derer er bedarf, zerbrechlich sind.

Lycopodium ist eine sehr vielschichtige Persönlichkeit, ebenso erobernd wie verletzlich, eher energisch als wirklich kraftvoll, sich der Unsicherheit seiner verfügbaren Tatkraft bewusst, zu sehr Opfer seiner Emotionen, um wirklich hart zu sein, eher Leiter denn Gewaltherrscher, eher Familienoberhaupt als Alleinherrscher.

Die Menschheit hätte zweifellos niemals den Weg der Evolution nehmen können, den sie durchlaufen hat (ohne die Tugenden dieser Entwicklung bewerten zu wollen), ohne dass einige Wesen wie „*Lycopodium*" ihren Weg markiert hätten.

23 Goldmädchen

Sie ist schön gewesen, Estelle. Das ist an ihrem Madonnengesicht zu erkennen, an ihren grünen Augen, die gemacht sind für das Lächeln, an ihren zarten Gelenken und ihren langen Alabasterhänden. Sie ist schön gewesen und wäre es noch mit 48 Jahren, wenn die Wechselfälle des Lebens dieser natürlichen Schönheit nicht so zugesetzt hätten. Hatte sie nicht, wie man sagt, die allerbesten Voraussetzungen gehabt? Sie war in eine vermögende, großbürgerliche, allerdings etwas neurotische Familie hineingeboren worden. Sie war talentiert im Entwerfen wundervoller Kleidungsstücke und schönster Garnituren. Ab dem 15. Lebensjahr machte sie dies zunächst zum Spaß und später mit Erfolg. Mit 20 Jahren wurde sie eine bekannte junge Stilistin, mit 25 Jahren erhielt sie die Auszeichnung „Meilleure ouvrière de France“[48] wegen ihrer wunderbaren Stickereien.

All dies geschah nicht ohne Leiden, denn nachdem sie mit 16 Jahren einige ihrer Schwester entwendete Amphetamin-Tabletten versucht hatte, war sie schnell eine echte Drogenabhängige geworden, die je nach Zeiten und Gelegenheiten die unterschiedlichsten chemischen Aufputschmittel einnahm, vermischt mit Alkohol und starken Schlafmitteln, Ecstasy, Haschisch. Seit 32 Jahren ist sie nun abhängig unterbrochen von kurzen Entzugsphasen. Gleichzeitig gab es schwere depressive und selbstzerstörerische Phasen (mehrere Suizidversuche), die sich abwechselten mit Zeiten, in denen sie sich wieder in den Griff bekam und in denen sie erneut intensive kreative Aktivitäten entfalten konnte.

48 Alle vier Jahre abgehaltener, handwerklicher Wettbewerb in Frankreich.

Anamnese

Estelle ist keine einfache Frau! Sie hat einen 20-jährigen Sohn, den glücklicherweise der Vater, mit dem sie niemals zusammengelebt hat, von Geburt an in Obhut genommen hat, und dies zu ihrer größten Verzweiflung, denn sie vergöttert ihn. Erwähnen wir schließlich noch, dass unglücklicherweise noch die Strümpell-Lorrain-Krankheit[49] auftrat, als sie ungefähr 35 Jahre alt war.

Es ist für Estelle mühevoll, sich aus dem Sessel im Wartezimmer zu erheben und mein Sprechzimmer zu erreichen, sie zieht die Füße nach, geht ruckweise vorwärts und sieht mich dabei mit glasigem und verwirrtem Blick an. An diesem Tag wird sie mir mitteilen, dass sich in ihrem Magen Meprobamat, Fluoxetin, Oxazepam 50, Bromazepam und Buprenorphin 20 (von dem sie abhängig ist) befinden. Ich weiß nicht, durch welches Wunder sie sich noch aufrecht halten kann. Sie verbringt ihre Zeit damit, Ärzte und Apotheker aufzusuchen und Lügengeschichten zu erzählen, sich in Polikliniken Rezepte zu ergattern, um ihre Pillen zu bekommen.

Zu mir kommt sie, wie sie mir sagt, um ihre neurologische Krankheit behandeln zu lassen. Ich traue meinen Ohren nicht. Sicherlich verstehe ich ihr Leiden und erkenne, wie mühsam ihr Leben mit diesen Krämpfen und Muskelkontrakturen ist[50], aber angesichts ihres sonstigen Zustands … Ich erkläre ihr also, wie ich die Lage beurteile und was ich als vorrangig ansehe!

In ihrer etwas schwerfälligen Sprache beginnt Estelle zu erzählen. „Ich lebe mit einem Mann zusammen, der mich anbetet, der allerdings all das in sich vereint, was ich verabscheue: Er ist Atheist, vernunftgeleitet, ‚Sartre-Anhänger', Materialist und versteht überhaupt nichts von Musik – und ich liebe Musik. Ich möchte in einer guten Beziehung leben, dem idealen Mann

49 Die Strümpell-Lorrain-Krankheit ist eine degenerative, meist erblich bedingte Erkrankung, die das Rückenmark und das Kleinhirn befällt (heriditäre spinozerebelläre Degeneration) und sich durch eine progressive Paraplegie auszeichnet. Gangstörungen führen zur Diagnose. Eine unterschiedlich ausgeprägte Schwäche befällt alle Muskeln der unteren Extremitäten. In den Extensoren besteht eine Spastik (Steifigkeit). Der Muskeltonus ist in Ruhe häufig normal, durch Bewegung, Temperatur, Stress oder Erschöpfung wird jedoch die Spastik ausgelöst.

50 Sie nimmt auch Liorésal ein.

begegnen, mich nur mit der Schönheit, der Empfindsamkeit, der Kunst und der Musik beschäftigen. Mein Sohn lebt bei seinem Vater mit einer dummen und boshaften Stiefmutter: Er möchte Bauer werden, es ist schrecklich. In meiner Kindheit habe ich, bis ich zwölf Jahre alt war, in Mailand gelebt. Danach ist mein Vater, ein Industrieller, mit unserer Familie nach Frankreich gezogen, um dort eine neue Fabrik aufzubauen. Meine Eltern sind leicht verrückte Großbürger, die sich sehr lieben und sich dabei ständig gegenseitig heruntermachen! Zuhause zerschlug man alles, ich versteckte mich unter den Bettdecken, ich rief die Heilige Jungfrau an, dass sie kommt und mich errettet, aber sie ist niemals gekommen … diese Schlampe" (spaßig, aber voller Dramatik). „Nach der Geburt meines Sohnes wollte ich wirklich sterben, so stark war mein Gefühl, nichts wert zu sein. Meine Mutter lässt es sich übrigens nicht nehmen, mich daran zu erinnern. Ich habe sie dermaßen enttäuscht durch meinen Verfall … Sie ist eine sehr kultivierte Frau, aber von Grund auf böse. Sie wollte nur außergewöhnliche Kinder haben! Meine Umgebung betrachtet mich als einen Mülleimer."

Wir vereinbaren, uns nach dieser schon sehr ergiebigen ersten Konsultation wiederzusehen. Aufgrund ihres aktuellen Zustands (sie schwitzt vor Angst, weint, bewegt sich zerfahren, schläft nicht mehr) kann während der nächsten beiden Monate keine richtige Konsultation stattfinden. Estelle hat kein Buprenorphin mehr[51]: Dieses von ihrem Psychiater wegen ihrer Tablettensucht verschriebene Präparat schafft selbst eine Abhängigkeit. Ich sehe mich gezwungen, es ihr zu verschreiben.

Sechs Monate später kommt sie wieder zu mir und teilt mir glücklich mit, dass sie nach einem Klinikaufenthalt von Buprenorphin entwöhnt ist. Allerdings geht es ihr nicht besser. Sie fühlt sich von Selbstmordgedanken überwältigt und wird mit Hydroxyzin und Loxapine, einem Neuroleptikum, behandelt. „Ich bin nichts mehr", sagt sie mir … Schwärmerisch, im wahrsten Sinn des Wortes, spricht sie mit mir über ihre früheren beruflichen Wünsche und ihre teilweise verpfuschten Fähigkeiten. Mehr als jedes Medikament ist die Musik für sie in den dunkelsten Augenblicken eine wirkliche Therapie. Es kommt vor, dass sie davon übermäßig

51 Substitutionstherapie bei Medikamentenabhängigkeit, vor allem für Opiatsüchtige. Sie nimmt auch Baclofen ein.

Gebrauch macht! „Zur Zeit meiner ersten Erfolge als Stilistin war ich stark im Kopf. Ich hatte einen großen Ehrgeiz, ich jubelte, wenn man meine Werke bewunderte, aber das hat nicht angehalten. Denn im Grunde habe ich nicht wirklich daran geglaubt. Ich habe mir sehr schnell gesagt, dass ich einfach Glück hatte, dass ich einfach am richtigen Platz war, dass ich diesen Ruhm nicht verdiente, dass andere es genauso gut, wenn nicht sogar besser als ich gemacht hätten. Ich hatte schon immer das Gefühl, das Leben nicht zu verdienen."

Erste Verordnung

Wegen der starken Medikamente, die sie einnimmt, verschreibe ich *Aurum metallicum* in aufsteigender Potenz: Eine Gabe von C7, C9, C15, C30 in einwöchigem Abstand. Ich sehe sie sechs Monate später wieder.

Kurze Zeit später, nachdem Sie bei mir in der Sprechstunde gewesen ist, hat sie sich für einen Monat in eine Klinik einweisen lassen, weil sie Todesängste hatte, was bei ihr noch nie aufgetreten war (infolge des Mittels?). Sie ist zurückgekehrt mit dem Eindruck, dass sie große Fortschritte gemacht hat. Handelte es sich um eine psorische Krise, die durch das Mittel ausgelöst wurde? Die Todesängste entsprechen, wie man weiß, einem wirklichen Verlangen zu leben.

Weitere Verordnungen

Estelle ist von Buprenorphin entwöhnt, sie nimmt allerdings ... Cyamemazin, Hydroxyzin, Venlafaxin, Mianserin und Olanzapin ein. Die Psychiater sind manchmal unglaublich. Davon kann man sich überzeugen, wenn man hört, dass sich Estelle als völlig kaputt bezeichnet. „Ich habe große Angst beim Erwachen. Es ist dasselbe Gefühl wie das, als ich klein war. Ich werde von einem Albtraum verfolgt (verursacht durch die Medikamente?): Meine Familie und meine Brüder sind böse zu mir, wollen mich schlagen, mir Gewalt antun. Im Gegensatz dazu habe ich viel weniger Selbstmordgedanken, ich habe Lust zu leben, selbst wenn es mir misslingt. Wegen meiner Angst ist es schwierig für mich, meine Wohnung zu verlassen. Ich versuche zu arbeiten, denn ich konnte einen guten Auftrag erhalten. Ich will nicht mehr in den Tod flüchten."

Davon überzeugt, dass trotz aller Unsicherheiten in ihr etwas Positives abgelaufen ist, führe ich meine Behandlung mit demselben Mittel fort: Eine einzige Gabe, diesmal als C1000. Wir haben Januar 2007. Im Oktober 2007 geht es ihr „besser", sagt sie mir. Sie nimmt jetzt nur noch Aripiprazol und Venlafaxin ein. Sie spricht mit mir wieder über ihre Strümpell-Lorrain-Krankheit und ich erinnere sie daran, dass ich sie nicht vergesse, aber dass die Behandlung ganzheitlich ist. Ich wiederhole dasselbe Mittel.

Im September 2008 sagt sie mir: „Dank Ihrer Gaben habe ich wirklich gespürt, dass mein Kopf sich öffnete, und das hat mir erlaubt, das Leben mit anderen Augen zu sehen. Ich nehme nur noch eine Aripiprazol täglich." Ich fahre immer mit demselben Mittel fort, dieses Mal mit einer Gabe C10.000. Diese löst erneut für die Dauer einiger Stunden einen Anfall mit Todesängsten aus, der von selbst abklingt.

Zwei Monate später erzählt sie mir: „Ich bin davon befreit, es ist unglaublich, ich habe alle Medikamente selbst abgesetzt, ich nehme nur noch Baclofen für die Muskelkontrakturen ein, die wieder auftreten. Von Zeit zu Zeit werde ich noch beim Wein schwach und ich betrinke mich, aber das ist fast wie eine alte Gewohnheit. Ich will wirklich leben und ich fühle, dass ich auf dem Weg bin, es zu erreichen. Dank Ihnen habe ich verstanden, was Selbstzerstörung bedeutet!" Sie spricht mit mir über den Wunsch nach einer Trennung von ihrem Partner, der sie anbetet, aber den sie nicht mehr liebt. Ich rate ihr, sich Zeit zu lassen und vorerst diese brüderliche und stärkende Beziehung beizubehalten. Was ihren Sohn betrifft, so sieht sie ihn häufiger, ihre Beziehung hat sich beruhigt. Ich verschreibe erneut eine Gabe C10.000, die erst einen Monat später genommen werden soll.

Seitdem geht es ihr gut, sie hat ihr Leben wieder in ihre Hände genommen und hat verstanden, dass es verfrüht war, allein leben zu wollen (in der Einsamkeit, die Flasche nicht weit entfernt, der sie widersteht, ohne zu sehr leiden zu müssen). Erstaunlicherweise hat sich ihre Krankheit gebessert: Sie kann leichter und flüssiger gehen. Und sie erzählt mir glücklich, „dass sie viele Verträge abgeschlossen hat, dass sie wunderbare Garnituren erstellt, dass ihre Karriere wieder in Gang gekommen ist".

Eine oder zwei Dosen jährlich genügen, sie in einem guten Zustand zu belassen. Die Neigung Alkoholikerin zu werden, ist sozusagen verschwunden. „Ich trinke zwei Gläser, wie jedermann."

Fallanalyse

→ *Eine erste Bemerkung drängt sich auf: So überraschend es auch sein mag, ein homöopathisches Arzneimittel kann trotz einer bereits bestehenden starken allopathischen Behandlung wirken. Wie viele Male habe ich nicht die Behandlung einer chronischen Erkrankung begonnen (z.B. Polyarthritis, Thyreoiditis, Depression) und nichts an der laufenden allopathischen Therapie geändert? Erst wenn ich eine schrittweise Besserung unter der homöopathischen Behandlung beobachte, reduziere ich die schulmedizinischen Medikamente und schleiche sie aus. Die einzige Schwierigkeit – und das ist tatsächliche eine – besteht darin, den Fallverlauf nach der Arzneimittelgabe klar analysieren zu können.*

Wir haben in dieser Hinsicht genaue Kriterien, auf die wir uns stützen, um „die Spreu vom Weizen zu trennen" und zu wissen, dass es wohl die Homöopathie ist, die wirkt. Diese mögliche Wirkung trotz schulmedizinischer Behandlung lässt sich dadurch erklären, dass deren Wirkung außerhalb der Lebenskraft eines Organismus bleibt (obwohl sie diese stört, heilt sie nicht, löst nur einen vorübergehenden, falsch positiven Effekt aus, der nicht wirklich heilt). Bergson würde sagen: „Lebendes mit Mechanischem überziehen". Die Schwierigkeit für den Homöopathen besteht in diesen Fällen auch darin, den Patienten trotz der durch die schulmedizinischen Medikamente ausgelösten Störungen behandeln zu können. Auch hier müssen die Dinge auseinandergehalten werden können, was der Grund ist, warum der Homöopath in allen Einzelheiten die Wirkungen und die Wirkungsweise der Allopathie kennen muss.

Arzneimittelbild von Aurum metallicum

Ein sich in einem ausgewogenen Zustand befindlicher *Aurum*-Mensch ist tatkräftig, tüchtig, erfinderisch, unter Umständen jähzornig, er weiß

Autorität zu beweisen und ist ganz besonders für Musik empfänglich (die ihm viel hilft und sogar für ihn unverzichtbar sein kann). Er fügt sich vollkommen in die Gesellschaft ein und kann sich nur durch seine Persönlichkeit von der Masse abheben. (Im Zustand der „Egotrophie" kann er unter Umständen ein Gefühl der Macht und der Überlegenheit haben.) In diesem Zustand der relativen Ausgewogenheit sieht man den *Aurum*-Menschen nur selten in der Sprechstunde oder dann wegen kleiner Probleme. Allerdings hat er schwache Anlagen und deshalb können ihn mitunter unbedeutende Auslöser aus dem Gleichgewicht bringen und eine Entgleisung provozieren. Dies gilt ganz besonders für jede Situation, in der seine Tüchtigkeit in Frage gestellt wird (z. B. enttäuschter Ehrgeiz, Scheitern, finanzieller Verlust), ebenso seine Sicherheiten (Enttäuschung, Entmutigung, Zurückweisung, Verlassenwerden, Liebeskummer) oder seine moralische Integrität (Vorwurf, narzisstische Verletzung).

Wie das Element Gold selbst, muss auch *Aurum metallicum* „bearbeitet" werden (sagt ein Künstler, der vergoldet, nicht, dass er das Gold zum Leuchten bringt?), um zu seinem Glanz zu finden. Es ist das gesellschaftliche Leben, der Kontakt und die Verbindung zur Welt, der andere, die dieses Licht verstärken, sodass er zu seiner wahre Schönheit und zu seiner allerschönsten Entfaltung finden kann. Sein latentes und unterschwelliges Minderwertigkeitsgefühl tritt bei *Aurum metallicum* bei den kleinsten Widrigkeiten des Lebens hervor. Er bleibt in diesem Gefühl, wenn er meint, dass ihm niemand vertraue, und die Bemerkungen, die man ihm gegenüber macht, sicherlich berechtigt seien. Mit der Zeit findet er sich in einer Spirale der Abwertung wieder, fühlt sich plötzlich wertlos, erbärmlich und hat an nichts Interesse. Schuldgefühle mischen sich darunter, gewinnen an Bedeutung und er versinkt in einem tiefen Gefühl der Verlassenheit.

Die Verzweiflung ist nicht weit, und der Gedanke, nicht mehr zu sein, zu verschwinden, zu sterben, scheint ihm als einer der nahe liegendsten Auswege. Es handelt sich eher um einen wirklichen Wunsch zu sterben als um einen einfachen Suizidgedanken – ziemlich häufig treten diese suizidalen Gedanken bereits in der Jugend eines echten *Aurum-Menschen* auf. Häufig stürzt er sich aus großer Höhe oder dem Fenster herab (Verfall).

Man findet selbstverständlich das Gegenstück zu diesem „syphilitischen" psychischen Zustand (der Selbstvernichtung) auch in seinem Körper[52]: Er bekommt dann destruktive Erkrankungen, die bis zu tiefen Erosionen in den Knochen gehen.

Außerhalb dieser extremen Situation erweist sich *Aurum metallicum* als gewissenhaft, ehrlich, mit einem großen Pflichtbewusstsein – meine Patientin arbeitet trotz ihres Zustands weiter, um Geld zu verdienen, und kümmert sich dabei noch gut um ihren Sohn. Er versucht vor allem, sich nichts zu Schulden kommen lassen und gegebenenfalls die Fehler wiedergutzumachen, mit denen er sich übermäßig belastet. Er will Erfolg haben, seinen Wert durch seine Leistungsfähigkeit unter Beweis stellen und hat häufig das Bedürfnis, sich zu rechtfertigen, um vor sich selbst gut dazustehen.

Aurum metallicum kann in Bezug auf die Herkunft seiner Substanz Gold verstanden werden. Als Edelmetall ist Gold besonders empfindlich, zumal es einen hohen Feingehalt hat und somit rein ist. Für sich genommen ist es so weich, dass es ihm an Festigkeit fehlt. Es braucht eine Legierung, um seine Form zu bekommen.

➔ *Die gesamte Problematik eines Aurum-metallicum-Menschen dreht sich um den Begriff des Wertes. Und dieses Thema offenbart sich sicherlich am besten im Prinzip der Goldwährung. Meine Patientin schien sich vorzustellen, dass sie nicht mit Gold aufzuwiegen sei.*

Für *Aurum metallicum* stellt sich die Frage: Entspricht er der Norm, der er entsprechen muss, angesichts seiner Herkunft? Sobald er nicht das Gefühl hat, einen gewissen Wert zu haben, sobald er sich nicht in der Höhe befindet, in der er meint, sein zu müssen, fühlt er sich als Niete, er

52 Die Schulmedizin nimmt unglücklicherweise nicht zur Kenntnis, dass ein funktionsfähiger Körper der untrennbaren Einheit zwischen Psyche und Physis entspricht. Die körperliche Krankheit ist nur der symbolische Ausdruck, die Körpersprache, des durchlebten psychischen Dramas. Jeder Typus eines inneren Konflikts entspricht einem Organ, einem Gewebe oder einer Funktion. Wie auch immer die Krankheit beschaffen ist, Körper und Seele sind immer gleichzeitig erkrankt.

ist verzweifelt und meint, nicht mehr das Recht zu haben, leben zu dürfen. Er möchte dann verschwinden.

Ein *Aurum-metallicum*-Mensch, dem es schlecht geht, leidet unter dem, was ich einen Betrugskomplex nenne. Ich erinnere mich an eine Patientin, die Professorin an der Sorbonne war und mir erklärte, dass sie nicht an ihrem richtigen Platz sei und ihren Lehrstuhl nicht verdienen würde, und dass ein sehr glücklicher Zufall bei ihrer Nominierung im Spiel gewesen sei! Wenn sie von ihren Kollegen sprach, sagte sie: „Wenn die wüssten!"

Ein *Aurum-metallicum*-Mensch hat das Bedürfnis, erfolgreich zu sein, um (sich und) seinen Wert unter Beweis zu stellen. Dieser Erfolg, der manchmal von Ehrgeiz durchdrungen ist, bedeutet für ihn, dass er in den Augen des anderen als jemand wahrgenommen wird, der im Austausch und in Kontakt steht und Verbindungen hat.

Wenn er mit sich zufrieden ist, kann *Aurum metallicum* charismatisch sein. Da er die Latte sehr hoch hängt, wird Misserfolg schmerzhaft erlebt. Er führt diesen auf einen Fehler zurück und macht sich dafür verantwortlich (*Aurum* ist die Schuld auf den Leib geschnitten). Auf dieser Erfolgsleiter, auf der das Wort „Wert" eine ontologische Dimension hat, ist das Gleichgewicht zwischen Abwertung und Überbewertung ziemlich empfindlich. Deshalb wechseln bei *Aurum metallicum* die Zustände schnell: Weinen gefolgt von Lachen, Zorn gefolgt von Fröhlichkeit. Es kann sich sogar ein manisch-depressiver Zustand entwickeln. In der Phase der „Egotrophie" (aber nicht anspruchsvoll wie *Platina*) ist er sich seines Wertes bewusst, in der „Selbstauflösung" fällt er jedoch sehr schnell in die tiefste Selbstentwertung: Er hat das Gefühl, dass alles misslingen wird, und er hat Angst vor diesem unabwendbaren Scheitern, dass ihm nichts gelingt, dass er alles falsch macht. Und dass das, was er macht, unwichtig ist, dass er ein schlechter Professor und sie eine schlechte Mutter sei. Er glaubt dann nicht mehr an die Zuneigung der Seinigen und denkt, dass er keine Freunde mehr hat, denn er hat sie sicherlich enttäuscht.

Bei den Kelten holte der Druide, wenn einer depressiv war, das ganze Gold des Landes zusammen, bedeckte damit die kranke Person und führte sie anschließend in den Wald, um einige Zauberpflanzen zu pflücken. Er gab der Person ihren Wert zurück! Es scheint, das man dies heute noch macht! Eine schöne Tradition.

DAS HERZ EINES MENSCHEN IST SOVIEL WERT
WIE ALLES GOLD EINES LANDES ....

24 Ein makelloses Leben?

Mit einem „weißen Kragen[53]“ (weißer als weiß, vgl. Coluche!) und um die 50 Jahre alt, der Mann, der in jenem Herbst 1999 in mein Sprechzimmer eindringt, heißt mit Vornamen Honoré und stammt aus Guadeloupe. Er gehört zum Führungspersonal eines großen französischen Unternehmens, er sieht streng aus und ist tadellos gekleidet. Warum kommt mir bei ihm sofort dieser Gedanke: Bestimmte Menschen repräsentieren in ihrem Leben mehr als andere die Funktion, die sie ausüben: Sei es als Manager, Banker, Professor, Mutter, Personalleiterin – ist dies eine Art vorauseilender Gehorsam gegenüber den vermeintlichen Erwartungen der Gesellschaft?

Anamnese

Seit einem chirurgischen Eingriff (Leistenhernie) verliert Honoré seine Haare und ist darüber niedergeschlagen, was ich verstehen kann. Nach der damaligen Konsultation, die ich im nachhinein als etwas oberflächlich beurteilen würde, verschrieb ich *Lycopodium* („Haarausfall nach einer Erkrankung des Abdomens“, vgl. C. Hering), wodurch das Problem vollkommen gelöst wird. Ich sehe ihn am 13. September 2005 wieder. Nichts an seinem Aussehen hat sich um einen Millimeter verändert. Höchstens der Blick wirkt zeitweilig etwas verloren. Die Angst wird in Schach gehalten, aber sie kann sehr deutlich wahrgenommen werden.

Nachdem Honoré mehrere Jahre in Berlin verbracht hat (seine Frau ist Deutsche), ist er nach Paris zurückgegangen, um dort in einem großen Unternehmen zu arbeiten. Er ist 58 Jahre alt, leidet seit einem Jahr unter Extrasystolen und seit sechs Monaten unter sehr störenden Palpitationen. Ein deutscher Kollege hat ihm *Kalium arsenicosum* verschrieben, das die Situation deutlich verbessert hat, ohne sie jedoch beseitigen zu können: Die heftigsten Krisen treten inzwischen weniger häufig auf. Dennoch

53 Anmerkung der Redaktion: Mit dem Begriff „col blanc“ werden im Französischen auch Angestellte bezeichnet.

bleibt der Zustand trotz Wiederholung des Mittels gleich. Nachts wacht Honoré durch Angstanfälle und Herzjagen auf. Er hat mehrfach einen Kardiologen konsultiert, der ihn jedes Mal beruhigt: Es handelt sich nur um Extrasystolen und einfache Palpitationen, die im Zusammenhang mit seiner Angst stehen, ein Beruhigungsmittel dürfte ausreichen. Der Arzt hat Bromazepam verschrieben, was meinem Patienten überhaupt nicht gefällt. „Das ist hier nicht üblich. Es fehlt nur noch, dass er mir sagt, ich soll zu einem Psychiater gehen!"

Seine Palpitationen sind stärker, wenn er im Bett liegt. Während der Aktivitäten im Lauf des Tages spürt er sie weniger. Sie treten am häufigsten abends, nachts oder morgens beim Erwachen auf. Es ist unmöglich, weitere genauere Informationen über ihn zu erhalten. Sein Problem verfolgt ihn, er ist sehr beunruhigt trotz der besänftigenden Worte des Spezialisten. Offensichtlich verbirgt sich hinter seiner inneren Unruhe eine echte Furcht vor dem Sterben. Er ist 58 Jahre alt, hat fünf Kinder ...

Er erzählt mir, dass er lange Zeit für große Unternehmen gearbeitet und sich, bestärkt durch seinen Erfolg, als freier Unternehmensberater in Deutschland niedergelassen hat. Alles lief gut für ihn. Aber nach drei Jahren, nachdem er einen fantastischen Auftrag von einem großen Konzern erhalten hatte, hat er die Bedingungen akzeptiert, die man ihm für die Integration seiner Firma anbot und wurde dann wieder Angestellter: „Ich war auf der Gewinnerseite". Als er dann in dieser führenden Stellung war und seinen Angestellten zeigen wollte, dass er der Beste sei, begann er zu dekompensieren: Er bekam z. B. Angst und Palpitationen.

Außerhalb der Arbeit hat Honoré andere Sorgen: Sein Vater in Gouadeloupe ist krank und er versucht vergeblich, sich mehr um ihn zu kümmern. Wie er selbst sagt, ist Honoré nur dann etwas ruhiger, wenn alles um ihn herum perfekt läuft, nicht nur seine Kinder, seine Frau, sein Vater, sondern auch seine Börsengeschäfte und ... die Waschmaschine. Er fühlt sich ebenfalls psychisch sehr abhängig vom perfekten Gleichgewicht seines Körpers: Gewöhnt an den Zustand guter Gesundheit hält er diese zum einen aufrecht mithilfe sportlicher Aktivitäten, die er systematisch am Sonntagmorgen (ob es windig ist, ob es regnet, ob er in Paris oder in Hongkong ist) durchführt. Und zum anderen durch Arztbesuche, die er bei jedem Wehwehchen vornimmt. Honoré macht sich ständig Sorgen um den Zustand seines Körpers. Nicht, weil er narzisstisch wäre, sondern weil er so leistungsfähig wie möglich bleiben will und alle Zeichen von Alterung ablehnt.

Auf dem Weg zum Simillimum

Die letzte Gabe von *Kalium arsenicosum* als C30, die meine Kollegen (die beiden vorhergehenden Gaben waren eine C9) verordnet hatten, ist vor zwei Wochen eingenommen worden. Acht Tage zusätzlicher Abstand sind notwendig, denn vielleicht kann die C30-Gabe die leichte Verbesserung, die sich bereits feststellen lässt, vollenden. Ich verschreibe Honoré einen Weißdorn-Extrakt, damit er warten kann: Er würde es nicht ertragen, nichts einzunehmen.

→ *Ich empfehle sehr genaue Zeiten für die Einnahme, denn ich habe es mit jemandem zu tun, der gewissenhaft ist und beruhigt werden muss.*

Zwei Wochen später sehe ich ihn wieder. Die Lage bleibt unverändert. *Kalium arsenicosum* hat offensichtlich nur als passendes „Simile" gewirkt, das heißt, es war nur „nahe dran".

Dieses Mal verstehe ich, wie er durch seine Beschwerden und die damit einhergehende Angst seine ganze Familie in Schrecken versetzt. Seine Frau und seine Kinder halten Honoré bereits für einen „Herzkranken". Er hat es geschafft, seine gesamte Umgebung durcheinander zu bringen! Der zusätzliche Spezialist, den er in einer sehr noblen Klinik aufgesucht hat, hat die Diagnose bestätigt, dieselben Dinge wiederholt und ihm ein „leichtes Antiarrhythmikum" verordnet.

„Was ängstigt Sie? Was geht in Ihnen vor?" Honoré sieht mich dann ganz erstaunt an bei dieser Frage, die er sich niemals gestellt hat. „Ich habe dunkle Gedanken, ich habe wohl Angst vor dem Tod, vor meinem natürlich, aber auch vor dem meiner Angehörigen." Ich befrage ihn lange und vor allem vorsichtig, um ihn nicht zu verletzen, denn von sich selbst zu sprechen, macht ihn äußerst nervös. Der Auslöser scheint tatsächlich die Krankheit seines Vaters gewesen zu sein. Honoré hat begonnen, den Tod seiner Eltern vorauszusehen und dies sei ihm unerträglich erschienen.

„Sehen Sie alles voraus?" „Ich sehe ständig alles voraus, sowohl in meinem Leben als auch bei der Arbeit, vom Aufstehen bis zum Schlafengehen. Ich sehe es anhand von Listen und Programmen." Honoré vermerkt alles in seinem „Palm", hat alles im Griff, jede Sache wird zu einer bestimmten Zeit und Stunde gemacht, er plant und ordnet an, seien es die Familienferien, der Tagesablauf seiner Frau (die sich dagegen etwas auflehnt). Jeden Morgen, bevor er geht, erinnert er sie daran, was sie im Laufe des Tages zu tun hat ... wie eine Programmiermaschine. Nachts wacht er auf und nimmt seine Planungen wieder auf. „Finden Sie das normal," frage ich ihn. „Das ist eher eine hervorragende Eigenschaft, selbst wenn es manchmal übertrieben ist."

Auf der körperlichen Ebene leidet er an großer Müdigkeit und Überarbeitung, vor allem, wenn er wegen der Palpitationen nicht schläft. Dann bekommt er Kälteschauder, und in der Wohnung müssen 22°C sein. Er kann keinen Kaffee trinken, selbst eine Tasse regt ihn auf. Seine Frau beklagt sich darüber, dass Honoré abends in ihrer großen Wohnung auf und ab geht, wenn er unruhig ist.

Erste Verordnung

Ich verschreibe Honoré eine erste Gabe des Mittels als C200, sechs Wochen später eine weitere als C500, und schließlich drei Monate später eine letzte, wieder als C500. Daraufhin verschwinden die Palpitationen und Extrasystolen endgültig. „Meine Frau ist sehr zufrieden mit Ihnen, Sie haben mich, so scheint es, verändert!" Er ist sehr viel weniger gestresst, begegnet den Dingen mit mehr Abstand und beginnt, sich etwas Zeit zu nehmen, um mehr zu leben.

Arzneimittelbild von Arsenicum album

Arsenicum album, noch eines dieser unverzichtbaren Mittel!

➔ *Wenn man für* ***Arsenicum album*** *ein Stichwort vorschlagen sollte, wäre es das Wort „Ordnung" – im Sinn von Anordnung der Dinge, Ideen, Gedanken –, an das ich sofort denken würde.*

Die zwanghafte Seite und der Perfektionismus unseres Patienten sind nur reaktive Zustände, mit denen ein *Arsenicum*-Mensch üblicherweise auf tiefes Leid reagiert, um dieses zu bändigen. Mir sind im Gegensatz dazu *Arsenicum*-Patienten begegnet, die wenig ordnungsliebend waren, sogar in Unordnung gerieten; aber in diesen Fällen wird die Schwierigkeit, den Dingen eine Struktur zu geben, als eine schmerzhafte Einschränkung erlebt, weil sie sich ihrer wahren Natur entgegenstellt. Ich erinnere mich an diese sehr ängstliche und depressive Familienmutter, die überragt wurde von den schmutzigen Wäschebergen, die sich angesammelt hatten, und untröstlich war über die Spinnweben an der Decke ihres alten Hauses und die mir sagte, dass ihr einziges Vorhaben für den nächsten Sommer wäre, ihren Keller von unten bis oben aufzuräumen. „Dies wird für mich wohltuender sein als Ferien am Meer zu machen oder Fluoxetin einzunehmen". Als sie dies geschafft hatte, war sie unsagbar glücklich.

Es war die homöopathische Arzt Tomas Paschero, der die großartige Idee einer „miasmatischen Dynamik" entwickelte, die die praktische Homöopathie einen großen Sprung nach vorn machen ließ. Ausgehend von einer primären Erkrankung wird jeder Mensch (und somit jeder Organismus, denn Körper und Seele sind immer miteinander verwoben) in diesem Ausbruch und Überlebensprozess die offensichtlich bestmögliche Lösung finden, um sich seinem inneren Konflikt zu stellen und ihn zu lösen versuchen. In einem Fall wird es die Flucht sein (und) oder ... die Diarrhö, in einem anderen die autoritäre Art (und) oder die Atherosklerose. Denn auf das gleiche Leiden kann man mit Verzweiflung (und) oder mit Gleichgültigkeit reagieren und der gleiche bakterielle Angriff lässt sich mit einem Abszess oder einer Septikämie beantworten. Bei einem Patienten äußert sich die reaktive Lebenskraft sehr vielgestaltig und veränderlich, in dem Moment, in dem sein spezifischer Leidensprozess beginnt. Es ist also wichtig, das tiefe Leiden eines Menschen davon zu unterscheiden, was sekundär und somit infolge von diesem Leiden auftritt[54].

54 Siehe eine meiner Veröffentlichungen: „Gedanken über den Begriff der Ähnlichkeit".

Kommen wir auf *Arsenicum album* zurück. Der *Arsenicum album*-Mensch hat also eine besondere Affinität zu allen Bereichen, die mit dem Thema Ordnung zu tun haben. Er fühlt sich dazu berufen, eine Art von Regisseur des Lebens zu sein, und er entspricht in unserer Gesellschaft dem Bild des Direktors. Dabei ist der Direktor nicht der große Chef, sondern derjenige, der leitet, aufbaut und die Leitlinien erstellt. Von einer solchen Person erwartet man, dass sie perfekt, gewissenhaft und streng nach festen Regeln handelt. Und wer Perfektion und Organisation sagt, sagt auch Vorausschau und Vorsorge. Alles muss an seinem Platz sein und richtig funktionieren. Man findet demzufolge *Arsenicum*-Patienten, die ihr ganzes Leben verplanen, sowohl im täglichen Lebens als auch in der Zukunft.

Dieses Verlangen nach Anweisungen und harmonischem Ablauf übertragen sie auch auf ihre gesamte Umgebung. *Arsenicum album* ist als eines der ängstlichen Mittel angezeigt für die Familie, die Verwandten, die Freunde und das unmittelbare Umfeld, sobald der Wunsch danach, dass „alles an seinem Platz sein soll" auf andere übertragen wird.

➔ *Es ist immer sehr aufschlussreich, die Menschen genau zu befragen, die sich um andere Sorgen machen, um zu erfahren, ob dies den kleinen Familienkreis betrifft oder ob dies auch die Verwandten, die Kollegen umfasst. Es gibt Mittel wie z.B.* ***Dulcamara****, deren Sorge nur der engsten Familie und ihren sehr nahen Freunden gilt.*

Arsenicum wird sogar unruhig, wenn er von seiner schlechten Geldanlage bei der Bank erfährt. In seiner Sorge, Ordnung zu schaffen, geht *Arsenicum album* in seinem Verantwortungsbewusstsein zu weit, indem er sich für seine ganze Umgebung verantwortlich fühlt, für die physische Umwelt – er stellt die Uhren wieder richtig, die Ziergegenstände wieder auf ihren Platz und richtet die Bilderrahmen gerade[55] aus –, aber auch für

55 Ich erinnere mich an diesen armen Teufel, unterernährt und halbtot, aus dem nordafrikanischen Hinterland, der von einem besonders ansteckenden Typhus befallen war und innerhalb von 48 Stunden durch einige Gaben von ***Arsenicum*** geheilt wurde, während Chloramphenicol wirkungslos war. Ich leistete damals meinen Militärdienst als Assistent in einem marokkanischen Krankenhaus ab. Was mich überrascht hatte, war seine Angewohnheit, nach jeder Untersuchung trotz seiner äußersten Schwäche, sein Bettzeug wieder in

die menschliche Umwelt – sollte man nicht die Kleine ins Krankenhaus bringen, die sich das Bein verletzt hat, müsstest du dich nicht vergewissern, dass sie sich nicht bei der Reservierung des Zugs geirrt haben, usw.

Arsenicum album kann auch übertrieben gewissenhaft werden, sich wegen Kleinigkeiten Gewissensbisse machen. Er beschreibt sich manchmal als sehr mitfühlend, obwohl er es nicht wirklich ist, er hat vielmehr Angst um den anderen, dem er behilflich ist, um alle Probleme zu lösen und alle Wege zu ebnen. Es kommt vor, dass er sehr egoistisch ist, um es sich selbst einfacher zu machen.

→ *Die angemessenste Lösung für* ***Arsenicum album*** *der Unsicherheit zu entkommen – das ist eine Beobachtung, die ich gemacht habe und die so nicht beschrieben wird – besteht darin, die Handlungen einer unerbittlichen Logik folgen zu lassen.* ***Arsenicum album*** *wird seinen Verstand schärfen im Sinne der Logik und der Rationalität, was selbstverständlich eine große Härte voraussetzt. Er glaubt,damit, die Unsicherheiten des Lebens am besten beherrschen zu können.*

Durch logisches Denken entkommt er der Angst, die bestimmte Gegebenheiten in ihm auslösen. Wenn er nicht denken kann, ist er verloren. Auf dem Gebiet der Gesundheit zum Beispiel, einem Gebiet, in dem er sich nicht auskennt, ist die Angst unerträglich. Vorzugsweise überträgt er dem Hausarzt, dem er völlig vertraut, die Verantwortung gegenüber seinen Sprösslingen. Angesichts einer finanziellen Schieflage beruhigt sich *Arsenicum album*, wenn es ihm gelingt, einen klugen Ausweg zu finden.

Rationalität und Logik erlauben *Arsenicum album*, sich dem Tod zu widersetzen (und der allgemeinen Entropie), wovor er sich grundsätzlich und tief gehend fürchtet. Diese Logik gibt ihm die Illusion, die Vollkommenheit einer gewissen Ewigkeit erreichen zu können.

All diese Tugenden wird *Arsenicum album* auf andere projizieren, er wird also anspruchsvoll werden und Vollkommenheit verlangen. Obwohl ihn seine Pedanterie selbst beruhigt, können andere diese als sehr belastend erleben.

Ordnung zu bringen und glatt zu streichen. Das war das besondere und „eigenheitliche" Symptom dieses Patienten.

Ein Symptom von *Arsenicum album*, das man sich merken sollte, ist die Empörung. Diese Entrüstung – es gibt nur noch *Nux vomica, Colocynthis* oder *Staphisagria*, die sich empören – steigt wegen unangemessener oder dummer Vorschriften, aufgrund von Unehrlichkeiten sowie in Anbetracht der politischen oder gesellschaftlichen Skandale und Verhaltensauffälligkeiten. Diese Empörung steht mit Themen und Gegebenheiten in Zusammenhang, die mit einem Mangel an Logik oder Härte einhergehen: „Wie ist es möglich, dass … Wenn jedermann sich richtig verhalten würde, würde das nicht geschehen! Es ist abwegig, dass …" Fügen wir noch weitere Schlüsselbegriffe von *Arsenicum album* hinzu: Das Brennen, die Kälte (des Todes), die Neigung zur Malignität (es ist nicht nur ein Mittel bei ernsthaften Krankheiten mit Organschäden, sondern auch bei den schwersten Zuständen, die dem Tode nahe sind).

Arsenicum album ist eine für die Funktionsfähigkeit der Gesellschaft unverzichtbare Persönlichkeit, da sie, wenn sich die Fähigkeiten im Gleichgewicht befinden, die Unordnung in Ordnung überführen und der natürlichen Entropie der Dinge entgegentreten kann. Es ist nicht erstaunlich, dass man ihr häufig begegnet, da sie mit derselben Leistungsfähigkeit an der Gestaltung unseres „Ökosystems" teilnimmt[56].

Als eine Art organisatorischer Anker für den Zusammenhalt von Gruppen (Familie, Verband, Handelsgesellschaften oder andere, usw.) sichert *Arsenicum album* ihr Überleben, indem sie die Beachtung der Regeln und die Einhaltung des Kurses gewährleistet.

56 Diese Darstellung des Mittels kann natürlich etwas karikaturenhaft erscheinen. Von diesem genau entworfenen Bild gibt es alle Abstufungen und Schattierungen (so wie ich es in den Abschnitten zuvor beschrieben habe).

25 Ein Hund ist kein Wolf

Einen Sohn zu verlieren ist schrecklich. Ihn zu verlieren, weil er sich dazu entschlossen hat, seinem Leben ein Ende zu setzen, ist noch schlimmer! Francoise, Dozentin für Geschichte und Geografie im Elsass und bekannte Psychoanalytikerin (ein gemeinsamer Patient, der sie sehr schätzt, hat ihr meine Kontaktdaten gegeben), sucht mich in einem völlig dekompensierten psychischen Zustand auf. Ihr Kind hat sich vor vier Jahren das Leben genommen. Es handelt sich um eine dramatische Geschichte im Zusammenhang mit seinem Vater und dessen perverser Beziehung zu seinem Sohn. Francoise kann damit nicht fertig werden, trotz der rührenden Unterstützung durch ihre Tochter.

Anamnese

Francoise ist eine Frau aus dem Gironde, die ursprünglich aus Polen stammt, und in den Fünfzigern ist. Sie ist blond, hat grüne Augen und sie spricht mit einer so sanften Stimme, dass man sich eher vorstellen würde, dass sie aus dem Mund eines jungen, schüchternen und schmächtigen Mädchens kommt.

Sie unterrichtet in einem privaten Gymnasium und empfängt abends Patienten zur Psychoanalyse. Der Gymnasialdirektor hat ihr mitgeteilt, dass er sich von ihr trennen möchte, da sie die Disziplin in ihrem Unterricht nicht mehr richtig aufrechterhalten könne, sie keine Kontrolle mehr über ihre Schüler habe und in ihrer Klasse ein echtes Tohuwabohu herrsche.

„Ich habe ein Treffen mit dem Direktor gehabt, er hat sehr harte Dinge gesagt, aber er hat recht. Ich bin eine Null als Lehrerin, ich versage völlig, ich bin es nicht mehr wert, zu unterrichten. Und es wäre übrigens auch besser, wenn ich die derzeit noch laufenden Analysen beenden würde, denn auch auf diesem Gebiet genüge ich nicht mehr. Ich verabscheue mich, ich will sterben, ich verdiene es nicht, zu leben, alles was ich gelernt habe, alles was ich dank der Psychoanalyse weiß, taugt nichts. Ich frage mich, wie ich es überhaupt noch wagen kann, mich mit Patienten zu beschäftigen."

Francoise ist offensichtlich dabei, ihr Selbstwertgefühl zu verlieren. „Ich möchte mich einweisen lassen, denn ich gehöre in eine psychiatrische Klinik." Sie denkt daran, sich das Leben zu nehmen. Glücklicherweise versetzt sie dieser Gedanke in Angst und ruft in ihr die unangenehme Erinnerung an ihren fehlgeschlagenen Versuch zurück, als sie 18 Jahre alt war.

Francoise lebt mit einem großartigen Mann zusammen. Er heißt Victor, er ist nicht der Vater ihres Sohnes und bewirtschaftet einen kleinen Bauernhof weit draußen auf dem flachen Land. Er begleitet sie zu jeder Konsultation und bleibt unauffällig im Wartezimmer sitzen.

„Zuhause bleibe ich stundenlang in einem Sessel sitzen und trinke Kräutertee, schaue einfach umher, lesen gelingt mir nicht mehr, mir, derjenigen, die Bücher verschlang."

„Kräutertee trinken?" Ich empfinde dieses Detail in dieser Situation als paradox. „Ja, das ist das einzige, was mich tröstet. Ich trinke tagsüber heißen Kräutertee und ich rauche drei Packungen Zigaretten täglich. Es ist das Brennen, das ich liebe, das Brennen des Getränks und das meiner filterlosen Zigarette auf der Zunge."

Jeder empfindet beim Rauchen einen anderen Genuss, bei ihr ist es das Brennen im Mund.

„Mir ist sogar meine Fähigkeit, mich gut auszudrücken, verloren gegangen. Ich kann inzwischen, wie Sie selbst sehen, keinen Satz mehr richtig beenden. Ich beginne wieder von vorn, um mich anders auszudrücken." Ich hatte nichts davon bemerkt, sie ist es, die mich darauf aufmerksam macht. „Meiner Meinung nach ist das ein Gefühl, das ohne Belang ist. Ihr Intellekt scheint mir tadellos zu funktionieren." „Nein, ich habe den Eindruck, dass ich nicht das sage, was ich eigentlich zum Ausdruck bringen möchte. Bei den Schülern bilde ich mir ein, eine Dummheit gesagt zu haben und beginne dann meine Rede neu, woraufhin sie anfangen zu lachen und Radau zu machen. Jedenfalls lohnt es sich nicht, Doktor, dass Sie sich mit mir beschäftigen, ich bin zu nichts zu gebrauchen!"

Ich lasse diesen Fall für einen Augenblick beiseite, denn ich möchte Ihnen eine andere kleine Krankengeschichte erzählen. Eines schönen Morgens im Jahr 1986 kommt eine aus Algerien stammende allein stehende Frau in meine

Sprechstunde, die ungefähr 35 Jahre alt ist und auf den schönen Namen Yasmina hört. Sie möchte ihre Brüste operieren lassen, die sie als zu groß empfindet. Sie sucht mich einen Monat vor dem Eingriff auf, denn eine Freundin hat ihr gesagt, dass ich ihr ein Mittel zur Beschleunigung der Wundheilung geben könnte. Ich begreife rasch, dass sie völlig depressiv ist und frage sie, warum sie sich operieren lassen will. Sie hat tatsächlich den schönen Busen einer Südländerin, aber er ist nicht übergroß.

„Ich habe mich immer hässlich und dick gefunden, ich kann mich nicht in einem Spiegel ansehen." Aus meiner Sicht ist sie eher eine hübsche, zuvorkommende Frau, sicherlich etwas rundlich, aber nicht fettleibig. „Wenn ich mich abends ausziehe, lege ich meinen Büstenhalter unter das Kopfkissen aus Angst, dass man ihn sieht. Ich habe Furcht davor, dass die Toten mich besuchen kommen oder dass die Nachbarn durch das Fenster blicken und die erschreckende Größe meiner Unterwäsche bemerken."

Yasmina leidet nicht an Wahnvorstellungen, sondern ist eher abergläubisch, wie viele Menschen aus dem Süden. Sie beschreibt sich als einen Menschen, der ewig angsterfüllt ist, was durch ihre schwere Vergangenheit erklärt werden kann. Als Waise ist sie im Alter von 17 Jahren von ihren Tanten zur Heirat gezwungen worden. Sie hat sechs Jahre lang bei ihren Schwiegereltern gelebt, während ihr viel älterer Ehemann im Gefängnis saß. Yasmina ist es gelungen, nach Frankreich zu fliehen, wo sie mit einem anderen Nordafrikaner vier Jahre lang zusammen lebte. Während dieser zweiten Beziehung lehnt sie aus Angst oder aus Ekel jeden sexuellen Kontakt ab, vor allem, weil sie ihren eigenen Körper ablehnt.

„Ich habe vor Männern große Angst, ich bin sehr schamhaft. Ich habe so wenig Selbstvertrauen, dass ich mich niemals um mich selbst kümmere, ich kümmere mich nur um andere. Das wenige Geld, das ich verdiene, gebe ich für Geschenke aus. Jedenfalls ist das Leben für mich bedeutungslos, ich habe immer geglaubt, dass ich jung sterben werde. Ich habe Abschiedsbriefe vor der Operation geschrieben, denn ich glaube, dass es egal ist, ob ich wieder aufwache oder nicht."

Sie hat einen Sauberkeitsfimmel und sie hat Furcht vor Krankheitskeimen.

Erste Verordnung und weitere Verordnungen

Meine Patientin, die Historikerin und Psychoanalytikerin, erhält 1992 *Lac canium*. Das Ergebnis ist wirklich erstaunlich. Ziemlich schnell kommt sie aus ihrer tiefen Depression heraus, nimmt ihren Unterricht wieder auf und kann schließlich die Achtung ihrer Schüler wieder erringen.

Sie kommt danach immer seltener zu mir und erhält jedes Mal eine Dosis ihres Mittels in unterschiedlichen Potenzen. „Es lässt mich meine Mitte völlig wiederfinden", sagt sie. Vor fünf Jahren, nachdem sie zwei Jahre nicht erschienen war, konsultiert sie mich wegen eines starken rheumatischen Anfalls, den der behandelnde Arzt als Beginn einer Polyarthritis bezeichnet hat (wegen einer familiären Belastung). Die Gelenkschmerzen sind seltsamerweise stark wandernd. Eine Gabe von *Lac canium* genügt, um alle Symptome verschwinden zu lassen.

Seit damals wird ein Wiederauftreten ihrer Beschwerden, die nicht sehr stark ausgeprägt sind, im Herbst dank einer einzigen Gabe desselben Mittels beseitigt. Sie fühlt sich übrigens weiterhin wohl. Nach einem 30-jährigen Berufsleben trifft sie schließlich die Entscheidung, mit dem Unterrichten aufzuhören und sich auf das Land zurückzuziehen, wo sie glückliche Stunden verleben wird. Leider holt sie das Unglück wieder ein: Ihr Gefährte wird ernsthaft krank. Unterstützt durch das Mittel nimmt sie sehr mutig die Situation des nahenden Todes ihres Mannes an und akzeptiert ebenso den Gedanken, weiter zu leben.

Was Yasmina betrifft, hat das Mittel ihr dazu verholfen, wieder an sich zu glauben, einen interessanteren Beruf zu finden, einen wirklichen Lebensgefährten zu finden, mit dem sie Kinder bekommen hat. Seit der ersten Gabe von *Lac canium* hat sie sich dazu entschieden, den Eingriff zu verschieben! Während der Behandlung hat sie Schritt für Schritt gelernt, sich nicht mehr selbst zu bestrafen und sich sogar zu lieben.

Differenzialdiagnostische Aspekte

Warum habe ich nicht an *Psorinum* gedacht, wie es mir ein exzellenter Kollege vorgeschlagen hat, als er den Bericht über diesen letzten Fall hörte. Die Problematik von *Psorinum* unterscheidet sich.

- *Psorinum* ist schmutzig, seine Haut ist schmutzig, er ist ein räudiger Hund, er wird also zurückgewiesen (übrigens findet man Psorinum im 3. Grad in der Repertoriumsrubrik „Gefühl der Verlassenheit" sowie in der Rubrik „Furcht vor Vernachlässigung"). Er wird also alle Hebel in Bewegung setzen, um diese Stigmata vergessen zu machen und seine „Sauberkeit", seine Reinheit, zu zeigen, Anerkennung zu erlangen, um wieder in die menschliche Gesellschaft aufgenommen zu werden. Er wird seinen „Schandfleck" verbergen, indem er seine Skepsis und seinen Pessimismus pflegt.
- *Lac canium* (gewonnen aus der Milch der Hündin) ist nicht räudig, er hat die offensichtliche Wildheit des frei lebenden Tieres verloren. Er lässt sich beherrschen, in Schranken halten, zähmen. Es hat seine Würde verloren[57]. Selbst sein Körper ist nicht mehr der, der er war, er hat, so meint er, seine Würde verloren. Diesen „fleischgewordenen Körper" erträgt er kaum. (*Psorinum* sieht den Körper nicht oder beachtet ihn nicht.) Es handelt sich um einen Konflikt der Abwertung und Entwertung seiner selbst. Am häufigsten geht dieser verächtliche Blick auf den eigenen Körper einher mit psychischen Symptomen.

Im ersten Fall gab es ein körperliches Leitsymptom, das sehr stark auf *Lac canium* hingewiesen hat: Das Bedürfnis nach warmen (selbst heißen) Getränken und die Besserung durch warme und heiße Getränke. Es handelte sich sogar schlichtweg um ein Bedürfnis nach brennender Hitze im Mund.

Arzneimittelbild von Lac caninum

Ich hege eine besondere Zuneigung zu *Lac canium* (ich habe einige Fälle mit manchmal 20-jährigem Verlauf). Diesem Mittel verdanke ich es, dass ich Dr. Elizalde Masi begegnet bin. Es war 1986, in Lyon, als ich am Europäischen Homöopathie-

57 Eine Kollegin hat wiederholt Erfahrungen mit der bemerkenswerten Wirkung dieses Mittels bei Patienten gemacht, die durch heftige Gefühlserschütterungen am Boden zerstört waren (Trennung, Vernachlässigung, grundlose Entlassung), bei Menschen, die sich schmutzig und für ihr Leiden schuldig fühlen. Lac caninum wäscht sich nicht mehr, schminkt sich nicht mehr, macht seinen Haushalt nicht mehr, stellt sich nicht mehr seinen Verpflichtungen, so sehr hat er den Eindruck, abstoßend und unfähig zu sein zu ... Genau in diesen Fällen erlaubt ihnen dieses Mittel, dass sie wieder zum Leben erwachen. ***Lac caninum*** wäre nach Meinung der Kollegin ein großes Kummermittel für die von vielen Frauen durchlittene Liebe (der geschlagene Hund, der sein Unglück mit seiner Leine hinterher schleppt).

Kongress teilnahm, um eine etwas originelle Arbeit vorzutragen. Als Ausgangspunkt hatte ich den Fall einer sehr beeinträchtigenden Neuritis des Nervus radialis gewählt, den ich dank des folgenden Leitsymptoms mit *Lac canium* behandelt und geheilt hatte: Der Patient hatte anfallsweise Schmerzen, wenn seine Finger sich berührten. Dieses Symptom gibt es im Repertorium: „Erträgt es nicht, dass seine Finger sich berühren". Durch dieses Mittel, von dem ich bislang nur die Anginen mit Seitenwechsel und den Wechsel der Beschwerden von links nach rechts kannte, war nicht nur die Neurits geheilt worden, sondern mein Patient empfand, dass ich ihm sehr viel Gutes getan hatte! Ich studierte also dieses Mittel und befragte meinen Kranken eingehender über seinen psychischen Zustand und fand heraus, dass er von sich eine sehr schlechte Meinung hatte, dass er sich nicht ausstehen konnte und sich ständig niedermachte. Ich sagte mir: Er kann sich so wenig leiden, dass er es sogar nicht erträgt, sich selbst zu berühren. Ich habe also in allen Einzelheiten die Arzneimittelprüfung unter den Vorzeichen gelesen, eine Persönlichkeit aus allen beschriebenen Symptomen aufscheinen zu lassen. Seinerzeit war dieses Vorgehen nach meinem Kenntnisstand nicht üblich. Nach meinem Vortrag ist ein argentinischer Arzt von stattlicher Erscheinung (Haare pomadisiert und mit einem kleinen, unauffälligen Pferdeschwanz) zu mir gekommen und hat mich gefragt: „Kennen Sie mich? Ich bin Doktor Masi aus Buenos Aires, ich halte Kurse in Italien, in Florenz, angesichts Ihres Vortrags müssen Sie von meinen Arbeiten gehört haben." Ich antwortete ihm ganz überrascht, dass ich ihn überhaupt nicht kennen würde! „Das überrascht mich, denn Ihre Arbeit entspricht genau dem, was ich schon eine ganze Zeit mache!" Zu meinem großen Erstaunen entdecke ich drei Wochen später, als ich die Tür zu meinem Wartezimmer öffne, Dr. Masi, der mich bittet, ihm einige Minuten Zeit zu schenken. Er bat mich, ihm dabei zu helfen, in Frankreich seine Lehre unterrichten zu können. Ich war hoch erfreut und habe mich dann in der darauf folgenden Zeit darum gekümmert, die Voraussetzungen dafür zu schaffen, damit er einen anerkannten Kurs in Frankreich abhalten konnte. Von da an habe ich seine Vorlesungen während mehrerer Jahre besucht, und dies war sehr fesselnd. *Lac caninum* ist also für mich der Schlüssel gewesen, der mir erlaubt hat, auf eine andere Weise die faszinierende Welt der „reinen" Materiae medicae zu betreten und sie unter einem sehr viel dynamischeren Blickwinkel zu erforschen.

Bei *Lac canium sind* die folgenden sehr bedeutsamen Symptome zu finden:

- im Widerstreit mit sich selbst,
- fühlt sich wertlos,
- Mangel an Selbstvertrauen, Selbstverachtung („verächtlich gegen sich selbst") und sogar Abscheu vor sich selbst,
- Wahnvorstellung, dass man auf ihn herabsieht,
- Entpersonalisierung, Täuschung im Hinblick auf seine eigene Identität („Wahnidee, Irrtümer in der eigenen Identität"), meint, ein anderer zu sein. (Hat er das unbewusste Gefühl, nicht der zu sein, der er ist, das heißt das wilde ... gezähmte Tier?). Daraus ergibt sich, dass er meint, dass alles, was er sagt, unwahr ist. („Wahnidee, alles was sie sagt, ist eine Lüge").
- Meint, beleidigt, beobachtet und verachtet zu werden. („Wahnidee, meint, beleidigt zu werden"; „Wahnidee, ist verachtet"),
- Wahnidee, fällt auseinander,
- Wahnidee, er ist klein, alles ist verkleinert,
- Wahnidee, er ist schmutzig; wäscht sich unaufhörlich die Hände.
- Alles erscheint ihm unwirklich, er selbst ist nahezu ohne Leib („Wahnidee, er ist leicht, körperlos"), da er wie ein Geist schwebt („Wahnidee, er schwebt wie ein Geist in der Luft"). Er fühlt sich zu leicht.
- Schreckliche Träume, Vorstellungen von Tieren. Sieht Schlangen, Ungeziefer, träumt von Insekten. (Nimmt er einen Platz zwischen zwei Welten ein, zwischen der Welt der Tiere und der Welt der Menschen?).
- Und, natürlich ist *Lac caninum* im größten Zweifel über jeden möglichen Erfolg („Furcht vor Misserfolg; Furcht, ihren Pflichten nicht mehr nachkommen zu können"). Man kann also keine *größere Se*lbstverleugnung finden!

Ich erinnere mich an eine weitere Patientin, eine 43-jährige Junggesellin, die seit zehn Jahren psychotherapeutisch behandelt wurde, seit langem magersüchtig war und von dieser schrecklichen Erkrankung durch einige Gaben von *Lac canium* geheilt wurde. Sie sagte: „Ich habe immer den Eindruck, alles schlecht zu machen, auf jedem Gebiet unfähig zu sein. Wenn ich mein Diplom als Ingenieurin bekomme habe, dann deshalb, weil ich mehr als die anderen gearbeitet habe. Wenn bestimmte Menschen eine gute Meinung von mir haben, ist es deshalb, weil sie nicht wissen, was ich wirklich wert bin. Jedenfalls meinen es diejenigen nicht ehrlich, die sagen, mich zu lieben. Ich ertrage mich nicht, die Person, die ich am meisten auf der Welt verachte, bin ich selbst. Ich habe niemals sexuelle Beziehungen gehabt, das widert mich an."

➔ *Im Hinblick auf diese Abscheu, diese Selbstverachtung, habe ich beobachtet, dass bei* **Lac canium** *im allgemeinen ein negative Beziehung zum Körper bestehen muss (Zurückweisung), damit dieses Symptom als vollwertiges Symptom gelten kann. Es genügt nicht, dass eine einfache Abwertung wie bei* **Aurum, Sulfur** *oder* **Psorinum** *vorliegt.*

Die klinische Forschergruppe AFADH (Association Francaise pour l'Approfondissement de la Doctrine Homéopathique, 1984 gegründete französische Organisation für homöopathischen Forschung und Lehre) sagt über *Lac canium,* dass sein Problem darin besteht, vom anderen nicht seinem Wert entsprechend geschätzt zu werden. Ich persönlich favorisiere die Anmerkungen von Marc Brunson, der zu *Lac caninum* ausführt: „Ich bin nur ein Hund". Der Hund ist dieses gezähmte Tier, das die Würde seiner Abstammung vom Wolf verloren hat. Einmal gezähmt, ist er von nun an vom Menschen abhängig. Aber er hat die Erinnerung an diese Erniedrigung behalten und ist darüber untröstlich.

Dr. William Suerinck hat uns über den Fall einer *Lac canium*-Patientin berichtet, die einem Sadisten ausgeliefert war. Sie war eine sehr schöne Frau, die sich derart abwertete, dass sie es nicht mehr wagte, ungeschminkt ihre Wohnung zu verlassen. Dank des Mittels konnte sie sich schließlich von ihrem Peiniger befreien und ihre Ketten sprengen. *Lac canium* könnte zum Beispiel leicht die Beute eines Perversen werden.

Zu bemerken ist, wie es Dr. Chantal Chemla sehr klar ausgedrückt hat, dass es häufig eine gewisse Bündelung der Symptome auf die weibliche Brustpathologie gibt (es ist übrigens ein großes Mittel bei Brusterkrankungen). Es ist Auftrieb für die Brüste, wie es ein Kollege scherzhaft erklärte!

Abschließend sollten wir uns noch in Erinnerung rufen, dass *Lac caninum* sehr nützlich in unserem Notfallkoffer sein kann. Es ist unter anderem ein großes Mittel bei akuter Angina und Ischias. Wo auch immer die Symptome lokalisiert sind, sollten wir nicht den Seitenwechsel von einer Seite auf die andere sowie das Verlangen nach heißen Getränken und Salz vergessen.

Hier wird demnach eine einzigartige Persönlichkeit beschrieben, der die Mitfühlenderen unter uns gerne helfen, sie entlasten und ermutigen möchten, damit sie, reingewaschen von der vorgestellten Verschmutzung, ihre große Lebensweisheit wiederfinden kann!

DAS LEBEN, DIESER TROPFEN MILCH UND ABSINTH

Henri Lacordaire

26 Lieber den Spatz in der Hand als die Taube auf dem Dach

Wie es Doktor Pierre Schmidt sehr richtig bemerkte, ist die Homöopathie sehr häufig großzügig. Er meinte damit, dass der homöopathische Arzt seinem Patienten erheblich helfen kann, ohne dafür notwendigerweise das wahre Simillimum gefunden haben zu müssen.

Diese Tatsache ist gleichzeitig ein Glücksfall, denn es bedeutet, dass es nicht unbedingt notwendig ist, seinen Patienten bis in sein tiefstes Wesen verstehen zu müssen, um ihn richtig zu behandeln, und ein Nachteil, denn dadurch werden manchmal sowohl bei dem zufriedenen Patienten als auch bei dem erleichterten Therapeuten weitere Nachforschungen begrenzt, die sich als fruchtbar erweisen könnten, um ein tieferes Gleichgewicht zu erlangen. Sie haben mein Magenulkus, mein Rheuma im Winter, meine wiederholt auftretenden Sinusitiden geheilt, was mehr verlangen? Wenn der mit diesem Ergebnis zufriedene Patient wüsste, dass die Homöopathie auch seine existenziellen Ängste, seine Phobien und seine Frühlingsdepression heilen kann und ihn durch eine präventive Wirkung vor möglichen ernsten Krankheiten im Laufe seines Lebens schützen kann, vielleicht wäre er noch anspruchsvoller und würde den Arzt völlig in die Enge treiben?

Wir haben hier erstaunliche Möglichkeiten, warum sollte man darauf von vornherein verzichten?

Anamnese

Ich habe Jean-Louis 1989 kennengelernt, als er 51 Jahre alt war. Er ist ein waschechter Elsässer und ist regelmäßig zwei- oder dreimal jährlich wegen unterschiedlicher Beschwerden zu mir gekommen, für die ich ihm eine ausreichend wirksame Hilfe mit passenden „ähnlichen" Mitteln beibringen konnte und es deshalb für ihn überhaupt nicht notwendig war, weitere Ärzte aufzusuchen. Und dennoch habe ich erst 2004, nämlich 15 Jahre später, endlich sein Simillimum entdeckt.

Jean-Louis war ein charmanter, höflicher und pfiffiger Junggeselle, sehr an der Medizin und ganz besonders an der Homöopathie interessiert und hatte unter anderem mein populärwissenschaftliches Werk „Die Wahl der Homöopathie" gelesen. Freundlich ironisch sagte er regelmäßig zu mir: „Ich hoffe, dass Sie *mein* Mittel noch vor meinem Tod finden. Mit zunehmendem Alter spüre ich, wie ich abbaue." Dieser listige, schalkhafte Ton hinter seinem dünnen Schnurrbart, der seine Oberlippe kaum bedeckt, amüsierte mich.

Welches sind die chronischen Probleme, die in diesem Frühjahr 2004 nicht wirklich gelöst waren? Vor allem die wiederkehrenden Darmbeschwerden: Blähungen, Neigung zu Durchfall beim geringsten Diätfehler (durch *Carbo vegetabilis* vorübergehend beseitigt). Danach war im Zusammenhang mit einer Hiatushernie zeitweise ein gastroösophagealer Reflux aufgetreten, der eine langfristige, säurehemmende, allopathische Behandlung notwendig machte, da diese Erkrankung infolge der ständigen Entzündung der Atemwege mit starkem Husten und Bronchitiden einherging.

Hinzuzufügen ist, dass er immer wieder eine allergische Bindehautentzündung hatte, die jedes Mal durch *Allium cepa* völlig verschwand. Jean-Louis ist übrigens von Rheuma geplagt, was bei ihm das Gefühl des Alterns verstärkt.

Jean-Louis ist ein zutiefst ängstlicher Mensch, selbst wenn er sich dank seines starken Temperaments, so gut er kann, dagegen wehrt. Seit dem Erreichen des 50. Lebensjahres klagt er über Gedächtnisstörungen und Konzentrationsschwierigkeiten, was bei einem Beamten im höheren Dienst zu Problemen führt, zudem wird er beim geringsten Schlafmangel von einer Schläfrigkeit „wie bei alten Männern" überwältigt, was ihn sehr verärgert. Er kann sich auch schlecht mit seinen sexuellen Schwächen abfinden (leider, aber da es nie zu spät ist, werde ich die Sache erst lösen können, wenn er 67 Jahre alt ist).

Jean-Louis ist voller gutem Willen und immer bereit, „mir gute Symptome zu liefern". Allerdings ist nichts zu machen, keiner von uns beiden findet die günstige Fährte, die uns zu dem kleinen Hinweis führt, auf den jeder Homöopath sich wie Sherlock Homes stürzen würde. Bei jeder Konsultation gibt er mir detaillierte Beschreibungen, die für mich jedoch nicht verwertbar sind … Ich bitte ihn, mit mir über seine Empfindung zu sprechen, sich völlig einer großen Subjektivität hinzugeben, mir seine Vorstellungen preiszugeben, auch wenn sie noch so abwegig sind. Unaufhörlich fällt er mit seinem Bericht über seine Beschwerden zurück in eine rein medizinische Aufzählung und ist also wenig persönlich. Ich selbst liege auf der Lauer, bringe ihn in seiner Folgerichtigkeit durcheinander und suche einen Anhaltspunkt, der einen neuen Zugang eröffnet, um mir den Schlüssel zur Persönlichkeit zu liefern.

Die Lebensumstände können wichtig sein. Jean-Louis hat eine ältere, behinderte Schwester, um die er sich großherzig kümmert, und ist aus diesem Grund wie ein Einzelkind von einer schon früh verwitweten Mutter erzogen worden, die zwar autoritär, aber ihrem Sohn ganz ergeben war. Diese (heute 98 Jahre alt und für die ich auch der behandelnde Arzt bin) lebt zusammen mit ihrer behinderten Tochter und einer jüngeren Schwester, die etwas einfältig und streitsüchtig ist und um die sich mein Patient ebenfalls kümmert. Sein Universum ist also weiblich, selbst wenn er in einer benachbarten Wohnung lebt. Sein eigenes Gefühlsleben ist immer schwierig gewesen und war geprägt von mehr oder weniger langen, wechselnden Beziehungen.

Die Bindung zu seiner Mutter ist sehr wichtig, sie ist ihm gleichzeitig lästig und verehrungswürdig. Er hat die Nabelschnur nicht wirklich getrennt.

Leider behandelt sich Jean-Louis ständig selbst, vor allem seitdem sich das Internet so ausgeweitet hat. Auch wenn ich ihm immer wieder gesagt habe, dass er auf diese Weise keine Chance hat, sein Hauptmittel zu finden, gibt er nicht auf und macht regelmäßige (glücklicherweise in Abstand zu meinen Verschreibungen) und vergebliche Versuche, denen manchmal zeitweilige Verschlimmerungen infolge einer Arzneimittelprüfung folgen[58]. Dies führt nur dazu, mir die Spuren zu verwischen.

58 Grundlage der Homöopathie ist, dass einem gesunden Menschen jeweils verschiedene Substanzen verabreicht werden, um die eigentlichen Symptome des Mittels kennenzulernen. Sobald der Patient unpassende Mittel anwendet, können dadurch Symptome der Arzneimittelprüfung hervorgerufen werden, sogenannte Prüfungssymptome, die ihm nicht entsprechen. Dieses Risiko besteht übrigen immer

Ich spüre derart Jean-Louis' Bedürfnis, mir den Rang abzulaufen, dass eine Art kleiner Zweikampf zwischen uns entsteht. Über seinen Wunsch nach Heilung hinaus ist unsere Arbeit für ihn ein Detektivspiel, bei dem es darum geht, wer als erster des Rätsels Lösung findet. Dieses beharrliche und besessene Nachforschen ist für mich genauso belustigend wie ärgerlich. Es lässt deutlich die unangenehme und kleinliche Seite der Persönlichkeit hervortreten.

Jean-Louis hat den wiederkehrenden Traum, in Gefahr zu sein oder angegriffen zu werden, manchmal während des Schlafs, wenn er sich nicht verteidigen kann. Er wird entweder bei sich zuhause oder auf der Straße angegriffen und muss sich schlagen. Manchmal muss er sogar seine Mutter verteidigen.

Wie es bei vielen heute leider der Fall ist, beschreibt Jean-Louis sein Berufsleben – er arbeitet in der Rechtsabteilung eines großen Ministeriums – als sich wiederholend und langweilig. Schon lange ist sein Beruf für ihn nicht mehr eine Quelle der Entfaltung. Er ist nervös, vor allem innerlich, sehr schnell gereizt, „besonders durch Leute, die begriffsstutzig sind". Auch die „allgemeine Laxheit" lässt ihn verzweifeln und, wäre da nicht sein Sinn für das Gemeinwohl und seine soziale Einstellung, gäbe es „Augenblicke, in denen ich sogar die rechte Front National wählen würde. Ich liebe es, schnell zum Wesentlichen zu kommen, ich übernehme meine Verantwortung, aber ich suche nicht danach. Ich habe tatsächlich Angst, mich zu erschöpfen, denn ich habe keinerlei Vertrauen in meinen Körper. Sobald ich etwas körperlich spüre, möchte ich ein Medikament einnehmen. Man nennt mich ungeduldig. Ich habe es gerne, wenn die Angelegenheiten schnell, genau und gründlich erledigt werden. Wenn ich zum Beispiel meinen Wagen für Einkäufe nehme, bin ich in Gedanken schon im Laden und alles, was sich dazwischen ereignet, regt mich auf." Hier liegt kein Fall von *Lilium tigrinum* vor!

Jean-Louis beschreibt sich als sehr empfindsam, sehr sensibel, genussbetont und kunstbesessen. „Ich bin sehr ergriffen von der weiblichen

dann, wenn man leichthin und vor allem wiederholt homöopathische Mittel einnimmt. Wer weiß, wie viele Apotheker oder Osteopathen durch ihre Ratschläge, ohne die Homöopathie wirklich zu kennen, unnötige und unangenehme „kollaterale" Krankheitserscheinungen bei den Patienten verursachen.

Schönheit, die mich sogar lähmen kann! Meine Sinnlichkeit ist immer auf der Suche, sowohl bei einem bevorstehenden Treffen mit einer Dame zum Essen als auch, was das Gastronomische betrifft, bei der bevorstehenden Familienmahlzeit: Die mich umgebenden Frauen sind alle unvergleichliche Köchinnen, und ich finde schon im voraus Gefallen an den köstlichen Gerichten, die ich genießen werde. Ich habe das Verlangen, mich auf die Nahrung zu stürzen, meine Drüsen werden angeregt und mein Speichel beginnt wie bei einem Hund zu fließen. Zorn steigt in mir auf, wenn einer der Gäste sich verspätet. Alle Sinne, die angesprochen werden, beleben mich, ich verehre die Malerei, die Musik, selbst die Berührung einer Haut, eines Stoffs lässt mich nicht gleichgültig. Da Sie", fügt er hinzu, „eigentümliche und sonderbare Symptome suchen," (sein Auge blitzt schelmisch auf, schon darüber entzückt, mir eine Schlappe zuzufügen), „hier ist eines: Ich niese nach der Sinneslust!" Ein wirklich außerordentlich eigentümliches und sonderbares Symptom, wenn es auftritt, das ich vergeblich in der Materia medica gesucht habe!

Von körperlicher Seite spürt er alle Symptome, die mit seinem gastroösophagealen Reflux im Zusammenhang stehen: Eine Anfälligkeit im Hals-Nasen-Ohren-Bereich, einen klebrigen Mund, der, besonders beim Erwachen, unangenehm trocken ist, zäher Schleim, der ihn nachts mit Erstickungsanfällen aus dem Schlaf reißt, den Hals voller Schleim. Er ist dann gezwungen, aufzustehen und versucht zehn Minuten lang, sich von dem klebrigen, gallertartigen, angesammelten Schleim freizumachen. Der Schleim kann einen pfeifenden, asthmaartigen Husten auslösen. Von Zeit zu Zeit leidet er an Ösophagusspasmen beim Essen. Die Nahrung bleibt in Höhe des Ösophagus stecken, was ihn ängstigt. Er leidet zudem an saurem Aufstoßen.

Was sein sexuelles Problem betrifft, handelt es sich um ein wirkliches Problem. „Vor langer Zeit habe ich mich von einer außergewöhnlichen Geliebten getrennt, ich bin immer noch ganz benommen von dieser Geschichte, die ich nicht überwunden habe." „War es eine leidenschaftliche Liebe?" „Nein, da liegt das Problem nicht. Sie war vor allem eine außergewöhnliche Partnerin, in die ich sehr verliebt war und mit der die Dinge vortrefflich liefen." „Und seitdem … nichts mehr?" „Lassen Sie uns nicht übertreiben, aber nichts Vergleichbares mehr. Meine Leistungen leiden stark darunter und meine Lust hat sich verringert, was nicht zu vermeiden war." Er ist ein Verführer, der viele Abenteuer hat, aber jetzt wegen seines Problems nicht weiter kommt. Ich blockiere mich durch diese Person. Stillstand allein bei der Vorstellung. „Ich leide unter sexuellem Elitismus." Unter meinem staunenden Blick fertigt er für mich eine Zeichnung auf einem Stück Papier an. „Es gibt in der Mitte den Kern, umgeben von einem konzentrischen Kreis, danach den Rest der Welt. Der Rest der Welt interessiert mich genau genommen nicht. Der Kreis interessiert mich, aber es geht nicht gut aus. In der Tat habe ich ein Modell, eine äußerst beschränkte Gestalt wie ein Punkt, eine Form eines idealen Modells. Die Frau, mit der ich dieses Abenteuer erlebt habe, war diese Form, die ich nicht wiederfinde."

Erste Verordnung

Ausgehend von dieser mindestens überraschenden Beschreibung kann ich ihm endlich ein Mittel geben, dessen Wahl durch die HNO-Symptome bestätigt wird. Ich verschreibe ihm eine Gabe als C200, die zunächst bei ihm zu einer Verschlimmerung seiner Beschwerden führt – eine Reaktion, die in der Homöopathie manchmal bei lang bestehenden chronischen Störungen unvermeidlich ist und die widersinnigerweise die Gewähr für eine richtige Wirkung ist. Er erkrankt für zwei Wochen an einer Bronchitis, bei der (ich habe ihm vergeblich geraten, zu warten, da ich wusste, dass die Reaktion vorübergehend und normal war) die Antibiotika natürlich keine Wirkung zeigten. Seine schlechte Laune tritt auch wieder auf, seine Mutter wird sich darüber beklagen.

Danach kommen die Dinge wieder wie durch einen Zauber in Ordnung: (endgültiges) Verschwinden der Symptome des gastroösophagealen Refluxes, ebenso das saure Aufstoßen sowie die Verschleimung. Sein Immunsystem stabilisiert sich wieder und er findet zu seiner früheren Lebenskraft zurück. Sein Gedächtnis verbessert sich deutlich und seine Schläfrigkeit verschwindet.

Von da an genügt eine Gabe ein oder zweimal jährlich, um ihn in einem perfekten Gleichgewicht zu halten. Lustiger und lockerer wird er mir bald sagen: „Danke Doktor, meine Form hat sich verbessert."

Arzneimittelbild von Kalium bichromicum

Bevor Jean-Louis dieses ihn von allem befreiende *Kalium bichromicum* erhielt, hatte er vorher ohne wirklichen Erfolg *Kalium carbonicum, Hydrastis, Acidum sulfuricum, Graphites* und *Arsenicum album* erhalten. Wer sich etwas mit der Homöopathie auskennt, für den hätten natürlich die HNO-Symptome schon an *Kalium bichromicum* denken lassen, doch dies war nicht das einzige Mittel, für das die dicken und zähflüssigen Schleimabsonderungen charakteristisch sind. Ich musste ein Mittel finden, das die Symptome der Gesamtheit der Persönlichkeit abdeckt, sowohl die körperlichen als auch die psychischen Symptome.

Was mir die Sicherheit bei der Wahl des Mittels gegeben hat, war die Zeichnung meines Patienten, die das Mittel vollkommen darstellte! Dieser zentrale Kern, dieses umschriebene Gebiet, über das hinaus nichts wirklich existiert.

In der Materia medica von *Kalium bichromicum* werden Schmerzen beschrieben, die nur in einem umgrenzten Gebiet bestehen, auf die man mit dem Zeigefinger deuten kann; das gleiche gilt für das Aussehen der typischen tiefen, perforierenden Ulzera: Sie sind rund und sehr umschrieben. Diese für *Kalium bichromicum* typischen Phänomene bringen das wahre Wesen des Mittels zum Ausdruck. Man muss also an dieses Mittel denken, wenn die Menschen bei der Schilderung ihres Schmerzes auf einen sehr genauen Schmerzpunkt mit dem Finger deuten. Diese Beobachtung gilt auch für jeden Krankheitsprozess, bei dem die Schädigung auf einen bestimmten Bereich im Körper beschränkt bleibt. Ich erinnere mich an einen Mann (der nicht mehr lebt und mit 83 Jahren an Altersschwäche und nicht an seiner Krankheit verstorben ist), der seit 20 Jahren an fortschreitendem Prostatakrebs erkrankt war und der dank *Kalium bichromicum* erleben konnte, wie sich sein Leiden zum Teil zurückbildete (er lehnte eine allopathische Behandlung ab). Dieser Patient war in jeder Hinsicht typisch für *Kalium bichromicum,* und ich war nicht darüber verwundert, dass die Erkrankung nicht metastasierte: Entsprechend der ihm eigenen Natur wird das befallene Gebiet seines Körpers begrenzt.

→ *Der* ***Kalium-bichromicum****-Mensch grenzt seinen Bereich ein, in dem sich Krankheitsprozesse manifestieren, genauso beschränkt er sein persönliches Umfeld und seine Interessen. Er möchte sein Leben auf fest umrissene Gebiete ausrichten – wie er sich übrigens an seine Symptome klammert, so „klebt" er sich an diese Bereiche – wie sein zäher Schleim.*

Aus psychologischer Sicht scheint er natürlich nach der Art eines *Acidum nitricum* leicht pedantisch und spitzfindig (und, es muss noch gesagt werden, etwas langweilig).

Differenzialdiagnostische Aspekte

Alle Mittel mit dem Radikal *„Kalium"* haben als Gemeinsamkeit die Themen der Begrenzung und der Festlegung. Diejenigen, die aus der Biologie die Bedeutung des osmotischen Austauschs von Natrium und Kalium kennen, werden nicht erstaunt sein. Entsprechend des unterschiedlichen Radikals der Kaliumverbindung, unterscheidet sich selbstverständlich die Thematik:

- *Kalium bichromicum:* Begrenzung seines Gebiets sowohl körperlich als auch geistig, er selbst bestimmt die Grenzen.
- *Kalium bromatum:* Wir kennen seine paranoide Seite, seine Furcht vor Polizisten, vor Autorität, seinen „Wahnidee", von der Menschheit verfolgt zu werden und unter dem göttlichen Fluch zu stehen. „Mein Gott, warum hast Du mich verlassen?" Bei einer echten Paranoia kann diese Gefahr körperlich wahrgenommen werden. Handelt es sich um keine manifeste Paranoia, wird die Gefahr eher innerlich gespürt. Der Patient hat das Gefühl, seine Identität in der Beziehung zu seinem Nächsten zu verlieren. Und er meint, dass der andere ihn missbraucht, in ihn eindringt. Man macht ihn zum Opfer. Diejenigen, die ihn unterstützen müssten, die Polizeigewalt, seine Familie, der liebe Gott, sind nicht zur Stelle

und bilden sogar eine potenzielle Gefahr. Es gibt also bei *Kalium bromatum* eine schmerzliche Begrenzung in seinen Verbindungen und in seiner Beziehung zu den anderen, die als wenig beruhigend erlebt wird.

- *Kalium carbonicum:* Ein erstaunliches Mittel. Als roter Faden, der sich durch das Mittel zieht, gilt die Einschränkung seiner Unabhängigkeit. Er hat eine starke Bindung zu Blutsverwandten, seinen Eltern, seiner tatsächlichen oder symbolischen Familie. Betroffen von der Thematik sind möglicherweise der Partner oder sogar Freunde. Er gibt die Bindung nicht auf, durchtrennt die Nabelschnur nicht. Dies führt zum Beispiel zu dem bekannten Symptom von *Kalium carbonicum*, der im Krankheitsfall unbedingt jemanden an seiner Seite haben will, den er allerdings anschnauzt und schlecht behandelt. Er lehnt diese Fessel der Abhängigkeit ab, will sich davon befreien und erreicht dies doch nur teilweise, denn er braucht sie. Hier drückt sich die Einschränkung in der Autonomie aus. Selbst sein Streben, „aufzusteigen", *sich vom Leib zu* befreien, um reiner Geist zu sein, passt in diesen Rahmen: *Kalium carbonicum* fühlt sich zurückgehalten.
- *Kalium iodatum:* Von diesem ganz besonderen Mittel habe ich nur wenig Fälle. Abgesehen von den körperlichen Leitsymptomen denke ich an das Mittel bei einem Patienten, der eine fixe Idee hat. Die Beschränkung liegt bei diesem Mittel in der eingeschränkten Handlungsfähigkeit in der Außenwelt. *Kalium iodatum* „schnappt" sich eine Person, klammert sich an sie und lässt sie nicht mehr los. Ich denke an eine Patientin zurück, eine scheinbar bewundernswerte Mutter, die ihren Sohn eine wirkliche Hölle hat erleben lassen … für sein Wohlergehen. Bei *Kalium iodatum* geht es also um Handlungseinschränkung, die sich auf eine ganz bestimmte Sache oder bestimmte Person bezieht.
- *Kalium muriaticum:* Ist auf seine innere Welt begrenzt, es besteht eine Selbstgenügsamkeit mit Ablehnung jeder äußeren lebendigen Wirklichkeit. Bei Autismus sollte an dieses Mittel gedacht werden.
- *Kalium nitricum:* Einschränkung bei der Verwandlung der Außenwelt in eine Innenwelt. Hat Schwierigkeit, sich das Empfangene einzuverleiben.

Oder anders ausgedrückt: Es handelt sich um eine Begrenzung der geistigen Verarbeitung.

- *Kalium phosphoricum:* Begrenzung jeder Zufuhr von Wissen (und also Hilfe), die von außen kommt.
- *Kalium sulfuricum*: Begrenzung des Gefühlten, des Vorgestellten, seines Eindringens in die Welt. Ein wenig Sauerstoff, aber nicht zu viel. Das Leben als Sparflamme.

EIN EINZIGER ORT GENÜGT MIR, UM MEIN
ELEND AUSZUDRÜCKEN,
ER UMFRIEDET UND VERBIRGT DIESE
BITTEREN STIMMUNGEN...

27 Du freier Mensch, du liebst das Meer voll Kraft

Baudelaire

Niemet und ich waren beide gleichermaßen glücklich, das entdeckt zu haben, was uns, aus dem notwendigen Abstand betrachtet, ihr wahres Simillimum zu sein schien. Alle ihre Probleme waren gelöst und sie hatte ein sehr gutes Gleichgewicht gefunden. Wir hatten uns lange mit der tiefen Problematik dieses Mittels auseinandergesetzt, und sie hatte es sich auf diese Weise persönlich „erarbeiten" können, was der Heilung immer einen zusätzlichen Mehrwert gibt. Eines schönen Morgens erhalte ich einen langen Brief, oder vielmehr einen poetischen Text, auf Englisch, den Niemet 20 Jahre früher geschrieben hatte und den ich, so ihr Wunsch, lesen sollte. Eine Art Fabel mit dem Titel „Der Anker und der Ballon". Die Menschheit, schrieb sie dort, lässt sich in zwei Kategorien untergliedern: In diejenigen Menschen, die durch den Anker symbolisiert werden, und jene, die repräsentiert werden durch den Ballon. Letztere sind leicht, frei, dem Element Luft zugehörig und instinktiv veranlagt. Der Anker hingegen verkörpert die Wirklichkeit, das Stabile, die Struktur, das von Sicherheit Geprägte und das mehr Konstruktive. Jeder bedarf des anderen, der eine, um in der Wirklichkeit Fuß zu fassen und sein Gleichgewicht zu finden, der andere, um zu flüchten und zum Zauber des Daseins zu gelangen.

Beide sind davon fasziniert, was sie nicht sind, und können nicht ohne einander leben. Zunächst überrascht von dieser hübschen Prosa, bin ich mir schnell darüber im klaren, dass meine Patientin durch diesen Text unbewusst die gesamte Problematik ihres eigenen Mittels vorwegnehmend beschrieb!

Anamnese

1991 doziert Niemet, 39 Jahre, Historikerin und Politologin, spezialisiert auf das Thema der traditionellen Beziehungen zwischen Ost und West, in den Vereinigten Staaten und in der Türkei, aus der sie stammt. Sie kommt regelmäßig nach Paris, um Vorlesungen zu halten. Ihr Französisch ist tadellos. Hinter ihrem funkelnden Antlitz liegt das ganze Mittelmeer, das uns zulächelt. Hoch aufgeschossen trotz ihrer kleinen Kleidergröße, schlank, die Haare hell, spürt man einen Körper, der für Bewegung gemacht ist. Es wundert mich kaum, dass sie ebenso eine wirkliche Sportlerin wie eine Intellektuelle ist. Sie wurde an der Mittelmeerküste geboren und das Meer ist ihr „innerlich unverzichtbar". Sobald es ihr möglich ist, taucht sie über Stunden darin ein.

Ohne dass es ersichtlich wäre, hat sie gute Gründe, zu mir zu kommen. Sie leidet an einem starken Asthma und wird ständig krank: Erkältungen, die einen schlechten Verlauf nehmen, sich ausweiten zu einer Tracheitis, einer Bronchitis und einem Asthmaanfall, wovon sie sich erst nach drei Wochen durch die Wirkung von Antibiotika und Kortison erholt hat. Diese Episoden wiederholen sich drei- bis viermal jährlich. Dazu kommt ein Heuschnupfen von Mai bis Juli, der auch von Asthma begleitet wird. Versuche einer Hyposensibilisierung waren wirkungslos.

Es fällt auf, dass sie wegen ihrer regelmäßigen Reisen ständig die Klimazonen wechselt und im Flugzeug den Klimaanlagen ausgesetzt ist, die für sie der schlimmste Feind sind.

Auf dem Weg zum Simillimum

Die körperlichen Charakteristika (und selbst die geistigen), die ich erheben kann, sind diejenigen von *Natrium muriaticum:* Verlangen nach Salz, Besserung am Meer, ständiger Durst, allergisches Asthma, das sich nachts verschlimmert, Gefühl von Staub im Kehlkopf zu Beginn eines Anfalls, Zurückhaltung der Gefühle, große Unabhängigkeit und andere Symptome.

Während mehrerer Jahre – ich sehe sie im allgemeinen alle sechs oder zwölf Monate – ist dieses Mittel, eingenommen in drei oder vier Gaben jährlich als C200 bis 1000, für sie von allergrößtem Nutzen: Die Erkältungen und Asthmaanfälle treten weniger häufig auf und der Heuschnupfen ist milder geworden. Niemet lebt dennoch weiterhin in der Angst, eine Erkältung zu bekommen – es gelingt uns herauszufinden, dass paradoxerweise der Übergang vom Kalten in die Wärme am schlimmsten ist, der regelmäßig einen Husten auslöst. Und sie leidet an einer leichten chronischen Rhinitis, die sie zwingt, ständig Taschentücher zu benutzen. Sie hat zwei bevorzugte Mittel: *Natrium muriaticum* als C7 und C9 bei den geringsten Beschwerden der Atemwege und *Eupatorium perfoliatum* als C5, das sie bei jeder beginnenden Erkältung einnimmt. Sie kann auf diese Weise mit einem gewissen Erfolg die ersten Symptome verhindern.

Eine Gabe von *Natrium muriaticum* als C10.000 anlässlich des unerwarteten Todes ihres Vaters hilft ihr sehr und bestätigt die Wirkung des Mittels.

Nach Ablauf von fünf Jahren sucht sie mich wieder wegen eines besonderen Problems auf. Nach plötzlichen Schmerzen und einer Kieferschwellung wurde bei ihr ein inkarzerierter Stein mit Verschluss der linken Glandula submaxillaris entdeckt. Angesichts der Größe des Steins werden wiederholte Sitzungen zur Steinzertrümmerung notwendig. Um die Subtilität der menschlichen Natur besser erfassen zu können (wir sind weit vom einseitigen Zugang der offiziellen Medizin entfernt), ist es besonders interessant, die Umstände des Auftretens der Lithiasis hervorzuheben. Der erste schwere Anfall ist nach der Nachricht vom Ableben der Tochter ihrer besten Freundin durch eine Feuersbrunst aufgetreten. Die zweite, als sie versuchte der untröstlichen Mutter wieder Kraft zu geben. Nun brachte dieses Ereignis ein noch schmerzlicheres früheres in Erinnerung, der plötzliche Tod ihrer Mutter, die ohne krank gewesen zu sein und in der Abgeschiedenheit starb. Damals „hatte sie nicht weinen können" und war über Tage „versteinert"[59] geblieben. Vier Jahre später, als ihr Vater verschwand, war ein erster Stein ohne besondere Beschwerden abgegangen. Niemet ignorierte, dass sie davon noch einen zweiten, größeren hatte, der sicher zur selben Zeit wie der erste beim Ableben ihrer Mutter entstanden war.

Ein anderes Mittel mit einer tieferen Wirkung schien mir also notwendig. *Natrium muriaticum* hat wunderbar gewirkt, aber zum Zweck einer endgültigen Heilung musste ein Simillimum gefunden werden, das noch mehr ihr Simillimum war! Niemet hat gerade, das muss erwähnt werden, eine Laryngitis durchgemacht, die einherging mit asthmatischen Beschwerden, trotz der Einnahme von *Natrium muriaticum* und *Eupatorium*. Außerdem,

59 Das französische Wort ***pétrifiée*** kommt aus dem Griechischen *petra* (Anm. hier griechische Buchstaben), was Stein, Fels bedeutet.

so erklärt sie mir, hat sie ein wenig „die unerschöpfliche Energie" verloren, die sie früher hatte.

Erste Verordnung

Dank dieser Überlegungen verschreibe ich Niemet ein neues Mittel. Anderthalb Monate später ruft sie mich aus dem Ausland an, nur um mir zu sagen, dass das neue Mittel sie ganz schön in Schwung gebracht habe, trotz der „Grippe", mit leichten asthmatischen Symptomen, die einen Tag nach der Einnahme aufgetreten ist. Die Symptome haben sie dieses Mal nicht beunruhigt und sind von selbst verschwunden. Niemet fühlt sich sehr viel besser. Selbst ihre Verdauung hat sich gebessert. Sie führt selbstverständlich ihre Sitzungen zur Lithotripsie fort.

Kurz danach sehe ich sie wieder: „Ich liebe die Wirklichkeit nicht, ich finde Gefallen am Spott, die intellektuelle Arbeit ist für mich ein Spiel, meine Karriere an sich interessiert mich nicht, sie geht trotzdem voran. In der Liebe habe ich das Bedürfnis nach Sublimation … Ich bin nicht an das Land gebunden, es ist für mich wunderbar, mit dem Flugzeug abzuheben."

Ihre Furcht vor Erkältungen besteht nicht mehr (sie vergisst darüber selbst ihre Globuli). Niemet geht wieder tanzen und schwimmen und ist dabei sehr glücklich.

Von der dritten Einnahme an genügt eine Gabe jährlich, um sie in tadelloser Verfassung bleiben zu lassen. Kein Asthma mehr, keine Infektion mehr, ein Gefühl des Wohlbefindens und des Gleichgewichts, das sie nie zuvor gespürt hatte. Sie macht mir deutlich, dass zwei kleine körperliche Probleme, an die sie sich kürzlich nicht erinnerte, verschwunden sind, was erstaunlich ist: Das ständige Beugen der Fußzehen und die Hornhaut unter den Fersen! „Ich kann endlich fliegen!"

Fallanalyse

Hier ist eine Grundrepertorisation, die gemacht werden kann:

- chronischer Schnupfen,
- Exkoriation der Nasenlöcher bei Schnupfen,
- Asthma, schlimmer nachts,
- Husten nach Wechsel von der Kälte in die Wärme,

- Gefühl von Staub im Kehlkopf,
- allgemeine Besserung am Meer,
- verhärtete Schwellung der submaxillaren Speicheldrüse links,

Darüber hinaus wird mir klar, dass die Persönlichkeit von Niemet dem Arzneimittelbild von *Bromium* entspricht, das ich ihr gegeben habe.

Arzneimittelbild von Bromium

Brom ist ein sehr giftiges Gas, das sich im Meerwasser und in Salzlagerstätten bildet, wo es als lösliches Salz vorliegt. Es ist das einzige nichtmetallische Element, das in der Umgebungstemperatur unter normalen Druckbedingungen flüssig ist. Es verflüchtigt sich leicht in Form von Dampf. Bei einer Temperatur von 58,5 ° C geht es in Gas über, während es ab -7,3 ° C fest wird. Es erfordert von Seiten der Chemiker viele Vorsichtsmaßnahmen in der Herstellung. Brom ist tatsächlich ungefähr 3,12 mal schwerer als Wasser, es hat Schwierigkeiten, aufzusteigen und verbleibt in Bodenhöhe, um dort Verbrennungen an den Füßen der Laboranten auszulösen, die mit ihm arbeiten.

Man wird sich also nicht über den positiven Einfluss der Seeluft auf die *Bromium*-Persönlichkeit wundern. Charakteristisch für die asthmatischen Beschwerden bei diesem Mittel ist, dass das Asthma bei Matrosen auftritt, die wieder festen Boden betreten. Der Bromium-Mensch wird krank, nachdem er zu sehr erhitzt gewesen ist (z.B. Sonne, Zimmer). Der Wechsel von der Kälte in die Wärme ist für ihn besonders verhängnisvoll, wie auch der Luftzug und Klimaanlagen (um so mehr, weil er sehr empfindlich ist gegen jeglichen Staub in der Umgebung und Luftverschmutzung). Der Kehlkopf ist seine Schwachstelle. Meist beginnen die Erkältungen dort, um danach in die Luftröhre und die Bronchien abzusteigen. Schnupfen, Laryngitis, Heiserkeit, Aphonie, Bronchitis (trockener und krampfhafter Husten) sind das Schicksal des *Bromium*-Patienten. Ein Lymphknotenbefall ist häufig und die Lymphknoten verhärten sich leicht. Gleiches gilt für die submaxillaren Speicheldrüsen und die linke Parotis. Tatsächlich liegt im allgemeinen eine deutliche Linkslateralität vor.

Eine „Wahnidee" (Delusion), die in der Arzneimittelprüfung von *Bromium* verzeichnet ist und den Gemütszustand des *Bromium*-Patienten charakterisieren kann, lautet: „Wahnidee, alle möglichen Dinge springen vor ihr vom Boden auf." Die *Bromium*-Kinder verabscheuen übrigens Bälle, die weiter hüpfen, und Heuschrecken (persönliche Beobachtung). Als ob die Gefahr von unten käme (vgl. das schwere und giftige Gas, das am Boden des Labors bleibt). Der *Bromium*-Mensch träumt im Übrigen vom Aufstieg und die Kleinen betteln darum, getragen zu werden (sie steigen auch auf die Möbel), wodurch ihr Zustand sich bessert.

Sich zu erheben, ist für ihn die beste Lösung, ebenso, ans Meer zu fahren, wo der Horizont unendlich ist. Die Leinen loslassen! Erinnern wir uns an die Fabel unserer Patientin „Der Anker und der Ballon". Häusliche Arbeiten (und selbst Pflichten) lassen ihn gleichgültig, sie sind ihm zuwider. Er will und er muss ihnen entfliehen.

Häufig zögert der *Bromium*-Mensch, Nachkommen in die Welt zu setzen, was sich für ihn, der Höhe oder Entfernung gewinnen will, schlechthin als die schlimmste aller Einschränkungen erweist. Wichtig ist vor allem, sich von der Nüchternheit des gewöhnlichen Lebens und der irdischen Unzulänglichkeit freizumachen. Den Alltag zu durchleben, ist für ihn dermaßen schmerzlich, sei es die Arbeit, die Familie, die Gesellschaft! Er passt sich an, doch wenn der Druck zu stark wird, dekompensiert er. Das bloße Gefühl einer wie auch immer gearteten Überwachung durch die Umgebung ist ihm unerträglich und macht ihn aggressiv.

Wenn sein Körper auf die Erde gezwungen wird – der Sport, der ihm zur Leichtigkeit verhilft, ist sehr wichtig – kann er dem entfliehen, indem er sich durch seinen Geist nach oben arbeitet, was sein häufiges Bedürfnis nach intellektueller Aktivität erklärt. Auf diese Weise erhebt er sich über die Normalsterblichen, ohne jede Prahlerei, nur um sich dem zu starken Einfluss der Schwere zu entziehen.

MOLIÈRE PARODIEREND (*DIE GELEHRTEN FRAUEN*) KÖNNTEN WIR SAGEN: „WIR HABEN GESCHLAFEN UND WAREN IN GEFAHR, MADAM, ABER WIR SIND DAVONGESEGELT, DAVONGEFLOGEN, GERADE NOCH EINMAL DAVONGEKOMMEN." !

28 Freiheit gibt es immer, man muss nur ihren Preis bezahlen

H. de Montherlant

Fast 50 Jahre alt, sich darüber bewusst, dass er bald einen neuen Lebensabschnitt beginnen wird, hat Philippe sich dazu entschieden, sich selbst an die Hand zu nehmen. Er kennt die Homöopathie nicht, aber man hat ihm viel Gutes darüber berichtet. Er sucht einen „echten" Arzt, der sich nicht damit zufrieden gibt, bei ihm einen Check-up zu machen, sondern der die Gesamtheit seiner Person berücksichtigt, eine umfassende Bestandsaufnahme seines Gesundheitszustands erstellt und ihm hilft, wieder in sich ruhen zu können. Diese Vorgehensweise ist interessant, vor allem bei einem Mann!

Philippe ist groß und dünn, er hat hellbraune Haare, ein gutes Benehmen und ist höflich. Nichts in seinem Auftreten oder seinem Verhalten gibt dem Homöopathen besondere Hinweise auf seine Persönlichkeit. Sicherlich handelt es sich um eine starke Persönlichkeit, die allerdings dazu neigt, mit dem Kopf durch die Wand zu gehen. Dieser Mann ist von ausgesuchter Höflichkeit: Ich stelle mir vor, wie er in sehr guter Gesellschaft, äußerst aufmerksam, ebenso anwesend wie etwas distanziert ist, und kaum etwas von sich preisgibt.

Anamnese

Drei gesundheitliche Probleme beschäftigen Philippe.

- Ganz im Vordergrund stehen heftige Migräneanfälle, die von Erbrechen begleitet werden und die ihn ein- bis zweimal im Monat außer Gefecht setzen.
- Dann das starke Schwitzen, das vor allem nachts auftritt und ihn sehr stört: Das Bettzeug ist durchnässt und seine Freundin stört es ebenso sehr wie ihn! Er schwitzt bei der geringsten Belastung, wenn es warm ist oder bei jeder intimen Beziehung.

- Schließlich seine letzte und vielleicht wichtigste Klage: Ein sexuelles Problem. Während er immer „das geliebt" hat, leidet er seit einer gewissen Zeit an einem vollständigen Verlust der Libido, die eine Impotenz nach sich zieht.

In seiner klinischen Anamnese findet sich nur eine Dissektion der Arteria femoralis vor 20 Jahren infolge eines Sturzes, die wunderbarerweise ohne Folgen blieb. Was erzählt er mir noch? Dass er kraftlos ist und seit seiner Geburt „verweichlicht", dass er „sich ständig zwingen muss, sich dazu drängen muss, Dinge zu erledigen". „Glücklicherweise habe ich als Chef mein eigenes Büro, denn ich nicke täglich gegen 17 Uhr ein."

Er schläft leicht ein, erwacht allerdings drei oder vier Stunden später, gegen vier Uhr morgens, und schläft erst wieder um sechs Uhr ein. Er leidet also an chronischem Schlafmangel, was ihn unausgeglichen macht. Wie er selbst sagt, ist die Einnahme von Schlafmitteln immer eine „schlechte gute Lösung".

Hinsichtlich der Verdauung verweist er auf eine leichte Verstopfung oder Durchfall, der gelegentlich auftritt, und auf eine Übersäuerung des Magens. Zwiebeln verträgt er nicht, aber er isst sehr gern alles, was sauer ist, wie grüne Äpfel. Philippe hat eine besondere Vorliebe für große Gewürzgurken nach russischer Art, die in Salz und Essig eingelegt werden. Davon hat er immer welche in der Schublade seines Schreibtischs und isst sie, wie andere Leckereien essen. Sein Durst ist jedoch mäßig, er trinkt täglich einen halben Liter Wasser.

Er ist wenig sportlich und trainiert aus Prinzip am Wochenende etwas. Der einzige Ort, an dem er wieder Energie gewinnt, die er als normal einschätzt, ist das Meer. „Das richtige Meer, das der Atlantikküste."

Seine berufliche Entwicklung stellt sich als interessant dar. Bereits als er seinen Abschluss gemacht hatte, konnte er sich nicht vorstellen, sein ganzes Leben lang Angestellter zu bleiben. Schließlich hat er sich um sein 40. Lebensjahr herum dazu entschlossen, zwei Firmen zu gründen: Eine Firma, die Investitionsfonds anbietet und ein Start-up-Unternehmen im Internet. Philippe hat dreimal den Beruf gewechselt. „Jedes Mal, wenn ich mich langweile, wechsle ich den Beruf!" Da er begabt ist und zahlreiche Eisen im Feuer hat, bereitet ihm das kaum Probleme.

„Wie würde ich mich beschreiben? Ich bin in erster Linie ein intuitiver Mensch, ich denke immer dreimal so weit im voraus wie die anderen, was meine Stärke ausmacht. Ich handle nach Gefühl und habe sehr großen Erfolg bei den Investitionsfonds, obwohl ich kein Finanzfachmann bin, denn ich habe eine gute Intuition. Ich spüre die Menschen und die Dinge. Im Leben bin ich mehr Zuschauer als Agierender."

Er hat als Kommunikationsberater in der Erdölgewinnung gearbeitet, dann im Finanzgeschäft. „Ich bin fantasievoll, kreativ, ich habe eine Internet-Firma gegründet, die gut läuft. Ich bin gleichzeitig ein rationaler und ein der Zukunft zugewandter Mensch." Über all dies berichtet er, ohne schulmeisterlich zu wirken. Sein Gesicht wirkt eher ausdruckslos, aber seine Augen beginnen von Zeit zu Zeit leicht zu leuchten. Man spürt den Abstand, den er zu den Dingen hat, wie auch einen dezenten Humor, der gewisse selbstironische Züge hat.

„Man wirft mir vor, zu ruhig zu sein." Das „man" bezeichnet sicherlich das weibliche Geschlecht. „Ich kann nicht anders sein, Doktor, wie ich Ihnen bereits gesagt habe, bin ich seit Geburt etwas zart und schwach, als ob mein Gehirn nur die Hälfte seiner Möglichkeiten ausschöpfen würde. Ich zähle auf Sie. Was bliebe noch zu sagen? Sie werden mich mit Ihren Fragen quälen, aber ich hasse es, über mich zu sprechen. Ich bin ein bisschen zynisch, ich liebe den schwarzen Humor, ich verabscheue unnötige Belastungen. Vor Ritualen graust es mir. Ich habe zum Beispiel zu viel Freiheitsliebe, um die Religion ertragen zu können. Ich ertrage es auch nicht, ‚in etwas verwickelt' zu sein."

Da Philippe aus einem traditionellen katholischen Milieu stammt, ist er in der Familie sehr schlecht angesehen. „Ich habe das absolute Bedürfnis, meine Selbstständigkeit zu bewahren, ich bin wenig gesellig, ich verabscheue Gruppen. Ich liebe es, allein zu sein. Bei einer Abendgesellschaft oder bei einem Abendessen habe ich gerne die Gewissheit, mich zurückziehen zu können, sobald ich Lust dazu habe."

Sein Gefühlsleben ist ziemlich kompliziert, obgleich es das nicht hätte sein müssen. Philippe hat zwei erwachsene Kinder. Seine Frau war depressiv und hat sich ihm, als sie 36 Jahre alt war, völlig verweigert. Er hat Jahre der Enttäuschung erlebt, die er als unerträglich bezeichnet und er hat sich schließlich eine Geliebte genommen. „Jedoch," so sagt er mir, „ich wollte es nicht, denn ich habe eine hohe Meinung von der Ehe.“ Vor langer Zeit hat er seine Ehefrau von seinen Verunsicherungen in Kenntnis gesetzt, allerdings: Sie glaubte ihm nicht! Nach einigen Jahren des Doppellebens und ermüdender Auseinandersetzungen hat Philippe seine Frau schließlich verlassen. Obwohl er mit seiner derzeitigen Freundin nicht zusammenlebt, haben sie eine gute Beziehung, die für seinen Teil „zu innig“ ist: „Ich rufe sie täglich dreimal an und bin übermäßig empfänglich für ihre Seelenzustände.“

Philippe ist jedoch, ohne zu wissen warum, langsam impotent geworden. Er liebt seine Gefährtin, bezeichnet sich als von ihr immer noch angezogen, aber er versagt. Er fügt hinzu, dass dies zu seiner allgemeinen „Weichheit“ passen würde. Ganz sicher steht dieses Problem in Verbindung mit seiner fehlenden Libido. Es scheint nicht so zu sein, dass es einen Zusammenhang mit seiner früheren Trennung gibt. Mit 56 Jahren entgleitet ihm plötzlich das Universum der Lust.

Fallanalyse

Zusätzlich zu seinen körperlichen Leitsymptomen fällt mir die ausgeprägte Schamhaftigkeit auf, die den Patienten daran hindert, über seine tiefen Gefühlen zu sprechen. Dies hat der Patient auch selbst hervorgehoben. Hinzu kommen seine Schwierigkeit, jegliche Einengung zu ertragen, und sein Bedürfnis nach Autonomie, nach Unabhängigkeit. Ausgenommen davon sind natürlich diejenigen Bereiche, in denen eine große Verletzlichkeit besteht. Mit seinem ausgeprägten Sinn für Freiheit sind ihm Gruppen unerträglich, Alleinsein stört ihn nicht, ganz im Gegenteil. Nur die Einsamkeit des Herzens scheint eine mögliche Quelle des Leidens zu sein.

Erste Verordnung

Durch drei Gaben im Abstand von zwei, dann drei Monaten, wird ihn *Natrium muriaticum* von seinen ungelegen kommenden Schweißausbrüchen und seinen Migräneattacken befreien und ihm erlauben, wieder ein normales Sexualleben aufzunehmen. Seine Lebenskraft hat sich erheblich verbessert, er ist darüber entzückt. Es liegen genügend Jahre zwischen den Arzneigaben, um ihn als geheilt betrachten zu können.

Arzneimittelbild von Natrium muriaticum

Wir kennen alle charakteristischen, körperlichen Symptome von *Natrium muriaticum* wie auch seine Beziehung zum Meer (zur Mutter) und zum Wasser – es ist hier nicht der Ort, darauf einzugehen. *Natrium muriaticum,* das Salz des Lebens, ist ein großes Mittel. Es hat mehr als einen gerettet, sei es im Einsatz bei auftretenden Beschwerden oder als echtes Konstitutionsmittel!

Ich erinnere mich an einen weiteren Fall. Er betrifft einen Mann, der seit Jahren unter Tinnitus leidet und der durch dieses Mittel geheilt wurde. Er hatte im Alter von 25 Jahren eine wahnsinnige Leidenschaft erlebt, durch die er schrecklich litt und er hatte sich dann dazu entschlossen, für den Rest seines Lebens jede leidenschaftliche Beziehung zu einer Frau zu meiden: „das schlimmste aller Dinge, die mir künftig passieren könnten." Er verheiratete sich schließlich mit „einer sehr angenehmen Dame, für die er viel Freundschaft empfindet".

→ *Das Hauptproblem von **Natrium muriaticum** ist, die Autonomie zu finden und gleichzeitig eine richtige und ausgewogene Verbindung zur Außenwelt zu schaffen (wenn er dekompensiert, zieht er sich allein zurück, fern von allen). Das entspricht ganz der Geschichte des Salzes, des Natriumchlorids, das im Meereswasser aufgelöst ist, das ihm als Matrix und als Ankerpunkt dient.*

Wie soll man, wenn man Teil des „Ganzen" ist, trotzdem seine eigene Identität bewahren und nicht völlig im Lösungsprozess verschwinden? Um zu überleben, ist es unabdingbar, mit der Umgebung im Austausch zu stehen (z. B. Nahrung, Sauerstoff, menschliche Beziehungen), wogegen man nicht verstoßen kann. Wie lässt sich dieser Punkt des Gleichgewichts finden, dieser kritische Punkt, an dem man, obwohl Teil des Ganzen, für sich allein existieren muss. Derart ist die Herausforderung für *Natrium-muriaticum*-Menschen.

Häufig läuft der *Natrium-muriaticum*-Mensch auf der Gefühlsebene Gefahr, sich zu verlieren. Das ist seine Achillesferse. Dieses Thema des Herzens steht im Zusammenhang mit seinem zentralen Thema – der Welt der Gefühle.

Rufen wir uns in Erinnerung, dass *Natrium muriaticum* ein großes Mittel für die Folgen von Tod oder eines lang anhaltenden Kummers ist. Außerhalb seines Einsatzes als wahres Simillimum kann das Mittel also Wunder bewirken und die Tränen endlich fließen lassen. Es befreit und erlöst den Menschen von den Fesseln seines Kummers.

Natrium muriaticum wird unter der Liebe leiden, selbst unter der glücklichen Liebe! Wenn man liebt, begibt man sich in ein Abhängigkeitsverhältnis, was für ihn schmerzhaft ist. Bestimmte *Natrium-muriaticum*-Menschen ziehen es vor, allein zu bleiben und werden sogar sagen: „Ich ziehe es vor, in den Ferien ganz allein zu verreisen, ich langweile mich nicht mit mir selbst, ich fühle mich dabei sehr wohl." Das bedeutet nicht, dass sie völlig in der Einsamkeit aufgehen, sondern dass ihre Hauptsorge, die der Autonomie und der Freiheit, auf diese Weise beachtet wird. Man sagt über *Natrium muriaticum,* dass es ihm in Gesellschaft eines anderen gut geht, aber ... im Zimmer nebenan!

Sein Leiden liegt in gewisser Weise darin begründet, dass er trotz allem die anderen und die Außenwelt braucht, um zu leben und seine vitalen Bedürfnisse zu befriedigen. Dieses „andere" kann übrigens wie ein zu anspruchsvoller Lehrer erlebt werden. Die Freiheit eines *Natrium muriaticum* zu zügeln, bedeutet, ihn krank zu machen oder in die Flucht zu schlagen. Das Salz muss durch das Wasser getragen werden, ohne sich darin zu vermischen, damit es seinen ganzen Geschmack entfalten kann.

Die Liebesbeziehung ist also nicht der einzige Umstand, der einen *Natrium-muriaticum*-Menschen leiden lassen kann. Jede Situation und Gegebenheit, die durch eine übermäßige Einengung gekennzeichnet sind – seien es eine erdrückende Familie, ein(e) zu abhängige(r) Gatte(in), eine Gruppe im Beruf, die Druck macht, eine starre Hierarchie, Gruppenzusammenkünfte, – all dies sind Quellen von Stress und wirken potenziell krankheitsauslösend.

Es gibt in der Materia medica dieses Symptom, das es in der modernen Welt so heute nicht mehr gibt, das Kinder beschreibt, die unfähig sind, vor ihrer Pflegerin zu urinieren. Dieses Symptom stammt aus einer Zeit, in der man sich nicht gezwungenermaßen bei solchen Situationen versteckte. Dieses Symptom bringt das Thema gut auf den Punkt: *Natrium muriaticum* will nicht durch den anderen gefangen sein, auch nicht durch den Blick. Deshalb erträgt er es weder beobachtet noch bedauert zu werden, und er erträgt es sogar nicht, gelobt zu werden. Versuchen Sie nicht, ihn zu trösten, wenn er unglücklich ist, Sie werden ihn noch unglücklicher machen. Er wird unter diesen Umständen vom anderen abhängig werden, oh Schreck!

→ *Wenn Sie den Verdacht haben, dass ein Patient* ***Natrium muriaticum*** *ist, befragen Sie ihn zur Thematik von Freiheit und Abhängigkeit. Mehr noch, als die Freiheit zu verlieren, lehnt er es ab, abhängig zu sein, entweder vom anderen oder von irgendwelchen Umständen.*

Stellen wir uns eine klassische Familie vor. Der Vater arbeitet, die *Natrium-muriaticum*-Mutter hat seit langem jede berufliche Tätigkeit aufgegeben, um sich um die Kinder zu kümmern. Diese werden groß und verlassen schließlich das Haus, was ihrer Mutter erlaubt, sich ein neues, interessantes Leben zu gestalten. Die Zeit vergeht. Der Ehemann wird eines schönen Tages in den Vorruhestand versetzt. Er gehört zu den etwas kindischen Männern, die nichts alleine machen können. Die eheliche Beziehung endet, weil sie sich rasch verschlechtert hat. In dieser neuen Konstellation erstickt die Ehefrau fast, weil sie das Leben als Paar plötzlich unerträglich findet.

Wie lässt sich erklären, dass ein *Natrium-muriaticum*-Mensch depressiv wird, wenn die Abhängigkeit durch eine Trennung oder durch den Tod beendet ist? Das ist gut nachvollziehbar: Die Trauer über einen Todesfall oder über eine emotionale Verwerfung macht ihn noch endgültiger abhängig von seiner emotionalen Verbindung (die bis dahin eine gewisse Ausgewogenheit hatte). Der Verlust macht die Beziehung, die nicht unterbrochen ist durch Abwesenheit, unendlich schmerzhaft.

→ *Darin liegt das Paradoxon dieses Mittels: Allein existiert* ***Natrium muriaticum*** *nicht wirklich. Aber zu „aufgelöst" in der Umgebung, in der Gesellschaft, verliert er sich selbst. Er ist wie seiner selbst entfremdet.*

Um seinen Geschmack auszudrücken, um richtig zu „leben", hat das Salz das Bedürfnis, vom Wasser, von seiner Umgebung getrennt zu werden, aber im richtigen Ausmaß und in einem feinen Gleichgewicht. Um sich davon überzeugen zu lassen, reicht es aus, sich mit dem (intra- und extra-) zellulären Ionenaustausch in der Physiologie des Lebenden zu beschäftigen.

Salz der Erde, Salz des Lebens, eine Prise, nur eine Prise Salz genügt für unser einfaches Wohlbefinden.

DIE TOTEN MÜNDER DES VERLANGENS WERDE ICH DURCH SALZ WIEDERBELEBEN.

Saint-John Perse

29 Gleichzeitig Hermes, Ikarus und Ares

Wenn ein Mann wie dieser, den wir gleich kennenlernen werden, zu einem Arzt in die Sprechstunde kommt, und dazu noch zu einem homöopathischen Arzt, dann muss es ihm wirklich schlecht gehen und er wird nicht mehr ein noch aus wissen! David, 44 Jahre alt, hat das Vollbild einer Depression. Sein Blick ist lebhaft, aber verzweifelt, der Dreitagebart ist schwarz und kräftig, die Haare sind umso zotteliger, weil er sie während der einstündigen Sprechstunde zehnmal mit seiner Hand durchfährt und durchwühlt. Wäre da nicht der tiefe Kummer, der ihn ausmacht, könnte man fast glauben, dass sich David bewusst ein Aussehen der „Zerstörung" verpasst hat.

Anamnese

David trägt eine Reihe von Verdauungssymptomen vor: „voller", zugeschnürter Magen, sehr schwierige Verdauung, Aufstoßen, Darmgeräusche und Hämorrhoiden, die seit zehn Jahren bestehen. Er klagt auch über Hautprobleme: Entzündete Bläschen und verhärtete Zysten im Gesicht, Psoriasis an den Fingergelenken und Ellbogen. Er ist vor acht Jahren an einer Analfistel operiert worden und musste sich ab einem Alter von 38 Jahren Zahnimplantate mit Knochensubstanz setzen lassen, infolge sehr schadhafter Zähne. Er leidet regelmäßig unter starken nächtlichen Kopfschmerzen, die er dem Luftzug zuschreibt und der ihn wiederum veranlasst, sich in sein Bett zu verkriechen „mit 28 °C im Zimmer". Er ist zudem erschöpft und, „was mir noch nie passiert ist, meine Libido liegt darnieder."

Der kinderlose, eingefleischte Junggeselle, hat schließlich eine Frau gefunden, die zehn Jahre älter ist als er. Seine Leidenschaft ist der Stierkampf, den er sogar zeitweise zu seinem Beruf gemacht hat: „Ich verlieh Tiere an die Berufsstierkämpfer, bis es nicht mehr ging. Ich bin auch viel gereist."

Die Zeiten sind schwer, und David ist seit einem Jahr arbeitslos. Glücklicherweise hat er Geld beiseite gelegt (tatsächlich das seiner Frau), ihm gefällt es so sehr, sich auszuleben: „Das ist kein Problem." Wiederholt hat er auf diese Weise gelebt, und ein oder zwei Jahre nicht gearbeitet und das vorher angesparte Geld verjubelt. Er kann wochenlang verschwinden, sich nach ganz weit draußen zurückziehen, um zu lesen und allein in der Natur zu sein. Manchmal hat er Lust, wegzugehen, aber derzeit hält er sich zurück, denn er will seine neue Ehefrau schonen.

In seinen Anfängen ist er als Angestellter in ein kleines Unternehmen eingetreten, wollte dort aber schnell Chef werden und hat dies dummerweise bekannt gegeben und die Geschäftsleitung offen kritisiert. Der Arbeitgeber, dem Davids Pläne nicht gefielen, hat ihn schließlich entlassen (es war ein Vertrieb für Bonsai – eine andere Leidenschaft seit seinem 15. Lebensjahr). David hat anschließend ein Discountgeschäft mit einer Dekorationsabteilung aufgebaut. Er hat damit viel Geld verdient, aber hat großen Ärger mit seinem Personal gehabt, das ihn für zu tyrannisch hielt, und das er schlecht bezahlte. Zu dieser Zeit, so sagte er mir, hatte er ständig den Eindruck, dass man sich gegen ihn verschwor und dass er aufpassen musste, sich vor allen potenziellen Verrätern zu schützen, die er in seiner Firma oder im Geschäftsleben traf. Nachdem er seine Firma mit Gewinn verkauft hatte, hat er sich dem Stierkampf zugewandt. „Ein Matador lebt wie eine Eintagsfliege, er bringt sein Leben in ein Gleichgewicht, das ist die größte aller Künste. Das ist derart romantisch!"

David beschreibt sich so: „Ich bin ein Faulenzer, der schnell und gut ist, um aus seinen Leidenschaften einen Nutzen zu ziehen. Mit den Frauen ist es genauso." Zum Drama ist es vor fünf Monaten gekommen: Nachdem er sich endlich dazu durchgerungen hatte, eine stabile Zweierbeziehung aufzubauen, hat ihn der Telefonanruf seiner ersten Jugendliebe aus dem Gleichgewicht gebracht, und er konnte nicht anders, als mit ihr wieder eine Beziehung zu beginnen! Er führt seitdem ein Doppelleben, stellt sich tausend Fragen, ist zerfressen von Schuldgefühlen, er, der doch nie ein treuer Mann gewesen ist. David ist dadurch fast impotent geworden. Versteinert vor Angst, „wie gelähmt in einer Passivität, an die ich nicht gewöhnt bin", lebt er nicht mehr. Allerdings schläft er … äußerst gut!

Erste Verordnung

Das zu verschreibende Mittel schien mir offensichtlich. David erhält also eine Gabe des Mittels als C30, die ihn rasch beruhigt, seine Depression heilt und sein sexuelles Problem löst. Körperlich nimmt ihn dieses Mittel für die Dauer von drei Wochen mit: Die Verdauungsstörungen werden schlimmer, ebenso die entzündliche Reaktion des Zahnfleischs. Ich beruhige ihn im Rahmen eines Telefongesprächs und stelle übrigens seine starke psychische Verbesserung fest. Dieser Phase, in der seine alten Gesundheitsprobleme wieder aufgetreten sind, wird eine Phase der fortschreitenden Heilung folgen.

Weitere Verordnungen

Ein Jahr später verschreibe ich erneut dasselbe Mittel, diesmal als C1000. Sein Leben verläuft wieder in ruhigeren Bahnen: David hat endlich begriffen, dass seine junge Freundin ihn nicht bereichern konnte und seine Frau offensichtlich die ideale Gefährtin ist. Er, der wieder von seinen alten Dämonen ergriffen war und nirgendwo Ruhe fand, scheint sich endlich etablieren zu wollen. Er hat nach wie vor seinen schwierigen Charakter, er ist immer wieder schlecht gelaunt, verhält sich tyrannisch, wobei es paradoxerweise Momente äußerster Schuldgefühle gibt, die mehr oder weniger unberechtigt sind. Er spricht mit mir wieder lange über den Stierkampf und seine Jahre als Junggeselle, in denen er in sehr instabilen Beziehungen gelebt hat. Er erzählt mir auch ganz umverholen von seinen vielen Eskapaden in der Jugend. „Letztendlich bin ich ein großer Nostalgiker!"

Differenzialdiagnostische Aspekte

Als ich diesen klinischen Fall in einem Kolloquium vorgetragen habe, wurden mir von Kollegen verschiedene Mittel vorgeschlagen. Unter anderem *Acidum fluoricum* und *Tuberculinum bovinum.*

- Für das erste Mittel habe ich geantwortet, dass mein Patient nicht hartherzig genug wäre, dass er zu viel Gewissensbisse habe und dass der Spieler, der er ist, doch nicht über dieses Ausmaß an „Feuer" verfüge, das bei *Acidum fluoricum*-Menschen beobachtet werden kann.

- Falls es sich um *Tuberculinum* handeln würde, müsste, so meine Ausführungen, eine grundlegende Beziehung zu einer transzendenten Welt bestehen, die voller Ideale und voller Schönheit ist.

Welches ist hier das vorherrschende „Miasma“? Es gibt sicher die psorische Färbung, in die der Patient zum Zeitpunkt der Konsultation eintaucht, viel grundlegender ist allerdings, dass sein Leben nichts anderes ist als eine Folge „syphilitischer“ Zustände – so beispielsweise die Zerstörung seiner Knochen, die Fissuren am Anus, er benutzt das Geld seiner Frau, er wird von seinen Angestellten verabscheut, er geht Risiken ein und er ist dabei, eine schöne Beziehung zu zerstören. Dies wird begleitet von „sykotischen“ Zuständen, in deren Verlauf er sich wieder mit Begeisterung aufbaut.

Arzneimittelbild von Mercurius solubilis

Das verschriebene Mittel ist natürlich *Mercurius solubilis*. Es ist ein mineralisches Arzneimittel, das viele Facetten hat und dennoch einige Merkmale der Persönlichkeit des Patienten abbildet: Die Lebhaftigkeit und das Temperament, zudem besteht eine äußerste Empfindlichkeit auf äußere Reize. Man sagt von *Mercurius solubilis*, dass er wie Quecksilber ist, was nicht erstaunt, wenn man den Ursprung des Mittels kennt. Er geht schnell, macht alles schnell, ist unruhig, seine Intelligenz ist lebhaft und seine Vigilanz überschießend. *Mercurius solubilis* symbolisiert den Gott Merkur, den Gott der Reisenden, des Handels und des Austauschs.

Physikalisch-chemisch verbindet sich Quecksilber, ein sehr toxischer Stoff, mit anderen Metallen wie Zinn, Kupfer, Gold oder Silber, um Amalgame zu bilden. Es ist das einzige Metall, das bei Zimmertemperatur flüssig ist, es scheint schnell zu fließen und die Analogie zum *Mercurius*-Menschen ist erstaunlich (erinnern wir uns übrigens daran, dass es ein großes Mittel für unruhige Kinder ist). In der Nähe einer Wärmequelle verflüchtigt es sich leicht und seine Dämpfe sind gefährlich.

Einige grundlegende Themen von Mercuris solubilis sind der Materia medica zu entnehmen:

- Schuldgefühle – manchmal gerechtfertigt.

- Bedrohung – er meint, von Feinden umgeben zu sein („Wahnidee, umgeben von Feinden").
- Bezug zur Vergangenheit und die Nostalgie (Gefühl der Verbannung, der verlorenen Freiheit[60]).

Mercurius solubilis fühlt sich von potenziellen Feinden umgeben in einer Welt, die er als chaotisch beurteilt und der er gerne entfliehen möchte – er projiziert sein eigenes inneres Chaos auf die Außenwelt. Alles dreht sich bei ihm um das Begriffspaar Konstruktion/Destruktion. *Mercurius solubilis* kann sowohl etwas aufbauen als auch etwas vernichten. Sein großes Gespür für die Kommunikation (vorzügliche Werbefachleute) erlaubt ihm, sich leicht in jede Unternehmung zu stürzen. Er möchte gerne selbst erschaffen (großer Individualist) und dort Ordnung schaffen, wo er meint, Unordnung vorzufinden. Da er jedoch ein sehr armseliger Geschäftsführer ist ... kommen bei ihm leider häufig Ausrutscher vor: Er wird schnell tyrannisch, diktatorisch und unkontrollierbar, anstatt die notwendige Autorität zu zeigen. Ich meine, dass der berühmte kolumbianische Rauschgifthändler Escobar *Mercurius* sein muss, er, der neben von ihm verübten schrecklichen Verbrechen Schulen und Polikliniken für die Allerärmsten errichtete.

Der Mercurius-solubilis-Mensch will auf seine Art eine Welt der Ordnung wiedererschaffen, und um das zu tun, setzt er sein Vorhaben durch und organisiert alle Dinge, räumt gegebenenfalls jene aus dem Weg, die ihn daran hindern. Für dieses Ziel ist er bereit zu zerstören, auch wenn es das ist, was er selbst erschaffen hat und woran er hängt. Er hat den Wunsch, zu

60 An dem Tag, als ich einen suizidalen Freund aus Kindertagen retten wollte, habe ich die Angst meines Lebens durchgemacht. Ich hatte ihn wieder mit einem anderen Freund, der Homöopath ist, getroffen und wir hatten uns entschieden, ihn abzulenken und zu unterhalten. „Gehen wir etwas trinken und drehen wir eine Runde." Er hat seinen Wagen selbst fahren wollen und wir haben ihm nicht widersprechen wollen. Er fuhr mit einer wahnsinnigen Geschwindigkeit und schien plötzlich entschlossen, uns mit sich in den Tod zu reißen. Er nahm seine Kurven im rechten Winkel! Es gelang uns nicht, ihn die Geschwindigkeit drosseln zu lassen. Wie durch ein Wunder hielt er schließlich in einem uns unbekannten Weiler plötzlich mit schleuderndem Wagen auf dem Dorfplatz an, genau vor einem kleinen Gebäude. „Seht, da vor Euch, das ist meine Grundschule. Das ist die Stelle, wo ich am glücklichsten gewesen bin."
Als wir schließlich auf der Café-Terrasse saßen, haben wir ihm unbemerkt einige Globuli von *Mercurius* in sein Glas geben können ... Wir hatten zuvor schon zwei Symptome im Kopf, die für ihn sehr charakteristisch waren. Dieser akute Nostalgieanfall hat unsere Entscheidung bestärkt. Er konnte auf diese Weise sehr schnell von seiner Selbstmordneigung befreit werden.

einengenden menschlichen Beziehungen und konventionellen Bindungen zu entfliehen, bis zu deren Zerschlagung, die ohne zu viel Gefühlsäußerung vor sich geht. Die Familie muss manchmal dafür büßen[61].

Es kann also bei *Mercurius* manchmal eine bestimmte Gewalt vorherrschen, sowohl gegen sich selbst als gegenüber anderen. Wird es nicht humorvoll als das Mittel des Barbiers beschrieben, der plötzlich den Gedanken hat, seinem Kunden, der ihm gerade widersprochen hat, die Kehle durchzuschneiden? Er kann eine große Angst haben vor seinen eigenen Impulsen, die sich sogar gegen die geliebten Menschen, wie bei *Nux vomica* oder *Rhus toxicodendron* (ein Symptom, das ich bestätigen kann) richten können.

Man muss bei *Mercurius* auch die nostalgische Seite der Persönlichkeit im Auge behalten: Die Nostalgie in der mittelspezifischen Betonung tritt dann auf, wenn er sich zum einen nicht eingezwängt fühlt und zum anderen meint, sich im Exil zu befinden. Die Nostalgie tritt also bevorzugt im Zusammenhang mit dem Gefühl der Freiheit auf. Wenn er reist, ist es, um zu kommunizieren, aber vor allem, um zu fliehen und die Vorstellung haben zu können, „dort" sein wahres Heim wiederfinden zu können, einen Zustand der Ruhe und des Friedens, den er glaubt, einstmals gekannt zu haben.

Mercurius[62] kann die größten Überspanntheiten wie die schlimmsten Höllenqualen durchleben, wobei er sich der Fehler bewusst ist, die er begangen hat, und des „kriminellen" Potenzials, das in ihm steckt.

61 Ich erinnere mich an einen 40-jährigen Mann, ein kluger leitender Angestellter, der sich auf dem Höhepunkte seiner Karriere dazu entschließt, Filmproduzent zu werden, alles von sich abwirft und sein Vermögen in den Vereinigten Staaten investiert. Er hat auf diese Weise seiner Familie im Laufe von zehn Jahren viel Schaden zugefügt, während er überzeugt war, dass er bald ein großer Produzent werden würde. Dank des Mittels hat er schließlich seine unaufhörlichen Reisen und seine riskanten Projekte beendet und hat wieder ein stabileres Leben aufnehmen können.

62 Ich verschreibe am häufigsten ***Mercurius solubilis*** und habe nie einen großen Unterschied zwischen ***Mercurius vivus*** (nach Yves Maillé gäbe es ein Überwiegen psychischer Symptome bei ***vivus*** und physischer bei ***solubilis***). Die Salze und zahlreichen Derivate von Quecksilber als Bestandteil unseres Arzneimittelschatzes gehören als Akutmittel (oder aber ungenügend erforscht?) zum Arzneimittelschatz. ***Mercurius corrosivus*** ist ein wunderbares Mittel bei vielen akuten Erkrankungen (Netzhautblutungen, hochakute Gingivitiden oder Anginen, penetrierende Ulzera, Urethritiden) und es ist das natürliche Komplementärmittel von ***Mercurius solubilis***. Wie häufig wurde die Syphilis im 19. Jahrhundert durch diese beiden Mittel geheilt!

Erinnern wir uns schließlich daran, dass *Mercurius* eine sehr besondere Beziehung zum Geld hat, wie es bei unserem klinischen Fall offensichtlich ist: Er ist nicht unehrlich, aber er misst dem Geld einen nur geringen Wert bei. Er als Vergeuder und Verschwender wird es also leicht „verjubeln" können. Er wird das Geld seiner Frau oder eines Freundes mit seinem verwechseln oder wird vergessen, seine Angestellten zu bezahlen.

Er verabscheut es übrigens, wenn er jemanden von Geld sprechen hört. Jemanden zu entlohnen oder entlohnt zu werden, bedeutet für *Mercurius,* eine falsche Verbindung herzustellen, diese zu beflecken und daraus eine Interessenverbindung zu machen.

Mercurius stellt auf seine Weise einen unbewussten Teil der Seele der menschlichen Natur dar. Ohne ihn wäre die Geschichte des Menschen sicher eine ganz andere gewesen! Er ist ebenso zugegen bei der Entdeckung Amerikas und den nachfolgenden Umwälzungen, bei der Schaffung einer neuen Welt, wie bei der Unterwerfung und der Zerstörung ganzer Zivilisationen, um neue Abenteuer zu bestehen.

RUHT EIN LEBEN AUF FORTWÄHRENDEM EINSATZ, KANN DAS WAGNIS FORTWÄHRENDES GLÜCK SEIN.

Jean Grenier

30 Die Wahrheit beim Lügen

„Sie kennen bereits meinen älteren Sohn und meinen Ehemann, diesmal bringe ich Ihnen Charles, meinen jüngeren Sohn. Er ist ständig krank vom Herbst bis zum Frühling", sagt mir diese Familienmutter, die sich um das Wohlbefinden ihrer Nachkommen kümmert. Der Anlass, sich mit dem Universum der Homöopathie zu beschäftigen, ist manchmal ein ganz alltäglicher.

Anamnese

Ich sehe also an diesem Nachmittag des Winters 1998 einen schönen, großen, 19-jährigen jungen Mann in meine Sprechstunde kommen, schlaksig, mit sorgenvoller Miene. Was mich sofort überrascht in dem Augenblick, als ich die Wartezimmertür öffne, ist sein Verhalten: Er erhebt sich mit einem Sprung und kommt mir mit gestreckter Hand entgegen, steif wie ein Stock, sehr streng in seinem Blazer, linkisch aber höflich wie ein Sohn aus gutem Haus. Ich folge ihm mit meinen Augen, während er sich setzt, da ich die Bedeutung der ersten Beobachtungen kenne. (Man muss wissen, dass die besten Ärzte manchmal die Tierärzte sind, die nichts als ihre Augen haben, um zu sehen und zu verstehen.)

In der Art, wie er sich setzt, gibt es etwas, das sehr an einen Gentleman erinnert, es fehlt ihm etwas Natürlichkeit, seine Kiefer sind zusammengepresst. Er ist alles andere als ein Junge von 19 Jahren, der sich gehen lässt in einer zu langen Jeans mit zu tiefer Taille, die die Streifen der Unterhose erscheinen lässt.

„Doktor, können Sie für mich eine Behandlung finden, damit ich nicht mehr ständig krank bin? Davon abgesehen geht es mir sehr gut." Nach einigen einleitenden Fragen, auf die Charles kurz antwortet – sein Leben ist sichtbar gut gegliedert durch sein Multimedia-Studium an der Technischen Universität, das ihn sehr interessiert, seine große Familie und seine Kameraden am Samstagabend –, ziehe ich es vor, mich sofort seiner ungeduldigen Bitte anzunehmen. Ich bringe ihn also dazu, mir seine „Erkältungen" zu beschreiben.

„Ich werde krank, was soll ich Ihnen mehr sagen?" Ich duze ihn sofort, um ihm aus seiner Verlegenheit zu helfen: „Wie wirst Du krank?" „Ich hole mir einen Schnupfen." „Du hast am Anfang nur einen Schnupfen?" „Nein, ich habe zuerst Halsschmerzen, dann tritt der Schnupfen auf und ich beginne zu husten."

„Ist der Zyklus immer der gleiche?" „Ja, immer." „Kannst Du genauer werden?" „Ich weiß nicht, was ich Ihnen sagen soll, ich niese, ich fühle mich nicht wohl, dann habe ich Halsschmerzen." „Welche Art Halsschmerzen?" „Ja nun … wie Halsschmerzen."

Als Homöopath kennen wir alle diese Art von Dialog, vollig absurd und unergiebig, bei dem wir einen Augenblick nicht weiterwissen. Ich bitte ihn, nachzudenken und trotzdem zu versuchen, mir mehr darüber zu berichten. Unschlüssig, aber guten Willens, fügt er hinzu: „Das beginnt immer im Hals. Er brennt, sticht, ist plötzlich sehr schmerzhaft. Der Schnupfen kommt danach, während der Hals in dieser Zeit sehr trocken wird."

Seine Schnupfen sind sehr stark und dauern zehn bis 15 Tage an. Nachdem er verstanden hat, dass ich alle Einzelheiten beachte, macht er deutlich: „Was ich beobachtet habe ist, dass ich vor allem in meinem Bett huste und dass ich mich in jenen Augenblicken aufdecken möchte, ich ertrage die Wärme der Steppdecke nicht mehr, sie lässt mich noch mehr husten. Und dennoch fühle ich mich gleichzeitig vor Kälte zittern."

Ich bemerke, dass er sich die Nase kratzt und mache ihn darauf aufmerksam. Entschuldigen Sie, das passiert mir häufig, meine Mutter macht mich häufig darauf aufmerksam. Es schließt sich eine allgemeinere Unterhaltung an, der er gerne folgt. Ich spüre hinter seinen Antworten seine gute Erziehung, aber er fragt sich trotzdem, wozu meine Fragen führen sollen, die keinen Bezug zu seiner Hauptbeschwerde haben. Ich weiß von seiner Mutter, dass er das Zerwürfnis seiner in Scheidung stehenden Eltern mit voller Wucht erleiden musste. In einem vergifteten familiären Klima lebte er als Jugendlicher zwischen einer im Stich gelassenen, orientierungslosen Mutter und einem autoritären Vater, einem leitenden Angestellten, der sich im Recht wusste. Der Junge ist auf diese Weise häufig der machtlose Zuschauer wahrer Ehekriegsszenen gewesen.

Ich erkläre ihm, dass der Körper ziemlich häufig auf seine Weise das erlebte Unglück zum Ausdruck bringt und dass ich in seinem Fall davon ausgehe, dass es eine Verbindung zwischen seinen Halsschmerzen (etwas, das „schwer zu schlucken ist") und der Familiensituation gibt. „Es stimmt, dass sich bei mir viel Zorn angesammelt hat. Jetzt, da mein Vater weggegangen ist, fühle ich mich weiterhin so angespannt, so verkrampft, sodass meine Mutter unter meiner Nervosität leidet, obwohl die Arme nichts dafür kann. Ich bin pessimistisch geworden, ich rege mich wegen der geringsten Kleinigkeit auf; abends im Bett denke ich an den Tod, ich denke auch an meine Zukunft, die mich beunruhigt. Ich reagiere auf diesen Zustand mit vielen Aktivitäten, mit Geschäftigkeit, meine Umgebung findet mich zu sehr auf ‚speed'. Die Menschen gehen mir auf die Nerven, selbst meine Kameraden, ich werde dadurch verletzend. Ich habe Schmerzen im Rücken, im Nacken, ich bin sehr verspannt, ich leide an Psoriasis der Kopfhaut, die sich entwickelt hat, seit alles nicht mehr geht. Alles erscheint mir unerträglich, die Politik lässt mich aufbrausen, es gelingt mir nicht mehr, mein Land zu verstehen." Und hier trägt er mir eine kleine Tirade über den Zustand Frankreichs vor, was mit 19 Jahren mehr als erstaunlich ist.

Es gelingt mir nicht, herunterzuschlucken, was mein Vater uns angetan hat. Nach meinem Verständnis haben die Eltern, die sich im Bannkreis ihres gewitterähnlichen Konflikts befanden, die Kinder gewissermaßen als Geisel genommen. Diese wiederum waren unfähig, das Richtige vom Falschen zu unterscheiden und mussten trotzdem Partei ergreifen. Eine klassische Situation. „Ich wünschte mir, dass mein Vater sich bei *uns* für das, was er getan hat, entschuldigt."

Erste Verordnung

Versehen mit diesen Informationen, gebe ich ihm ein Mittel, durch das seine Rhinopharyngitiden endgültig beseitigt werden. Ich sehe diesen jungen Mann erst 2005 wieder. Er ist 26 Jahre alt, hat einen gewissen „Umfang" angenommen und ist Ingenieur geworden. „Ich komme Sie wieder besuchen, nicht weil ich krank bin – danke, meine wiederkehrenden

Infektionen habe ich nicht mehr –, sondern weil ich mich dazu entschlossen habe, mein Leben in die Hand zu nehmen! Ich weiß, wie viel Gutes Sie für meine ältere Schwester getan haben, die mir geraten hat, Sie aufzusuchen. Ich fühle mich verloren, ich habe mein Elternhaus seit vier Jahren verlassen, aber ich habe die Scheidung meiner Eltern immer noch nicht akzeptiert. Ich weiß, dass ich vielleicht noch unreif bin und dass ich mit diesem Problem fertig werden müsste. Ich mache übrigens seit sechs Monaten eine Psychoanalyse. Das Bild meines Vaters, der meine Mutter schlägt, verfolgt mich noch und verhindert, dass ich vorankomme."

Durch seine große Schwester, die offensichtlich im elterlichen Konflikt neutraler ist, hatte ich erfahren, dass die Mutter den Vater beschuldigt hatte, sie windelweich geschlagen zu haben, was nach Aussage dieser älteren Tochter ziemlich übertrieben war. Wie sah die Wahrheit aus? Aus meiner Sicht waren nicht die Tatsachen an sich entscheidend, sondern die Tatsache, wie sie die seelische Struktur eines überempfindlichen jungen Mannes beeinflusst hatten. „Ich bin schrecklich böse auf mich, ich hätte meine Mutter besser beschützen müssen."

„Ich fühle mich in meiner Haut nicht wohl, ich bin jähzornig, jede Nacht wache ich um fünf Uhr morgens mit Albträumen auf: Ich sehe die von den Toten Auferstandenen, ich versuche sie auszulöschen, aber es gelingt mir nicht und ich verfolge sie unaufhörlich. Außerdem habe ich vor einem Jahr eine große Liebesenttäuschung erlebt, ich bin seitdem allein. Unablässig kehrt die Frage wieder: ‚Ist meine Mutter glücklich?'" Schon immer fühlt er sich so sehr für sie verantwortlich, für ihr Glück. Er hat für sie die Rolle seines Vaters übernommen, der in seinen Augen unwürdig ist. Ödipus gibt nicht für alles eine Erklärung. Es ist bei der Analyse noch sehr viel Arbeit zu erledigen.

Die berufliche Situation? „Ich habe eine gute Stellung, aber ich bin durch die Haltung des Unternehmens sehr enttäuscht. Ich finde sie nicht besonders ethisch: Was da abläuft, entspricht nicht meinen Idealen." Dieser junge Erwachsene von 27 Jahren überrascht mich weiterhin. „Ich bin aufmüpfig, man bezeichnet mich auch als aggressiv. Es scheint, dass ich sofort loslege, ich war schon immer zu ‚binär', ohne Abstufungen. Die Psoriasis, die sie geheilt hatten, ist wieder stark aufgetreten."

Ich bitte ihn, mir genauer über seinen Beruf zu erzählen. Er arbeitet in einer Internet-Handelsgesellschaft. „Mein Betrieb beutet arme Länder aus, ich habe ein derartiges Gerechtigkeitsgefühl, dass ich es nicht ertrage.“ Daran schließt sich eine ausführliche Tirade über die Konsumgesellschaft an und Charles benutzt dabei ziemlich heftige Begriffe. „Das entspricht nicht meinem Ideal, ich ertrage mein Vaterland nicht mehr.“ Wenn er 30 Jahre älter wäre, würden ihn die jungen Leute als ein altes Arschloch bezeichnen.

Weitere Verordnungen

Ich verschreibe ihm also eine Gabe (als C1000) desselben Mittels wie 1998. Er sucht mich einige Monate später wieder auf und sagt mir, dass das Mittel ihm sehr wohlgetan und ihn erheblich entspannt hat. Er „zerbricht sich nicht mehr soviel den Kopf“, aber fühlt sich noch schwach und möchte weiterhin vorankommen. Er hat seine Arbeit aufgegeben: Er hat gekündigt, weil die Arbeit ihn zu sehr anwiderte. Man hat ihm eine Stelle in einer großen Telefongesellschaft angeboten, wo er es für einen Monat ausgehalten hat, bevor er erneut kündigte. Er weiß, was er will, oder vielmehr, was er nicht mehr will. „Auf jeden Fall lehne ich mich gegen Autoritäten auf, ich fühle mich in dieser Gesellschaft nicht wohl.“ Darüber hinaus ist er weiterhin in Sorge um seine Mutter, besucht sie regelmäßig und fügt hinzu: „Jedes Mal, wenn ich weggehe, habe ich den Eindruck, sie zu verlassen.“

Er kämpft für alternative Bewegungen und besucht Protestkundgebungen. „Ich bin ein großer Utopist, und wenn das so weiter geht, werde ich mich dem Kommunismus zuwenden.“ Diesen Jungen aus gutem Hause, der auf eine gewisse Weise unter bevorzugten Bedingungen gelebt hat, sich der extremen Linken zuwenden zu sehen … Charles hat wieder eine Arbeit im Web in einer kleinen Firma gefunden, die ihm besser entspricht, aber kann sich nicht davon abhalten zu sagen: „Ich bin vom Internet angewidert, es ist nicht mehr erhaben wie früher. Anfangs war es ein guter Gedanke, das Wissen, die Kultur für alle, die Solidarität und die Teilhabe. Es ist heute etwas rein Kommerzielles geworden.“

Ich verschreibe ihm wieder dasselbe Mittel, diesmal in einer Gabe von C10.000. Drei Monate später: „Es ist wunderbar, ich habe mich dazu entschlossen, Sie alle drei Monate aufzusuchen. Dieses Mittel hilft mir viel und hilft mir, bei der Analyse voranzukommen. Ich bin noch etwas jähzornig, allerdings deutlich weniger. Es fehlte nicht viel, und ich hätte mich auf dem Weg zu Ihnen aufgeregt. Eine alte Dame, die nicht schnell genug aus der Untergrundbahn ausstieg, ist beleidigt worden ..."

Ich erinnere mich an einen Patienten, einen Rechtsanwalt, dessen Grundmittel dasselbe ist wie das dieses jungen Mannes und der fast das gleiche unangenehme Erlebnis in der Untergrundbahn hatte. Ich erzähle ihm den Vorfall, um ihn zu entspannen. Dieser lange Lulatsch von 45 Jahren sucht mich eines Tages, verspätet für seinen Termin, auf, wie gewöhnlich mit einem dreiteiligen Anzug bekleidet, aber völlig zerzaust, die Krawatte sitzt schief, ein Knopf baumelt an seiner Weste. „Entschuldigen Sie die Verspätung und mein Aussehen, aber ich habe mich eben in der Untergrundbahn geprügelt. Zwei Jungs aus den Vorstädten griffen eine junge Frau an und niemand rührte sich. Ich bin also dazwischengegangen, und einer der beiden befindet sich jetzt in keinem guten Zustand. Die Polizei hat mich wahnsinnig viel Zeit für die Aussage verlieren lassen." Und der junge Mann fügt hinzu: „Genau die Art von Umständen, die mir genauso passieren könnten!"

Fallanalyse

Wie habe ich das Mittel meines Patienten gefunden? Welches sind zunächst die Elemente, die ich 1998 wegen seiner wiederkehrenden Rhinopharyngitiden in Erwägung gezogen habe? Erinnern wir uns daran, dass ebenso für den Homöopathen wie für die Katze der kleinste Faden aus dem Wollknäuel (oder des Menschen) gut ist, um daran zu ziehen.

Die Symptome „Trockenheit des Halses", „Zusammenpressen der Kiefer", „Bedürfnis sich aufzudecken" sind in zu große Rubriken aufgeführt. Wenn wir uns dagegen im Repertorium genauere Symptome heraussuchen wie „Husten, verschlimmert durch die Bettwärme" und „Trockenheit des Halses während des Schnupfens" treffen wir auf zwei Mittel, *Chamomilla* und *Nux vomica.* Wie Sie sehen werden, wenn ich zur Darstellung von *Chamomilla* komme, kann es dieses Mittel nicht sein. Bleibt *Nux vomica.* Selbstverständlich handelt es sich nur um zweitrangige Leitsymptome, die nicht für die Verschreibung ausreichen. Aber der Zweck dieser gewöhnlichen Annäherung ist, uns an ein Mittel denken zu lassen, an das wir vielleicht nicht denken würden, und es dem Bild des Patienten gegenüberzustellen. In dem gegenwärtigen Fall schien es mir augenfällig: *Nux vomica* entspricht vollkommen der Persönlichkeit von Charles.

Arzneimittelbild von Nux vomica

Wie bei Charles lässt sich bei *Nux vomica* das Charakteristikum einer bestimmten Art von Mitgefühl beobachten, das diese besondere Nuance einer markanten Reaktion auf Ungerechtigkeit zeigt. Das ist natürlich nicht das einzige Merkmal[63]. Dieser junge Mann zeigte eine starke Intoleranz gegenüber allem, was unrecht ist, seine Empörung ist groß und seine allgemeine Reaktion stark. Was bei ihm auffällt und zudem sehr typisch ist für *Nux vomica*, ist seine Überempfindlichkeit. Ich spreche hier von Überempfindlichkeit und nicht von einer Übererregbarkeit oder Sentimentalität.

Nux vomica ist im Übrigen eines der Mittel, bei dem überwache und überempfindliche Sinne, vor allem für Gehör und Geruch, besonders ausgeprägt sind.

➔ *Wenn Sie den Verdacht haben, dass ein Patient* ***Nux vomica*** *ist, stellen Sie ihm die Frage: „Wie ertragen Sie den Lärm oder den Geruch der Stadt, der Untergrundbahn?" „Ach, Doktor, zeitweise ist es mir unerträglich!"*

Die Überempfindlichkeit aller Sinne besteht im weitesten Sinn gegenüber allen Reizen der Außenwelt. Das kann gleichermaßen die Umgebung im allgemeinen und können ganz besonders die Menschen sein. Ein etwas

63 Als ich von diesem Fall berichtet habe, haben einige meiner Kollegen an *Causticum* gedacht, das ebenfalls sehr empfindlich gegen Ungerechtigkeit ist. Es gibt bei *Causticum* eine Übererregbarkeit, ein manchmal übertriebenes Mitgefühl (manche sprechen von einem „Krankenschwesternmittel") im Zusammenhang mit einer zu großen Identifikation mit dem anderen. Causticum erlebt das, was der andere erlebt, und zittert davor. Es ist nicht die Empörung angesichts der Ungerechtigkeit an sich, die im Vordergrund steht. Er verfällt vielmehr in eine Art Angst, bei der er in Verbindung mit demjenigen steht, der leidet. Er umgibt den anderen mit soviel Vorsichtsmaßnahmen, wie er sie für sich selbst haben wollte.

dekompensierter *Nux vomica* erträgt es nicht, berührt zu werden, in den öffentlichen Transportmitteln gestreift zu werden, er ist sehr empfindlich und fühlt sich rasch angegriffen (er reagiert auch stark auf den Schmerz). Er kann sogar banale Äußerungen anderer kaum ertragen, wenn diese mit seinen Ideen kollidieren.

Je intensiver er die Dinge wahrnimmt, umso impulsiver, schneller und heftiger reagiert er. Er ist normalerweise ein sehr leidenschaftlicher Mensch. Hahnemann gibt uns in seiner Materia medica den Schlüssel zum Verständnis des Mittels, was ziemlich selten ist. Er sagt uns: „Klares Bewusstsein seiner Existenz, starkes und richtiges Gefühl von Gut und Böse." Bei *Nux vomica*-Menschen gründet diese Eindeutigkeit sicherlich in den ihnen eigenen ethischen Kriterien. Obwohl sie also subjektiv ist, meinen sie wirklich zu wissen, und aus sich heraus zu wissen, wo sich das Gute oder das Böse befindet. Dies kann ihnen manchmal eine etwas schrullige Seite geben. Sie sind dann leicht verletzend und bestimmt.

Eine Seite, die bei *Nux vomica* häufig nicht beachtet wird, ist, dass ein zu starkes Ungleichgewicht die intellektuelle Seite schwächen und Verwirrung sowie Konzentrations- und Gedächtnisstörungen nach sich ziehen kann.

➔ *Rufen wir uns auch das folgende Symptom in Erinnerung, das manchmal die Diagnostik am Krankenbett sichert: Allein die Tatsache, dass man ihm eine Frage stellt, regt einen* ***Nux-vomica-Patinten*** *schnell auf, da er dann gezwungen ist, zu antworten.*

Das Thema des Todes, der Krankheit, der Gesundheit sind ebenfalls wichtig. Man findet übrigens dieses seltsame Symptom – in der Repertoriumsrubrik ist nur *Nux vomica* aufgeführt –, das ich jedoch mehrmals bestätigen konnte: Geschwätzigkeit beim Sprechen von seiner Gesundheit oder seinem schlechten Befinden. In diesem Fall wird *Nux vomica* zum Schwätzer. Manchmal lehnt *Nux vomica* trotz einer schweren Krankheit jegliche Behandlung ab, weil er davon überzeugt ist, dass die Ärzteschaft irrt.

Ein weiteres zentrales Thema ist das der anderen: *Nux vomica* ist regelrecht besorgt um andere und das bleibt nicht begrenzt auf seinen engsten

Kreis. Es ist eine Mischung aus Affektivität und Schroffheit. Seine Grobheit scheint dafür da zu sein, den anderen aus seinem Zustand herauszuholen, ihm zu helfen, wieder zu sich zu kommen. Er kann auch eine Beziehung mit der Gegenseite aufbauen, wenn er glaubt, im Besitz der Wahrheit zu sein und den anderen davon überzeugen zu müssen.

Nux vomica vermittelt den Eindruck, als Aufgabe erhalten zu haben, seinen Nächsten vor möglichen Fehlern zu bewahren. Da er weiß, was gut und was nicht gut ist, hat er die Pflicht, ihm diese Wahrheit zu vermitteln. Für diese Mittel hat man das Bild der Waage der Justitia erfunden. Denn *Nux vomica* glaubt, den Punkt für das Gleichgewicht der Waage zu kennen. Er glaubt, das notwendige Unterscheidungsvermögen für das Gerechte und das Ungerechte, das Richtige und das Falsche, zu haben. Wenn es ihm übrigens nicht mehr gelingt, dieser Verantwortung einer guten Urteilskraft nachzukommen, bricht er zusammen und rechtfertigt sich, indem er geltend macht, krank zu sein, oder anführt, dass er sehr gelitten hat und zu sehr belastet ist. Im Grunde wird sein Leiden dadurch verursacht, dass er seine Verantwortlichkeit für andere nicht einlösen kann. *Nux vomica* ist dann verletzt. Er leidet an der Zuneigung, die er glaubt, anderen schuldig zu sein, weil er einen sehr empfindsamen, sehr leidenschaftlichen Charakter besitzt und scheinbar voller Liebe ist.

Befindet sich ein *Nux vomica-Mensch* in einem vollkommenen Gleichgewicht, müsste er vor allem die Tugend der Liebenswürdigkeit zeigen. Bei meinem jungen Patienten hat mich bewegt, dass er in seinem Alter schon eine derartige Reinheit der Seele zeigt.

Wenn *Nux vomica* einem ungebildeteren Menschen ähnelt, kann er sich sehr wohl in einem Bistro aufhalten und dabei sein, die Welt neu zu erfinden, oder sich als Gewerkschaftler mit den Polizisten auf der Straße einlassen. Hinter einer schnell gezeigten Angriffslust versteckt sich häufig das Ideal von Verantwortlichkeit und der Gerechtigkeit.

Nux vomica kann den Wunsch verspüren, zu schlagen (und soweit gehen zu sagen: „Ich habe das Verlangen, ihn zu töten"), allerdings handelt es sich nur um eine Reaktion, die seine äußerste Empörung ausdrückt, wenn für ihn die Umstände des Ereignisses zu abwegig und nicht nachzuvollziehen sind. Ich bevorzuge es, einen wütenden *Nux vomica* vor mir zu haben, anstatt einen *Mercurius,* der außer Rand und Band ist. Denn bei dem ersteren haben wir mehr Aussicht darauf, mit der Situation fertig zu werden[64].

Ich möchte einen wichtigen Punkt zu *Nux vomica* ergänzen – wir sprechen hier nicht mehr über die Persönlichkeit, sondern über seine klinische Anwendung – das Mittel ist nach Masi-Elizalde „apsorisch“: Über seine Eigenschaft als Antidot, als Entgiftungsmittel (dieses greift übrigens den weiter oben genannten Gedanken der Gesundung wieder auf). Ich erinnere mich an eine verwirrte Bekannte, Krankenschwester von Beruf, die mich an einem Sonntag anrief und sagte: „Ich kann den medizinischen Notdienst für meine Mutter nicht erreichen, die etwas senil ist; sie hat sich geirrt und hat für ihr Herz fünf Tabletten statt eine eines allopathischen Medikaments eingenommen (ich erinnere mich nicht mehr daran, welches). Sie ist halb bewusstlos, hat fast keinen Puls mehr und das Herz ist durcheinander. Sie hat sicher Kammerflimmern.“ Ich rate ihr, direkt den Rettungsdienst zu rufen und schlage trotzdem vor, als Notfallmittel *Nux vomica* einzusetzen. Zwei Minuten später war das Problem behoben.

Nux vomica antidotiert wirksam eine gewisse Anzahl toxischer Substanzen (selbstverständlich nicht alle, aber fast alle). Aus dem Mittel den universellen „Hochdruckreiniger“ des Körpers zu machen, wäre jedoch übertrieben, für seine Wahl muss man mindestens einige ähnliche Symptome finden. Ebenso falsch wäre die Behauptung, dass *Nux vomica* alle Mittel antidotiert. Im 19. Jahrhundert hatten die homöopathischen Ärzte wenige homöopathische Wirkstoffe zur Verfügung und waren mit den allerschwersten Erkrankungen konfrontiert. Es kam bei ihnen vor, täglich ein anderes Mittel zu geben. Auf diese Weise erkannten sie, dass *Nux vomica* die Wirkungen der fälschlicherweise verschriebenen Medikamente häufig auszulöschen schien.

Ich möchte dieses Kapitel mit einer hübschen Geschichte beenden. Vor etwa zwölf Jahren haben mich Eltern wegen ihres zehnjährigen Sohnes konsultiert, der am Bean-Syndrom erkrankt war, einer seltenen genetischen Erkrankung,

64 Als freier Geist ist Mercurius unstrukturierter und es fehlt ihm das Mitgefühl. Er kann offen gewalttätig und zerstörerisch sein.

die zu wiederholten inneren Blutungen führt[65]. Mehrmals jährlich liefen die durch eine schwere, hochgradige Anämie ihres Kindes aufgeschreckten Eltern ins Krankenhaus, um ihm Transfusionen geben und minimalinvasiv chirurgisch behandeln zu lassen. Von Anfang an war es für mich offensichtlich, dass ich diese Hämorrhagien nicht direkt beeinflussen konnte und dass ich, damit ich wenigstens etwas machen konnte, die gleiche Strategie verfolgen musste, wie sie manchmal erfolgreich bei anderen genetisch bedingten Krankheiten zur Anwendung kam (zum Beispiel Mukoviszidose): Nicht unmittelbar die Krankheit, sondern den Menschen zu behandeln, das heißt, für ihn sein Konstitutionsmittel zu finden, das ihn in die Lage versetzt, sich selbst zu heilen. Dieser Bursche war ein typischer *Nux vomica* sowohl im Hinblick auf seine körperlichen Symptome als auch in Bezug auf sein Verhalten (unter anderem seine Ungeduld, befragt zu werden). Ich habe ihm also Gaben dieses Mittel in weiten Abständen verschrieben und riet den Eltern darüber hinaus, davon eine Gabe sofort bei den geringsten ersten Anzeichen zu geben: Tatsächlich war das Kind, unmittelbar bevor eine Blutung begann, erstaunlicherweise sehr gereizt, als ob sein Gehirn den Anfall vorhersehe. Ziemlich schnell traten die Blutungen in größeren Abständen auf, um schließlich langsam ganz zu verschwinden. Ich kann heute mit einem Rückblick auf etwa zwölf Jahre den Patienten als geheilt betrachten (was die Spezialisten mit Verblüffung feststellen). Wie ist das möglich? „Eine genetische Krankheit kann nicht geheilt werden", sagt uns die Schulmedizin. Die Erklärung ist meiner Meinung nach die folgende: Für jede genetische Krankheit gibt es in einer Familie, wie man weiß, gesunde und kranke Merkmalsträger; ein homöopathisches Konstitutionsmittel, das die Ursachen behandelt, erlaubt

65 Es handelt sich um ein selten auftretendes Syndrom, das sich durch das gleichzeitige Auftreten von Gefäßanomalien der Haut und des Gastrointestinaltrakts auszeichnet, bevorzugt im Dünndarm, wo Blutungen auftreten. Andere Teile des Körpers können ebenfalls betroffen sein: Der Rhinopharynx, die Lungen, die Leber, das Herz und das Gehirn. Die Schwere dieses Syndroms hängt von der Lokalisation in den inneren Organe ab, was zu vielfältigen Komplikationen entsprechend des Befalls führt (Darmblutungen, Darmperforation, Blutungen der Harnwege, Blutungen oder Kompression bei Befall des Gehirns, usw.). Das Bean-Syndrom verläuft manchmal tödlich. Die Hautveränderungen können, wenn nötig, exzidiert oder mit Laser koaguliert werden. Die Läsionen im Darmtrakt werden manchmal ebenfalls mit Laser, durch Kryochirurgie oder durch Darmresektion behandelt, abhängig vom Schweregrad und den Blutungsfolgen.

diesen qualitativen Sprung von einem pathologischen Zustand („aktives" Gen) in einen Zustand des Gleichgewichts und der Gesundheit („inaktives" Gen).

Was Charles betrifft, ist ihm das Leben wohlgesonnen und er geht gegenüber seiner Mutter und seinem Platz in der Gesellschaft mehr auf Abstand und ist gelassener.

Wird der *Nux vomica*-Mensch, der die Mission hat, die Welt gerechter und besser zu machen, der Engel der Klärung für das Gute und Böse sein?

Stehen Sie der Wahrheit misstrauisch gegenüber, jeder kann darunter etwas anderes verstehen!

31 Gegenwart, Vergangenheit, Zukunft, gibt es keine andere Zeit?

Anamnese

Am 3. Januar 1991 kommt Nathalie, 24 Jahre alt und Lebensgefährtin eines Patienten von mir, wegen einer ausgeprägten Akne, die sie doch etwas entstellt, in meine Sprechstunde. Die vom Dermatologen verschriebene Behandlung mit Isoretinoin hatte sie abgelehnt, da ihr bekannt war, dass dieses schulmedizinische Medikament schwerwiegende Menstruationsstörungen hervorrufen kann. Der Dermatologe wollte auch ihren Hormonspiegel durch die Gabe von Androcur verändern. In der Tat zeigt die aus dem Süden Stammende eine leicht vermehrte Behaarung ... allerdings nicht die eines Grizzlis. Sie klagt auch über Schwere in den Beinen und betont, dass ihre ganze Familie vorzeitig Varizen bekommen hat.

Groß und schlank, die Haare auf den Schultern ausgebreitet, hat sie die langsamen und harmonischen Gebärden einer Tänzerin. Ihr Blick drückt eine unendliche Melancholie aus. Als ich sie zu ihrer Krankenvorgeschichte befrage, überrascht sie mich mit der Antwort: „Für nichts auf der Welt möchte ich noch einmal meine schmerzhafte Kindheit wiedererleben. Es genügt für mich daran zu denken, um in Tränen auszubrechen."

Ich wollte sie nicht unterbrechen und notiere mir, später darauf zurückzukommen. Ich habe das Gefühl, dass sie sich nicht wohlfühlt, dass sie verlegen und etwas gehemmt ist, sich schlecht darstellen und sich nicht richtig ausdrücken kann. Sie verliert in ihren Ausführungen den Faden und sie spricht schnell und mit leiser Stimme, deshalb muss ich sie bitten, ihre Dinge zu wiederholen. Sie drückt sich nun klarer aus: „Ich hatte immer Schwierigkeiten mit meiner Stimme, ich habe keinerlei Kraft in der Stimme. Wenn ich sie in einem längeren Gespräch beanspruche, kann ich danach mehrere Stunden lang nicht mehr sprechen."

Es sind wenige andere Besonderheiten zu vermerken, außer, dass sie im Schlaf lacht und dass sie sich vor allem von frischen Dingen ernährt: Rohkost, Früchte, wenig oder keine zubereiteten warmen Gerichte.

Erste Verordnung und weitere Verordnungen

Ich gebe ihr ein Mittel als Einmalgabe in der C30. Ich sehe Nathalie erst drei Jahre später wieder. „Wie Sie sehen, geht es meiner Haut besser. Und ich habe weniger Beschwerden in den Beinen." Tatsächlich hat sich ihre Akne sehr deutlich gebessert. Ich hatte das Mittel (telefonisch, denn sie wohnt in der Provinz) während der letzten drei Jahre zweimal als C200 wiederholt. „Ich bin seit meinem Besuch bei Ihnen wirklich aufgeblüht, es geht mir besser, allerdings bin ich wirklich zu schnell erschöpft, was in meinem Alter nicht normal ist. Können Sie das verbessern? Vergessen Sie auch nicht, meine Akne weiter zu behandeln, die sich schon zu 80 % gebessert hat."

Angesichts des Ergebnisses entschließe ich mich, das Mittel in einer erneuten Gabe als C1000 weiter einzusetzen. Zwei Jahre später schreibt sie mir einen langen Brief, in dem sie mir mitteilt, dass sie jetzt „kaufmännisch" in einem Unternehmen tätig ist. Sie hat Auseinandersetzungen mit dem Direktor, droht zusammenzubrechen, leidet an Palpitationen, weint und braucht Hilfe. Bis zu diesem Zeitpunkt hatte sie durch das Mittel deutlich mehr an Kraft gewonnen gehabt und die Akne ist praktisch verschwunden. Ich wiederhole meine Verschreibung, diesmal in einer Gabe von C10.000.

Wenige Zeit später ruft Nathalie mich an: Es geht ihr sehr viel besser, „Es ist sogar unglaublich". Bei dieser Gelegenheit teilt sie mir mit, dass sie ein Jahr zuvor geheiratet hat, was ich nicht wusste, dass sie sich allerdings gerade dazu entschlossen hat, sich scheiden zu lassen. Sie ist erst 29 Jahre alt.

Neun Jahre vergehen und ich empfange sie im Februar 2005 wieder in meiner Sprechstunde. Sie hat nach acht Jahren der Trennung wieder ein gemeinsames Leben mit ihrem Ehemann aufgenommen. Sie haben sich wie am ersten Tag wieder gefunden. Sie zieht in die Cevennen um und lässt sich dort nach einer Ausbildung als Schmuckherstellerin nieder. Die

Jahre, die der Versöhnung mit ihrem Mann vorausgingen, waren unerträglich gewesen. Sie hat mit einem anderen Mann zusammengelebt, von dem sie gequält und geschlagen wurde. Nachdem sie lange versuchte sich zu wehren, ist sie schließlich geflohen und hat seit einigen Monaten bei ihrem früheren Mann Zuflucht gesucht, der sie herzlich aufgenommen hat.

Nathalie ist stark abgemagert, hat 13 Kilo Gewicht verloren. Da sie bereits von Natur aus schlank ist, ist sie nur noch ein Gerippe. Angesichts ihrer Größe schmerzt es, sie anzusehen. „Ich fühle mich in Gefahr. Alles in meinem Leben läuft besser, aber im Allgemeinen breche ich in dem Augenblick zusammen, wenn alles besser geht." Mir kommt kurz der Gedanke, sie schnell in ein Krankenhaus aufnehmen zu lassen. Sie leidet an einem Magengeschwür und einem weiteren Geschwür im Dickdarm. Sie fügt hinzu: „Mir ist alles über den Kopf gewachsen, ich bin überfordert und am Ende. Ich hatte in letzter Zeit mehrere Episoden mit hohem Fieber, begleitet von Anginen. Die Antibiotika, die mir mein Arzt verschrieben hat, haben bei mir derartige Bauchschmerzen ausgelöst, dass ich sie nicht bis zum Ende einnehmen konnte. Ich bin eiskalt und habe besonders ein Kältegefühl im Gesicht. Dennoch sagt mir mein Mann, es nicht zu spüren, wenn er mich berührt. Mein Kopf ist sicher dafür verantwortlich, aber ich habe den Eindruck, dass ich dabei bin, zu krepieren." Angesichts ihrer Magerkeit handelt es sich hier sicherlich nicht um ein psychisches Problem. Ich bin ausgesprochen beunruhigt. Im Sprechzimmer bewegt und verhält sie sich wie ein alter Mensch. Ihre Magenschmerzen bestehen seit zwei oder drei Jahren, die Geschwüre sind chronisch geworden und rezidivieren, nachdem sie die allopathischen Behandlungen durchgeführt hatte. Vor drei Jahren, als sie eine besonders schwere Zeit mit ihrem abnormen Gefährten erlebte, hat Nathalie, wie sie mir erzählt, eine derartige Schwächephase gehabt, dass sie ihr Testament verfasst hat! Sie schüttet mir ihr Herz über ihre unerträgliche Kindheit aus: Sie hatte einen paranoiden und manisch-depressiven Vater, der sie vergewaltigt hat, als sie klein war, vier Brüder und Schwestern, eine Mutter, die die Erstgeborene vorzog und sie weniger beachtete und dabei sagte: „Du ähnelst Deinem Vater".

„Ich weiß, dass mein Zustand dort seinen Ursprung hat. Es ist für mich schwer, all das zu verdauen, was ich erlebt habe. Und mit diesem abartigen Freund habe ich mich in der gleichen Situation wiedergefunden, das gleiche Leiden …" Glücklicherweise ist ihr ehemaliger Ehegatte ein sehr guter Mann, der sie prima unterstützt. Im Moment reicht das allerdings nicht aus, sie kann sich nicht davon befreien, ihre im Köper gespeicherten, unschönen Erfahrungen lassen sie glauben, dass es schwierig ist, das hinter sich zu lassen. Sie lebt in der Angst, dass es ihr nicht mehr gelingt, ein richtiges Leben zu führen. „Ich habe immer Angst vor dem Leben gehabt, ich habe immer Angst vor der Zukunft gehabt, und meine Vergangenheit klebt mir an den Fersen."

Weitere Verordnungen

Nachdem ich mir vorgenommen hatte, sie einige Tage später stationär aufnehmen zu lassen, sofern sich ihr Zustand nicht schnell bessern sollte, verschreibe ich ihr erneut das Mittel, das ich ihr neun Jahre früher gegeben habe, nämlich *Acidum phosphoricum*.

Zunächst eine Gabe als C30, dann als C200 drei Tage später (sie wird im kommenden Monat eine C10.000 erhalten).

Unter dieser Behandlung ersteht Nathalie gewissermaßen wieder auf. Innerhalb von drei Monaten nimmt sie etwa zwölf Kilo zu, gewinnt wieder eine ungeahnte Kraft und sieht, wie alle ihre Probleme nach und nach verschwinden (Fieber, Erschöpfung, Ulzera). Ihre geistige Verwirrung und ihre Sprachstörungen (die wieder stark aufgetreten waren) verflüchtigten sich wie durch Zauberei.

Fallanalyse

Wie bin ich bei der Behandlung vorgegangen?

Bei der ersten Konsultation 1991 habe ich mich auf eine klassische Repertorisation gestützt:

- Lacht im Schlaf
- Spricht hastig
- Hat eine schwache Stimme und diese wird noch schwächer, nachdem sie etwas gesprochen hat

- Starkes Verlangen nach frischen Speisen
- Krank infolge von anhaltendem Kummer
- Lange und schwer verständliche Rede (spricht langsam, spricht unverständlich)
- Fügen wir ein Symptom der darauffolgenden Sprechstunde hinzu: Kälte des Gesichts wie durch frischen Wind

Die Repertorisation und Analyse ergibt als erstes Mittel *Acidum phosphoricum* und danach *Causticum*. Wir werden sehen, dass sich die gesamte Persönlichkeit des Mittels bei dieser jungen Frau beobachten lässt.

Arzneimittelbild von Acidum phosphoricum

→ ***Acidum phosphoricum*** *ist ein vielschichtiges Mittel, das, wie alle Säuren, ein Mittel für die große Erschöpfung ist.*

Für die klinische Forschungsgruppe vom CLH (Centre Liégois d'Homéopathie) liegt das Hauptcharakteristikum des Mittels darin, dass der *Acidum-phosphoricum-Mensch* nicht mehr in der Lage ist, Abstand zu halten. Diese Kollegen stützen ihre Überlegungen auf dieses seltsame Symptom: Hört seine Uhr besser im Abstand von 30 Zentimeter als am Ohr. Der *Acidum-phosphoricum*-Mensch würde sich derart gegen den Baum pressen, dass der Wald nicht mehr gesehen wird. Er kann nicht mehr den Abstand wahren, der unbedingt notwenig ist. Klar ist auf jeden Fall, dass er genauso der Vergangenheit verhaftet ist wie der Zukunft.

Wie auch *Gelsemium* oder *Argentum nitricum* befindet sich *Acidum phosphoricum* in ständiger Erwartungsspannung. Es ist übrigens ein wichtiges Mittel bei Lampenfieber.

Acidum phosphoricum versetzt sich in die nahe oder weitere Zukunft und sieht voraus, welche Schwierigkeiten und Hindernisse auftreten können sowie die Menge der Dinge, die zu bewältigen sind. Da dies hart und intensiv sein wird, fühlt er sich von vornherein überfordert und erschöpft. Er möchte diese Zukunft sofort kennen. Und vielleicht ist es das, was ihn zu schnell wachsen, zu schnell altern lässt (seine Haare werden vorzeitig grau, seine Körperhaare fallen aus).

Acidum phosphoricum ist allerdings auch ein Mittel, das von seiner Vergangenheit heimgesucht wird – und dies in einer anderen Betonung wie *Capsicum* oder *Magnesium carbonicum*, die mehr dem Heimweh verhaftet sind. *Acidum phosphoricum* denkt unablässig an seine Vergangenheit, ganz besonders an seine Enttäuschungen, Entmutigungen, unglücklichen Ereignisse, an Liebeskummer und Traumata, deren er sich nicht entledigen kann. Er trägt, wenn ich so sagen darf, ein ganzes Bündel mit sich herum, er kann einfach nicht anders[66]. Die Wunden heilen nicht. Sein Leben haftet an ihm, er bleibt davon geprägt, kann sich davon nicht befreien, und im Lauf der Zeit und mit zunehmendem Alter hört dieses Gewicht der Vergangenheit nicht auf, ihn zu belasten.

Der Acidum-phosphoricum-Mensch kann nicht heiter in der Gegenwart leben, denn gleichzeitig ängstigt ihn die Zukunft und die Erinnerung an seine früheren Leiden steigt unaufhörlich in ihm auf. Er ist also gleichzeitig mit Schmerzen in der Vergangenheit und in der Zukunft, selten in einer friedlichen und angenehmen Gegenwart. Es kann sogar vorkommen, dass er über seinen augenblicklichen Zustand Trübsal bläst, ohne sich da herausholen zu können, ohne Distanz, voll und ganz davon beansprucht[67].

Wird ihm das Glück versagt bleiben? Hat er darauf keinen Anspruch? Ihm entgehen auf diese Weise sowohl die Liebe, die nur kurz vorbeikommt, als auch die Sicherheit einer Zukunft, mit der er hoffte, sich schützen zu können. Ihm bleiben auch die Antworten auf seine ihn beunruhigenden Fragen versagt. Abseits von seinem idealisierten Zuhause kann er nirgendwo Vertrauen finden.

66 Ich erinnere mich an eine Patientin, die einige Gaben dieses Mittels von einer Reihe von körperlichen und seelischen Leiden befreit haben, bei denen … 18 Jahre Psychoanalyse nicht zielführend waren.

67 Eine Anekdote von Dr. Jacques Prat, leidenschaftlicher Marathonläufer und scharfsinniger Homöopath, kommt mir in Erinnerung. Damals war Jacques bei einem Wettkampf dabei, nicht um selbst mitzulaufen, sondern um die Sportler medizinisch zu betreuen. Einer unter ihnen bricht plötzlich nach 30 Kilometern vor Erschöpfung zusammen. Er erklärt ihm, dass er nicht mehr kann, aber dass er weitermachen will und nicht einsieht, dass es sich nur um einen Wettbewerb handelt, der in seinen Augen eine völlig übertriebene Bedeutung gewonnen hat. Aufgrund dieses „falschen" Gefühls gibt ihm Jacques wie in einem Geniestreich *Acidum phosphoricum*. Zwei Minuten später steht der Läufer wieder auf und beendet achtbar den Wettbewerb, völlig wieder hergestellt!

Es kann bei *Acidum phosphoricum* soweit kommen, dass er in Gleichgültigkeit und Apathie versinkt. Es ergreift ihn dann die allergrößte Schwäche bis hin zur Lähmung. Wenn er krank ist, rutscht er im Bett nach unten, ohne dies aufhalten zu können. Alles kann bei ihm eine Quelle der Erschöpfung sein: Geistige, körperliche oder sexuelle Aktivitäten, Kummer, einfache Unterhaltungen, der Verlust lebenswichtiger Flüssigkeiten, Diarrhö, selbst normaler Stuhl, Husten, starkes Schwitzen, Mahlzeiten. Die Lebenskräfte verlassen ihn. (Beachten wir für den Vergleich mit anderen „Säuren", dass es bei *Acidum muriaticum, Picricum acidum* oder *Acidum carbolicum* noch schlimmer ist).

In der hier vorgestellten Geschichte muss eingestanden werden, dass die Vergangenheit schrecklich war, was nicht zwangsläufig bei allen *Acidum-phosphoricum-Menschen* der Fall sein muss. Selbst wenn die Vergangenheit viel leichter verläuft, wird sie als schlimm empfunden, sodass sich diese Patienten häufig als Helden fühlen, als ob die einfache Tatsache, zu leben, an sich schon eine hervorragende Leistung wäre. *Acidum-phosphoricum*-Menschen zeigen sich nicht immer in dieser anhaltenden Mattigkeit und Schwäche, denn nicht alle sind depressiv. Gemein ist ihnen jedoch, dass sie sich selbst haben tragen müssen, dass sie in die Zukunft projizieren und unfähig sind, die schmerzhaften Erlebnisse abzuschütteln, auch wenn es noch so notwendig wäre.

DIE NOSTALGIE IST DAS GLÜCK, TRAURIG ZU SEIN.

Victor Hugo

32 Der Urmakel

Ein gut aussehender Mann mit seinen 1,90 m und einer lässigen Körperhaltung. Die nach hinten gekämmten Haare sind spärlich, die Gesichtszüge sind etwas schlaff und er macht auf mich sofort den Eindruck, trotz seines relativ jungen Alters – 50 Jahre – sein Leben gelebt zu haben und nichts Besonderes mehr zu erwarten.

Wir haben Februar 1995, der Regen draußen ist eisig, der Tag stellt sich kaum ein, es ist 8.30 Uhr morgens.

Anamnese

Pierre sucht mich wegen unaufhörlicher Sinusitiden auf, die durch eine Operation des Nasengangs mit Polypektomie jedoch nicht gebessert wurden. Das Ganze ist sehr beeinträchtigend: Er putzt sich die Nase, er spuckt aus, er ist ständig verstopft. Sein Allgemeinzustand ist dadurch beeinträchtigt, die Müdigkeit hört nicht auf, Kopfschmerzanfälle folgen besonders bei Kälte, manchmal befällt ihn Fieber.

Es ist eine alte Geschichte: Schon als Kind litt er unter chronischen HNO-Beschwerden. Das Alter hat nichts wieder in Ordnung gebracht. Gleichzeitig leidet Pierre unter einem Ekzem der Kopfhaut, das ebenfalls lange besteht und je nach Stadium unterschiedlich ist. Gibt es eine Verbindung zu seinem gastroösophagealen Reflux, der ihn nachts husten lässt, und seiner ewigen Magenübersäuerung? Oder wird diese durch seine Angst und seine Nervosität hervorgerufen?

Pierre sucht mich bereitwillig auf, „nur, um etwas zu machen", aber ohne daran zu sehr zu glauben. Wie es ziemlich häufig bei Männern vorkommt, hat nicht er den Besuch der Sprechstunde in die Wege geleitet: „Es ist meine Frau, die eine Freundin hat, die Sie kennt und die gesagt hat ..." Ob er fröstelt, ob er durch die Wetterlage beeinflusst wird, sei es durch feuchtes Wetter, durch Luftzug, Jahreszeiten, Luftverschmutzung, Seeluft, ob er gut verdaut, ob er Durst hat, ob er gut schläft, ob er träumt, sind in Kurzform die Fragen, die ich Pierre stelle. Doch er kann die Fragen nicht wirklich beantworten oder seine Antworten sind unergiebig, ausweichend und spiegeln sein Desinteresse wider. Ja, vielleicht, sicherlich … „Meine Frau könnte Ihnen besser antworten als ich." Die Sprechstunde verläuft sehr höflich, manchmal kommt ein leichter britischer Humor durch, aber wie auch immer die gestellte Frage lautet, die Antwort ist nicht wirklich klar. Das Sprechen scheint Pierre offensichtlich zu ermüden. Dennoch muss ich noch etwas herausfinden. Ein einziges Zeichen scheint mir von Interesse zu sein: Er schwitzt, sobald er seiner intellektuellen Arbeit nachgeht, sich auf etwas konzentriert oder wenn er sich Sorgen macht. Nachdem ich alle Themen der gewöhnlichen Befragung erschöpfend durchgegangen und kaum weitergekommen bin, lasse ich ihn frei über sein Leben sprechen, in der Hoffnung, einige interessantere Informationen sammeln zu können.

Pierre ist ein hoher Beamter im Industrieministerium – er hat diese Stellung zwar noch nicht auf dem Papier – übt sie jedoch praktisch und verantwortlich aus. Aber im Gegensatz zu seinem Bruder ist er an der Polytechnischen Hochschule gescheitert. (Und ich spüre, wie sich hinter seinem gleichgültigen Lächeln ein Anflug von Groll zeigt.) „Ich bin weder angriffslustig noch kämpferisch genug." Das spürt man selbst am Ton seiner Stimme: Er spricht leise, wie zu sich selbst, ich muss die Ohren spitzen.

„Ich bin eher ein Intellektueller, ich interessiere mich für viele Dinge, aber als Laie." Hinter dem Schein seiner sozialen Position ahne ich, dass dieser Mann im Grunde keinerlei Selbstvertrauen hat. „Jedenfalls bin ich jemand, der Haarspalterei betreibt. Außerdem bringt mich die geringste Aufregung außerordentlich stark durcheinander. Und dann, wissen Sie, mit meiner Abstammung (er kommt aus Armenien), ist nichts jemals sicher. Man wird endgültig paranoid."

Und er spricht mit mir über Konflikte auf der Welt, Attentate, Rassismus, den Krieg im Mittleren Osten. Alles beunruhigt ihn. Er redet mit mir auch über seine Familie, über seine beiden Töchter, über seine Ehefrau. Er stellt sich vor, dass sie während seiner Abwesenheit durch einen Brand im Mietshaus umkommen könnte. Er sieht sich mit einer Steuernachzahlung konfrontiert. Pierre sieht nur Negatives voraus, selbst die verspätete Ankunft des Taxis, das ihn für eine Geschäftsreise zum Flughafen fahren soll (er konnte deshalb am Vorabend nicht einschlafen). Er befindet sich ständig in der Vorausschau. Jede Störung bringt sein Gleichgewicht durcheinander und „bringt ihn ins Schwimmen": Ein kleines finanzielles Problem, ein kaputte Waschmaschine oder die nicht funktionierende Internet-Verbindung.

„Es ist eine wirkliche Schwäche, ich bin unfähig, etwas, sei es was auch immer, in der Gegenwart wertzuschätzen. Obwohl man sich nicht 100-prozentig schützen kann, ziehe ich es vor, damit zu rechnen, dass sich ein Drama ereignen könnte, als dieses direkt erleben zu müssen. Wenn ich nach Hause komme, rechne ich damit, dass man mir eine Katastrophe mitteilt, dass meine Frau bei einem Autounfall getötet wurde … Das verhindert, dass ich davon überrumpelt werden kann. Ich sehe selbst kleinere Sorgen voraus, zum Beispiel, dass ich mir in den Ferien ein Bein breche und …" Ist Pierre ein Perfektionist? Nicht wirklich. Im übrigen ist sein Denken eher synthetisch als analytisch orientiert. „Ich bin für die Regel der 80 %[68]. Ich verabscheue die Vollständigkeit. Andererseits wende ich die Prinzipien der Weitschweifigkeit und Langsamkeit an, das heißt, ich überprüfe die Dinge systematisch und lege mir von wichtigen Papieren Duplikate, beziehungsweise Kopien an. Ich brauche einen Notanker."

„Ich bin mir einer Sache niemals sicher. Ich pflege die Philosophie des Zweifels, ich habe einen geschärften Sinn für die Relativität der Dinge. Ich bin überhaupt nicht davon überzeugt, dass es, auf welchem Gebiet auch immer, die Wahrheit gibt. Schwarz und Weiß existieren nicht. Man hält mich für völlig pessimistisch."

„Ihre Kindheit?" „Man hat mich immer als minderwertig behandelt, ich lebe also weiter in einer Position der ewigen Rechtfertigung. Ich war bei den Aufnahmeprüfungen zu den „Grandes Ecoles" nicht erfolgreich … (es gibt Scham bei diesem Mann). Darüber hinaus habe ich ein Kind, das an Dyslexie leidet, und ich selbst leide auch darunter, obwohl ich diese Sache gerne verbergen will. Ich will etwas sagen und sage etwas anderes, ich entstelle einen Namen, ich lebe in der Annäherung und in einer ständigen Unbestimmtheit."

68 80-zu-20-Regel, Pareto-Effekt.

„Und Ihre sozialen Kontakte?" „Mein Skeptizismus, der mir eigen ist, entfernt mich erheblich von der Welt. Ich bin kein Witzbold." Die Sprechstunde endet. Wir scheinen alle Themen besprochen zu haben. Ich muss verschreiben.

Erste Verordnung und weitere Verordnungen

Die von mir gemachte Repertorisation befriedigt mich nur zur Hälfte. Aber unter den ausgewählten Mitteln spricht mich eines in seiner „Stimmung" besonders an: *Psorinum*, das er als C200 verordnet bekommt.

Mit dem nächsten Termin weiß ich, dass die Verschreibung erfolgreich war. Nach zwei Wochen mit unaufhörlichem Naseputzen, Niesen und produktivem Husten ist die Verbesserung offensichtlich. Eine weitere Gabe drei Monate später als C1000 lassen den Reflux und die Magenübersäuerung sozusagen verschwinden. Die Sinusitis klingt endgültig ab. Eine Gabe jährlich genügt, um Pierre in einen Zustand völliger Gesundheit zu versetzen.

Was seinen Charakter betrifft, sagt Pierre mir schließlich eines Tages über sich selbst, dass er besser lebt, dass er weniger ängstlich und negativ eingestellt ist, dass „sein Leben sich gewaltig erleichtert hat".

14 Jahre später geht es ihm gut und er ist allgemein ausgeglichen. Ist es ein Zufall, dass er jetzt, wie immer im Frühling, wieder zu mir kommt?

Arzneimittelbild von Psorinum

→ *Mit diesem Mittel werden in allerhöchstem Maß folgende Gefühle in Verbindung gebracht: Furcht und Angst, Gewissensnöte, ängstliche Erwartungsspannung, Verzweiflung, Traurigkeit und Verlassenheit. Es ist, wenn ich sagen darf, kein leicht einzuschätzendes Mittel.*

Der „*Psorinum*"-Mensch findet in diesem Mittel, dessen Herkunft wenig rühmlich ist, den Zustand der Ähnlichkeit. Es ist demnach nicht überraschend, dass er manchmal zur Selbstironie greift! Er lässt mich an Coleman Silk denken, den Helden aus dem Roman von Philip Roth, „*Der menschliche*

Makel". Auf ihm lasten die Stigmata einer undenkbaren und schändlichen Unreinheit, der Stempel einer unermesslichen Kränkung. Er kann dem nicht entrinnen und sieht sich verpflichtet, damit zu leben und dagegen anzukämpfen – durch das Bedürfnis, sich zu waschen, körperlich und in sittlicher Hinsicht sauber zu sein. Einmal berührt, kann man sich ihm nicht mehr entledigen.

Wichtig wäre, sich überhaupt nicht damit zu identifizieren und mit der Entfernung zu den Dingen, durch den Rückzug ohne Bitterkeit, sich davon nach und nach zu befreien. Es gibt und es wird immer diesen nicht zu entfernenden Makel geben, den es besser zu verstecken gilt, über den man sich hinwegsetzen muss, über den man philosophieren muss. Heimgesucht von Angstgefühlen, die hochkommen, sobald die möglichen Freuden des Lebens erreichbar sind, bleibt seine einzige Zuflucht, Skepsis und Pessimismus grundsätzlich als Lebensprinzip zu kultivieren. In ihrer Verbindung sieht er den richtigen Ansatz. Eine wahre Philosophie könnte sein: Die Fragen des „wozu gut", die Relativität aller Dinge, der Zweifel als Triebfeder des Denkens. Eine Art und Weise, nichts zu erwarten, während man alles erhofft.

DAS SICHERSTE IST FOLGLICH, SICH ÜBER NICHTS SICHER ZU SEIN

Voltaire

33 Ich bewege mich, also bin ich

Wir befinden uns im Jahr 1994. Der Mann ist sympathisch. Er ist 49 Jahre alt und verfügt über alle Merkmale eines erfolgreichen leitenden Angestellten: Er hat den Nadelstreifenanzug, den kleinen Schnurrbart, die Selbstsicherheit, eine gewisse Strenge in seinem Auftreten. Sein Leben ist bis ins Kleinste eingeteilt zwischen Beruf und Familie, zwischen seinem Vorgesetzten, seiner Frau und seinem einzigen Sohn, den er vergöttert und der ihm viele Probleme bereitet. Er ist Ingenieur und führt seine Arbeit mit ziemlicher Leidenschaft aus.

Er kommt zu mir wegen seiner Beschwerden infolge einer chronischen Prostatitis, die seit 1991 besteht. Es handelt sich tatsächlich um einen rezidivierenden Abszess der Prostata, der zum wiederholten Male antibiotisch behandelt wurde. Die Blutsenkungsgeschwindigkeit bleibt mit 30/65 ständig erhöht, zusätzlich zu den akuten Beschwerden fühlt er sich trotz antientzündlicher Behandlung sehr unbehaglich. Er muss darauf achten, viel zu trinken, nicht zu sauer zu essen. Er sollte es vermeiden, zu lange zu sitzen und stattdessen kurz und achtsam sitzen.

In seiner Krankenvorgeschichte findet man eine Amöbenruhr 1975, von der vorübergehende, aber häufige Diarrhöen geblieben sind. In jedem Winter erkrankt er einmal oder zweimal an Bronchitis, was schon immer so war.

Die Sprechstunde läuft etwas oberflächlich ab, denn außer seiner Prostata fällt ihm nichts besonderes ein, das er mir mitteilen könnte. Er ist kälteempfindlich, muss den Hals immer bedeckt haben, um eine Erkältung zu vermeiden. Das Trinken von eisgekühlten Getränken oder das Essen von Kohl verursacht Diarrhö. Er hat die Tendenz, zu viel zu salzen, er isst gerne Eier und würde davon jeden Morgen essen, wenn er deren Konsum wegen des Cholesterins nicht beschränken müsste.

Er leidet seit zwei Jahren an Klaustrophobie, die nach einer Reise nach Ägypten aufgetreten ist, bei der er in die Kellergewölbe einer Pyramide gestiegen ist und sich durch die Menschenmenge eingeklemmt fühlte. Er träumt sogar davon, dass man ihn zwingt, in die Grabkammern herabzusteigen, wo er Leichen und Mumien sieht. Seit damals ist außerdem Höhenschwindel aufgetreten. Er ist ein sehr ängstlicher Mensch. Er macht sich Sorgen um seine Familie, um seinen Sohn und um seine Zukunft, obwohl er ein stabiles Beschäftigungsverhältnis hat und er in seiner Firma, in der er unentbehrlich geworden ist, sehr geschätzt wird. Er ist auch ein Pessimist. „Wenn ich nicht so aktiv wäre, würde ich meine Zeit damit verbringen, alles schwarz zu sehen." Diese ständige Unruhe macht ihn reizbar und jähzornig. Es „graust ihm vor allem, was unlogisch ist."

Er ist hyperaktiv: „Ich muss mich bewegen, ich kann nicht stundenlang vor meinem Bildschirm sitzen bleiben. Ich mache eine Fotokopie, die ich benötige, lieber selbst, als darauf zu warten, bis die Sekretärin sie macht. Ich gehe in das Büro des Direktors, um direkt mit ihm zu sprechen. Ich mache die Dinge anstelle der anderen, wenn sie nicht schnell genug sind. Am Wochenende höre ich nicht damit auf. Ich arbeite sehr strukturiert und methodisch, ich verabscheue Situationen, die mir entgleiten. Ich plane somit alles im voraus. Anfangs war ich Landvermesser, Sie werden verstehen, warum ich gewissenhaft und perfektionistisch bin! Meine Frau sagt mir, dass ich mich gebessert habe, aber ich war offensichtlich manisch."

Er gehört zu diesen tadellosen Männern mit kleinem Schnurrbart oder mit Vollbart, deren Leben sich ohne irgendeinen Hauch von Fantasie abspielt.

Zur Erkrankungen der Prostata erläutert er: „Die schmerzhaften Beschwerden zwingen mich dazu, aufzustehen, nicht lange sitzen zu bleiben, ich muss mich bewegen und das Schlimmste ist, mich hinzulegen. Die Nächte sind lang und werden durch das Erwachen zum Wasserlassen unterbrochen. Bei Sitzungen habe ich sehr störenden Harndrang, der am Hinterteil Schmerzen auslöst."

Erste Verordnung

Arsenicum album wird diesen Patienten von seiner Klaustrophobie befreien, seine Angst mindern und, sicherlich weil er weniger daran denkt, leicht seine Prostatabeschwerden bessern. Ich sehe ihn erst ein Jahr später wieder. Entgegen aller Erwartungen ist er aufgrund von Restrukturierungsmaßnahmen entlassen worden. Er reagiert auf die Angst – zum Glück für ihn – durch Aktivität und er hat sich entschlossen, sich als Berater selbstständig zu machen. Er schläft nicht mehr, wacht um ein Uhr morgens mit Magenschmerzen auf und denkt an alle seine Probleme. Die Prostatabeschwerden bestehen immer noch.

Zweimal jährlich muss eine Antibiose wiederholt werden. *Arsenicum album* wird erneut verschrieben und führt weiterhin zu einer Besserung. Im folgenden Jahr kommt er mit starken Rückenschmerzen wieder zu mir. Er wacht auf, steif wie ein Stock, und er ist bei bestimmten Bewegungen, wie Treppensteigen oder Aussteigen aus dem Auto, sehr eingeschränkt. Die Schmerzen bessern sich im Laufe des Tages, wie es bei dieser Art rheumatischer Beschwerden häufig ist.

Immer weniger von meinem Vorgehen überzeugt (das Prostataproblem bleibt vorhanden), ohne neue Eingebung, verschreibe ich erneut *Arsencium album* in einer anderen Potenz. „Das wirkt nicht mehr", sagt mir der Patient zwei Monate später. Es war also nur ein gutes Simile!

Indem ich mir noch einmal den gesamten Fall vor Augen führe, verschreibe ich ein anderes Mittel als C200, indem ich genauer die Modalitäten seiner Prostatabeschwerden berücksichtige. Nach Ablauf von sechs Monaten: „Dieses Mittel ist wunderbar, sowohl für meinen Rücken als auch für meinen Allgemeinzustand gewesen. Selbst meine Prostata hat sich stark gebessert. Ich komme wieder, denn ich leide seit drei Wochen an einer Art Harnblasenentzündung, trotz einer langen antibiotischen und antientzündlichen Behandlung." Eine Gabe desselben Mittels als C1000 lässt die Erkrankung innerhalb von drei Tagen abklingen.

Neun Monate später: „Ich fühle mich wohl, meine Prostata scheint völlig geheilt, ich denke gar nicht mehr daran, aber ich komme zur Vorsorge. Ich bin überarbeitet. Und dann werde ich reizbar, unruhig und ich kratze mich überall! Meine Frau findet mich unerträglich. Dieser Juckreiz überfällt mich jedes Mal, wenn mich die Probleme bei der Arbeit überwältigen, vor allem abends oder nachts. Ich bin selbstständiger Berater geworden, aber ich arbeite fast ausschließlich für eine Firma. Eigentlich ist es so, als ob ich noch Angestellter wäre. Ich arbeite an einem sehr schwierigen

Projekt, der derzeitige Arbeitsrhythmus ist höllisch, aber ich bin zum Erfolg entschlossen. Selbst nachts träume ich davon." Ich verschreibe erneut dieses Mittel, diesmal als C10.000, und es folgt danach eine erhebliche allgemeine Verbesserung, der Juckreiz verschwindet.

Im Jahr 2000 geht es ihm gut. Er ist immer noch durch seine Arbeit gestresst. Episoden mit interkostalen Schmerzen haben ihn stark beunruhigt. Das Ergebnis einer kardiovaskulären Untersuchung war negativ. Aber seine Schmerzen ahmen eine richtige Angina pectoris nach. Sein Cholesterinspiegel ist sehr hoch. Eine erneute Gabe des Mittels als C10.000.

Ich sehe ihn 2002 wegen einer neu aufgetretenen Zystitis mit leichter Hämaturie wieder. Hier hat erneut die allopathische Behandlung ihr Ziel nicht erreicht. „Ich habe den Eindruck," sagt er, „dass die Ursache eine Erkältung ist, die ich mir bei einem Aufenthalt auf dem Land in einem unbeheizten Haus zugezogen habe, das Wetter war kalt und feucht." „Und Ihr Rücken hat es ausgehalten?" „Ja, mein Rücken hat widerstanden, aber bei mir beginnen Schmerzen in den kleinen Gelenken, an Händen und Füßen." Es bestätigt sich also seine Veranlagung zu rheumatischen Erkrankungen. Eine Gabe des Mittels als C1000. Die Gattin, die in die Sprechstunde mitgekommen ist, unterrichtet mich über ihr Eheleben: Alles ist völlig zu seiner gewohnten Ordnung zurückgekehrt.

Im Dezember 2004 konsultiert er mich wegen eine Kniearthrose. Er ist endlich im Ruhestand und erfreut darüber, denn, immer noch genauso aktiv, hat er so die Möglichkeit, tausend Dinge zu machen und zum Beispiel sein Haus und das seiner Schwiegermutter zu reparieren, sich um drei Vereine zu kümmern. Seine Frau beschwert sich darüber, ihn nicht öfter als vorher zu sehen. „Das ist", sagt er mir humorvoll, „die beste Art für ein Paar, sich nach dem Eintritt des Ruhestands gut zu vertragen", was nicht falsch ist. Sein Knie ist sehr schmerzhaft und er hinkt seit Monaten. Die Röntgenaufnahmen zeigen einen arthrotischen Umbau mit Erosionen und Osteophyten auf der femorotibialen und patellaren Ebene. Der Rheumatologe zieht in absehbarer Zeit einen chirurgischen Eingriff in Betracht. Ich verschreibe erneut dasselbe Mittel als C1000.

Eine weitere Konsultation nach Ablauf von sechs Monaten: „Doktor, bei mir ist ein Wunder passiert. Es wird Sie sicher interessieren, was ich Ihnen jetzt erzähle. Eines Abends habe ich das Mittel genommen. Morgens beim Aufstehen habe ich ein starkes Knacken in meinem Knie gehört. Meine Frau und ich waren sehr unruhig, aber fünf Minuten später hatte ich keine Schmerzen mehr, und ich habe seitdem keine Schmerzen mehr gehabt."

➔ *Es ist mehr als wahrscheinlich, dass seine Gelenkoberflächen nicht geheilt sind, aber durch die homöopathische Behandlung konnte sich sein Körper auf eine erstaunliche Weise seinem Defizit anpassen. Dies ist längst nicht meine einzige Beobachtung dieser Art: Wenn man ein gewisses funktionelles Gleichgewicht wiederherstellt, verfügt der Organismus über sehr erstaunliche Fähigkeiten, seine Funktionen wiederzuerlangen (ich habe es ebenfalls in bestimmten Fällen von Bandscheibenvorfall bemerkt). Ich habe ihm selbstverständlich dazu geraten, sein Gelenk nicht zu stark zu belasten.*

Einige Tage nach Einnahme der Dosis ist bei dem Patienten wieder eine schmerzhafte Harnblasenentzündung für die Dauer von fast einer Woche aufgetreten, die einherging mit einer sehr spärlichen Harnentleerung. „Ich habe Tropfen für Tropfen Wasser gelassen, das tat sehr weh. Ich habe ein Antibiotikum eingenommen, das nichts bewirkt hat. Es ist schließlich von selbst vorbeigegangen." Es handelte sich natürlich um eine durch das Mittel ausgelöste „Verschlimmerung", das heißt, um eine vorübergehende Wiederbelebung eines alten Symptoms, was immer ein gutes Zeichen ist.

Ende 2005. Eine erneute Prostataerkrankung spricht sehr schnell auf eine Gabe des Mittels als C200 an, ohne eine antibiotische Behandlung durchführen zu müssen und ohne dass die geringsten Beschwerden in der Folgezeit aufgetreten sind. Scheinbar gibt es einen Zusammenhang zwischen dem Auftreten der Prostatitis und Sorgen um seinen Sohn. Er stammt aus einer Bauernfamilie, für die eine Weitergabe von Traditionen und des Familiennamens etwas Wichtiges ist. Er vergöttert seinen einzigen Sohn und wäre gerne Großvater! Nun leidet dieser seit Jahren an einer Sozialneurose und ist von der Vorstellung besessen, eine Missbildung des Kieferknochens zu haben, während er nicht im Entferntesten eine Prognathie hat. Seine Schulzeit wurde deshalb durch sein Fernbleiben vom

Unterricht belastet (außerhalb seines Zuhauses will er nicht auffallen!) und er hat nicht studieren können. Er wird durch ein psychiatrisches Netzwerk betreut, er arbeitet nicht und hat es immer abgelehnt, einen Versuch mit der Homöopathie zu machen[69].

→ *Wie ich es manchmal mache, um einen Fall erfolgreich abschließen zu können, verschreibe ich einige Monate später erneut das Mittel zur Prävention, ohne besondere Symptomatologie, denn es geht ihm offensichtlich in jeder Hinsicht gut.*

Es kommt selten vor, dass ich nur aufgrund des psychischen Erscheinungsbilds des Patienten verschreibe. (In einer bestimmten Zeit lief die Homöopathie Gefahr, in diese Richtung abzugleiten, als sie die Ähnlichkeitsregel zwischen den physischen und den psychischen Symptomen eines Individuums und jenen eines Mittels vergaß). Meine Verschreibung gründet demnach fast immer auf mindestens ein oder zwei ausgesuchten körperlichen Symptomen, die im Repertorium zu finden sind.

Arzneimittelbild von Rhus toxicodendron

In dem vorliegenden Fall bin ich sehr minimalistisch vorgegangen. Und als ich nach dem Mittelstudium auf *Rhus toxicodendron* traf, ist mir das Mittel zur Gewissheit geworden[70].

69 Leider, denn ein gut passendes Mittel kann sich in solchen Fällen als sehr heilsam erweisen. Mit 35 Jahren hat er noch nie eine Freundin gehabt und lebt sozusagen völlig zurückgezogen bei seinen Eltern. Die Nachkommenschaft ist ziemlich gefährdet.

70 Als ich den Fall bei einer Zusammenkunft vortrug, haben mir einige Kollegen ***Sarsaparilla*** wegen des Gedankens an die Weitergabe des Erbguts vorgeschlagen. Vermeiden wir jede semantische Abweichung: Der Patient hat von der Weitergabe des Familiennamens, der Familientradition gesprochen, und nicht vom Erbgut. Dann müssen bei dieser Gelegenheit einige theoretische Begriffe in Erinnerung gerufen werden. Es genügte nicht, dass der Patient ein ins Auge springendes Geist- und Gemütssymptom präsentiert, auf das wir uns für die Verschreibung stürzen können. Das ist die beste Art, mit seiner Verschreibung zu scheitern. Jeder Mensch bringt zahlreiche existenzielle Themen zum Ausdruck und es lässt sich selten leicht erkennen, welches das zentrale Thema ist, aus dem heraus alle anderen erklärt werden können, und welches das vorgeschaltete und welches das nachgelagerte Thema ist. Meist, und nicht nur bei den gelösten Fällen, erfassen wir Persönlichkeit erst dann richtig, wenn wir über das eingesetzte Mittel nachdenken. Es ist ausnahmslos vorzuziehen, sich zunächst auf die objektiven, wenn möglich sonderbaren Symptome zu stützen, die im

Ich bin von kleinen Symptomen, relativ breit gestreuten, aber sehr anschaulichen Symptomen ausgegangen, wenn man die Thematik der Bewegung bedenkt, die beim Patienten von zentraler Bedeutung ist:

- Schmerzen in der Prostata beim Sitzen
- Schmerz gebessert bei Bewegung
- Schmerz in der Prostata mit Harndrang

→ *Ohne auf die gesamte Materia medica des Mittels eingehen zu wollen, rufen wir uns daraus einige Charakteristika ins Gedächtnis zurück: Die Verschlimmerung durch Kälte, Feuchtigkeit, die Besserung durch Wärme und fortgesetzte Bewegung und die Verschlimmerung zu Beginn der Bewegung.*

Was die Rheumaerkrankungen betrifft, sind ihre Besonderheiten wenig von Bedeutung, da es sich meist um pathognomonische Symptome handelt. *Rhus toxicodendron* hat nicht unbedingt eine heilende Wirkung bei vielen Rheumaerkrankungen, es sei denn, es ist das Simillimum des Patienten. Hingegen gewinnen seine Charakteristika, und insbesondere die Besserung durch Bewegung, bei anderen Erkrankungen, bei denen Bewegung nicht von vornherein das folgerichtigste Verhalten ist, an Wert. In dem vorliegenden Fall erforderte die Entzündung der Prostata eher die Unbeweglichkeit.

Lassen Sie uns einige interessante Einzelheiten aus dem Arzneimittelbild aufführen. Zum Beispiel die Träume über das Herumstrolchen (in den Feldern ...), die Träume von großen Anstrengungen (Rudern, Schwimmen, Laufen im tiefen Schnee, hart arbeiten ...) Oder auch die große Unruhe bei Fieber, während der Angst oder im Schlaf. Dabei handelt es sich eher um eine notwendige Bewegung als um reine Unruhe. Im Vergleich zu einem *Iodum-Patienten* zum Beispiel ist der Unterschied offensichtlich.

Repertorium zu finden sind, um seine Verschreibung abzusichern. Wenn eine gewisse Anzahl von Mitteln infrage kommen, können wir dann eines von ihnen vorziehen, dessen Thematik mit dem Erleben des Patienten übereinstimmt.

Ich erinnere mich in diesem Zusammenhang an eine junge Kellnerin, die in einem Restaurant neben meiner Praxis arbeitete. Sie hielt keine Sekunde inne, man sah sie buchstäblich zwischen den Tischen hin- und herfliegen und dabei im Übrigen sehr leistungsfähig bleibend. Eines Tages läutet sie wegen einer schweren Angina an meiner Tür. Ich wagte nicht, ihr Hilfe zu verweigern, konnte sie nur schnell zwischen zwei Patienten empfangen und befand mich in der unangenehmen Situation, innerhalb einiger Minuten jemanden zu behandeln, den man überhaupt nicht kennt. Umso mehr, als sie unfähig war, auf meine Fragen zu antworten, da sie nichts über Homöopathie wusste. Sie versicherte mir, dass ihre Arbeitgeberin an der Erkrankung schuld sei, die sie Überstunden mit voller Wucht machen ließ, obwohl sie ein Baby hatte. Im Zusammenhang mit der Überarbeitung und aufgrund ihres im Restaurant beobachteten Verhaltens habe ich ihr also *Iodum* gegeben. Zwei Stunden später nahm sie ihre Arbeit wieder auf. Diese Geschichte hat mein Ansehen im Viertel erheblich gesteigert.

Aber kommen wir auf *Rhus toxicodendron* zurück. Er hat das Bedürfnis, sich ständig zu bewegen, das ist wahr, aber er ist dabei weder wirklich schnell noch fiebrig. Er befindet sich vielmehr in einer Art ständiger, notwendiger Bewegung. Er kann anhalten, doch das wird schnell unbequem, und die Wiederaufnahme der Bewegung ist noch schlimmer. Nur das kontinuierliche Fortführen der Bewegung ist für ihn zuträglich, wobei dies nicht anstrengend ist. Es ist nicht wie bei *Sepia* die Beschäftigung an sich, die ihm wohltut, sondern nur die Bewegung, die körperliche Aktivität. Wenn er in der Sprechstunde vor Ihnen sitzt, werden Sie überdies bemerken werden, dass er sehr häufig auf dem Stuhl den stützenden Punkt wechselt und die Arme, die Hände und die Muskeln seines Gesichts bewegt, das häufig sehr ausdrucksstark ist.

➔ *Man könnte von* ***Rhus toxicodendron*** *sagen: Die Bewegung ist das Leben, die fehlende Bewegung ist der Tod.*

Wir kennen seine Angst: Es gibt in ihm das Unbewusste, das ihm Angst macht. Es ist nicht der Gedanke an den Tod, der ihm keine Ruhe lässt, denn um all das weiß er nicht, er hat Angst vor der Unbeweglichkeit, die mit dem Tod einhergeht. Der Tod, der durch die Kälte und die Feuchtigkeit der Erde repräsentiert wird. Das Fröstelnde, das ihn auszeichnet, betrifft verschiedene Bereiche: *Rhus toxicodendron* fröstelt es vor dem Leben, er ist voller Angst, er hat Hemmungen, ist abergläubisch, eher Einzelgänger; er ist schüchtern ... nachts (!), das heißt, wenn das Leben offensichtlich unterbrochen wird; er ist traurig ... zuhause, wo das Leben erstarrt und gebessert beim Spazierengehen draußen.

Es ist vor allem notwendig, dass die Welt um ihn herum in Bewegung bleibt. Er macht sich Sorgen um seine Kinder und um seine Familie, aber nicht um diejenigen, die nicht zu seinem ausgewählten Kreis gehören.

Er weint und weiß nicht warum ...

34 Auch der heilige Ignaz hätte Mühe

Haben Sie jemals einen kleinen, verlorenen Spatz am Bordstein eines Gehwegs gefunden? Derart erschien mir flüchtig das junge Mädchen zu sein, das sich eines Morgens im Sommer 1995 auf den Sessel in meinem Sprechzimmer setzt.

Trotz ihrer 35 Jahre würde man sie für ein Mädchen halten, das alles macht, um würdig und selbstsicher zu erscheinen. Ihr biegsamer schlanker Körper drückt jugendliche Sinnlichkeit aus. Houri, die aus dem Iran stammt, lebt, seit sie 18 Jahre alt ist, in Frankreich. Sie stammt aus einer dieser großbürgerlichen, frankophilen persischen Familien, die es zum Zeitpunkt der Revolution vorgezogen haben, ihre Kinder zum Studium ins Ausland zu schicken.

Houri ist also nach Paris gekommen und betrachtet Frankreich als ihr zweites Vaterland. Sie spricht perfekt Französisch. Ihre Eltern, betagt aber gesund, leben weiterhin in Teheran, sie ist die einzige in der Familie, die das Land verlassen hat. Da sich ihr Lebensgefährte im Endstadium einer Krebserkrankung befindet, geht es Houri sehr schlecht.

Anamnese

Sie besucht mich, damit ich ihr bei ihren Beschwerden helfe, aber auch, „weil sie es satt hat, unaufhörlich zu somatisieren“. Sie leidet an Schnupfen, Anginen, Rhinopharyngitiden, Fieberschüben und vor allem an Harnblasenentzündungen. Sie schläft schlecht, ihre Nächte sind sehr unruhig, sie strampelt mit den Beinen und gestikuliert während des Schlafes. „Ich bin von Natur aus fröhlich“, erzählt sie mir, „ich bin sogar, sagt man, ein Spaßvogel, aber im Augenblick hat die Traurigkeit die Oberhand gewonnen. Zu Beginn der Krankheit meines Freundes war ich sehr unglücklich wegen mir selbst, heute bin ich vor allem traurig wegen ihm.“

Hier ist ihre aktuelle Geschichte: Sie, eine kleine Journalistin, die für ein Zeilenhonorar arbeitet und schlecht bezahlt wird, hat sich vor drei

Jahren in einen Politiker verliebt. Dieser stellvertretende Bürgermeister, ein Junggeselle, hat sie sich als Geliebte genommen, allerdings ganz diskret, denn er wollte sich nicht mit ihr in der Öffentlichkeit zeigen, weil sie nicht repräsentativ genug war. Er hat bereits andere und glorreichere Liebschaften gehabt! Sie hat die Rolle einer Frau eingenommen, zu der man flüchtet, um einen Augenblick des Wohlbefindens zu haben, für eine gute Mahlzeit am Abend nach zu vielen Versammlungen, zu vielen Reisen. Sie war immer da, sie, die Diskrete.

„Ich fürchte die Kälte, in jeglicher Hinsicht. Ich habe nicht den Mut, mich zu behaupten, ich lasse Dinge eher über mich ergehen und mir ist klar geworden, dass ich bedingungslos ausgeliefert bin. Ich bin ein liebenswürdiger Mensch. Ich bin in einer Umgebung groß geworden, in der alles unausgesprochen blieb. Als Nachkömmling der Familie hatte ich immer das Gefühl, etwas ausgeschlossen zu sein, aber ich wollte dies meinen Eltern nicht vorwerfen, die trotz allem ziemlich gute Eltern waren. Als ich in Paris angekommen bin, hatte ich den Einwandererkomplex und hielt es, nachdem ich meine Diplome hatte, schon für hervorragend, dass man mir Arbeit gab, selbst einen kleinen Job, ohne mir jemals über meinen wahren Wert im Klaren zu sein."

Houri hat tatsächlich äußerst erfolgreich studiert und hätte eine weitaus wertschätzendere Arbeit als Journalistin verdient, aber man vertraut ihr immer nur „kleine Arbeiten" an. Angesichts ihrer wirklichen Fähigkeiten strebt sie eine Rundfunksendung bei einem guten Sender an. Obwohl sie sich dazu zwingen musste, hat sie sich getraut, ein Thema vorzuschlagen, das bei einer Sendeanstalt auf großes Interesse gestoßen ist. Sie, die ernst und fleißig ist, hat ihr Konzept gut präsentiert. Ihr Projekt ist originell und wegen ihres besonderen Profils fast konkurrenzlos, allerdings müsste Houri viel dreister sein, um von der Presse des gedruckten Wortes in die des gesprochenen Wortes zu wechseln.

Houri verfügt über die gegenteilige Fähigkeit: Sie kann sich vielen Gegebenheiten anpassen. Sie stellt sich schnell auf alles ein, selbst auf das, was ihr zuwiderläuft, sie wagt es nicht, dagegen anzugehen und verbringt die Nacht damit, über ihr Leid zu brüten. Deshalb hat sie auch dieser heimlichen Beziehung mit dem Mann zugestimmt, den sie liebt. „Ich bin der aufopferungsvolle Typ und viel zu sehr gefühlsbetont, selbst im beruflichen Bereich. Das ist ein großer Fehler."

Houri hat keine Verlustangst, aber sie bringt sich zu sehr ein, wenn sie vertraut (es ist kein Zufall, dass sie sich an einen „Überläufer" geklammert hat) oder aber sie wird nervös und angespannt und zieht sich auf sich selbst zurück – in beiden Fällen reagiert sie übertrieben: Sie wird Opfer des anderen oder lähmt sich. „Ich nehme die Dinge in mich auf, ich sage nichts, ich habe häufig ein blockiertes Zwerchfell, und das ist einer der Gründe, weshalb ich glaube, dass mein Projekt nicht erfolgreich sein wird. Ich bin völlig gelähmt, sobald es darum geht, in der Öffentlichkeit zu sprechen, ich habe einen Frosch im Hals, ich muss nach allen drei Worten schlucken, wenn ich ängstlich bin, und meine Rede wirkt dadurch abgehackt." Sie leidet tatsächlich unter Larynxspasmen. Ich beobachte es während der Sprechstunde, wie in einem besonders emotionalen Moment ihre Atmung beim Einatmen stillsteht. Ich muss einen Augenblick warten, damit sie wieder Atem holt und das Gespräch wieder aufnehmen kann.

„Vorher habe ich ständig geweint, ich kam vom Lachen ins Weinen. Heute weine ich nicht mehr, es geht einfach nicht mehr, ich kann nicht mehr weinen ..." Die Gefühle sind immer zu stark, ein Nichts bringt sie durcheinander. Ein Wort, der vorbeistreifende Wind ... „Innerhalb einer Sekunde verfalle ich von der allergrößten Freude in die tiefste Traurigkeit, wenn ich auf einen Gedanken, eine Modulation der Stimme, auf jedes von außen kommende Ereignis reagiere. Ich fühle mich schuldig für Nichtigkeiten, ich bin unaufhörlich mit meiner Selbstanalyse beschäftigt und werfe mir manche Handlung und manches unpassende Wort vor, denke darüber nach, was ich hätte tun oder sagen können. Ich lasse mir alles durch den Kopf gehen. Niemals störe ich die anderen, niemals dränge ich mich auf, ich verschwinde eher, ich schimpfe nicht, oder dann, wenn ich allein bin, in einem plötzlichen Ausbruch, der einen bitteren Geschmack im Mund zurücklässt."

„Ich habe die größte Mühe, nein zu sagen oder selbst zu wählen. Eine klare Entscheidung bei irgendeinem Anlass treffen zu müssen, sei er klein oder groß, macht mir Angst, vor allem, wenn es menschliche Beziehungen betrifft." Hätte sie wenigstens eine klare Meinung, aber sie bedenkt alle Konsequenzen ihres Standpunkts, damit sie dem anderen, nicht sich, ihre Wahl begreiflich macht. Sie kann zum Beispiel eine ganze Nacht damit verbringen und immer wieder durchgehen, dass sie einem Kollegen eine solche Antwort gegeben hat, die falsch interpretiert werden könnte, dass sie ihm Unrecht tut, ihn unglücklich macht.

Seit ihrer Kindheit hat Houri zwei Tics: Sie dreht ständig eine Haarsträhne, bis sie sie ausreißt, und sie reibt sich die Füße abends im Bett, um sich damit wehzutun. Während ich sie beobachte, bewegen sich zwei ihrer Finger unablässig gegeneinander. Offensichtlich ist sie ständig angespannt, verkrampft.

Auf der körperlichen Ebene gibt es an der Vulva zwei kleine, sogenannte potenziell kanzeröse Läsionen, die bereits einmal koaguliert wurden und die wieder aufgetreten sind, wie das manchmal[71] der Fall ist. Ihr wurde nun eine große Abtragung vorgeschlagen.

Erste Verordnung

Es ist der 5. Juli 1995 und Houri erhält das Mittel, das mir klar indiziert erscheint, als C200. Ihr Freund verstirbt Ende Juli. Houri kommt Anfang September wieder zu mir und bedankt sich: Das Mittel hat beträchtlich geholfen, die Situation durchzustehen. Sie ist sogar überrascht, dass Sie trotz ihrer tiefen Traurigkeit die Situation annehmen kann.

Schluchzer in ihrer Stimme verleiten mich dazu, ihr noch eine Dosis zu geben, diesmal als C10.000. Vier Monate später berichtet sie mir, sich sehr viel ausgeglichener zu fühlen, sie beginnt, ihre Trauerzeit zu beenden, versucht tapfer, ihr Leben wieder aufzubauen. Sie ist nicht krank gewesen und hat keine Blasenentzündung gehabt, was unglaublich ist. Eine der beiden Wucherungen ist verschwunden.

Ich verschreibe ihr dasselbe Mittel, in dessen Folge sie sich am übernächsten Tag eine „Erkältung" zuzieht. Sie ruft mich an: Sie klappert mit den Zähnen und hat die Heizung auf 30 °C eingestellt, sie ist völlig fertig.

71 Muss man in diesem Fall derart darauf bestehen? Ein Organismus drückt sein Ungleichgewicht durch das Auftreten von Symptomen aus; wenn diese künstlich unterdrückt werden, wird kein Problem gelöst: Entweder wiederholt der Körper unablässig sein Symptom oder er zeigt es an anderer Stelle und häufig als schwerere Erkrankung.

Ich versichere ihr, dass es sich um eine Reaktion auf das Mittel handeln muss und dass dies rasch verschwinden würde. Das Fieber geht tatsächlich im Lauf des Tages zurück und es dauert nicht lange, bis sie geheilt ist.

➔ *Es ist manchmal nützlich, dass der Organismus durch eine heftige und kurze Somatisierung das angesammelte Unglück zum Ausdruck bringt. Wie durch eine Katharsis.*

Im April 1996 ist die verbliebene präkanzeröse Läsion verschwunden (sie wird nicht mehr auftreten). Houri hat den Winter ohne Schwierigkeiten überstanden und bezeichnet sich als verwandelt. Sie hat damit begonnen, eine kleine Radiosendung von einer halben Stunde wöchentlich zu machen, und es läuft gut, ohne dass sie Panik bekommt oder Larynxspasmen auftreten. Es ist ganz offensichtlich, dass sie eine beachtliche mentale und emotionale Stabilität erlangt hat.

Ende 1996 sagt sie mir: „Ich kann das Leben in seiner ganzen Fülle leben. Ich bin einem Mann begegnet, in den ich mich sehr verliebt habe." Er will schon ein Kind haben, er hat es eilig (dieser Mann, der mich konsultieren wird, ist ein *Sulfuricum-acidum*-Mensch: Die Schnelligkeit, die Schnelligkeit, immer die Schnelligkeit). Houri hat nichts dagegen und führt diesbezüglich aus, dass sich ihre sexuelle Blockade –, die ich nicht erwähnt habe – aufgelöst hat.

Acht Monate später (Ende August 1997) kommt es zu einem Vorfall. Houri hat sich einer Psychoanalyse unterzogen und wollte in einer symbolischen Geste das Band zum entfernten, aber dennoch zu anwesenden Vater zerschneiden, mit dem die Beziehung immer schwierig und zu verschmelzend gewesen ist. Als sie seine Fotografie in die Hand nahm, hat sie diese mit der Schere in zwei Teile zerschnitten! Wenige Zeit später stürzt ihr Vater in Teheran auf der Treppe! Als sie die Nachricht davon erhält und sich schuldig fühlt, treten ziemlich eindrucksvolle heftige Beklemmungen und ein Larynxspasmus auf. Eine Gabe des Mittels als C10.000 richtet sie rasch wieder auf.

Die nachfolgende Zeit wird glücklich sein und es werden keine unangenehmen Dinge auftreten. Ich sehe Houri nach zwei Jahren wieder. Ein Kind ist geboren. Houri geht es sowohl körperlich als auch von der Stimmung her gut. Alle ihre gesundheitlichen Beschwerden sind verschwunden. Sie ist dabei, ihr Tätigkeitsfeld zu erweitern und gestaltet eine Radiosendung, die sie begeistert.

Arzneimittelbild von Ignatia amara

In den alten homöopathischen Materiae medicae stellt man *Ignatia amara* als ein Mittel bei Hysterie dar. Viele falsche Vorstellungen sind zu diesem Thema im Umlauf gewesen, da man sich bei der genauen Bedeutung des Begriffs täuschte. Dieser Gedanke der Hysterie bei *Ignatia* muss in der streng medizinischen Bedeutung der Hysterie verstanden werden. (Ich erinnere Sie an die berühmten Konversionshysterien aus der Zeit von Charcot, diesen wirklichen Lähmungen, die sich nicht infolge einer Läsion entwickelt haben, sondern psychosomatischer Natur waren und deshalb meist nur vorübergehend aufgetreten sind und die heute eher unter der Bezeichnung Hyperventilationssyndrom beschrieben werden.)

Ignatia ist nicht hysterisch im umgangssprachlichen Wortsinn. (Sicher, meine Patientin seufzte ein wenig, ich habe es nicht erwähnt ... es handelte sich um leise, diskrete Seufzer und nicht um geräuschvolle und theatralische Gesten, wie das Wort „hysterisch“ es anklingen lassen könnte). Die *Ignatia*-Persönlichkeit zeigt sich ziemlich zurückhaltend, sie ist häufig introvertiert, ruhig, manchmal schüchtern. Diese Haltung verdeckt eine Überempfindlichkeit, eine Hyperreaktivität gegenüber dem Nächsten und der Umwelt, begleitet von einer gewissen Sanftmut und Zurückhaltung. Der *Ignatia*-Mensch kann sich schlecht behaupten, vor allem als Kind und Jugendlicher, er gibt dem von außen kommenden Druck nach und traut sich nicht, seine Meinung und seine Persönlichkeit zu behaupten (oder dann nur im engen Familienkreis). Er kann Leid und sogar Beleidigungen ertragen, ohne sich zu beklagen, und wird manchmal ein wahrer Prügelknabe – das Kind in der Schule, der Erwachsene bei der Arbeit oder im Eheleben. Meine Patientin hatte sich in gewisser Weise in ein Opfer verwandelt und ertrug Dinge, denen sie niemals hätte zustimmen dürfen.

Einfache Vorwürfe können den *Ignatia*-Menschen völlig destabilisieren. Selten reagiert er mit heftigem Zorn wie *Chamomilla, Platina* oder

Colocynthis, aber er kommt manchmal arg ins Schwimmen (diese Situationen kommen häufig in Berufen vor, in denen es zahlreiche „kleine" Chefs gibt).

Eine starke Gemütsbewegung genügt Frau oder Herrn *Ignatia,* um sofort eine Erkrankung auszulösen: Angina, Husten, Asthmaanfall, Verstimmung, Fieber, Tendinitis, was weiß ich noch. Mehr als jeder andere ist *Ignatia* verletzlich. In den homöopathischen Repertorien (die in Form eines Index alle charakteristischen Symptome eines Mittel hervorheben) findet man häufig die Rubrik „Folge von ...", damit wird die Beziehung ausgedrückt, die zwischen einem Ereignis und dessen psychosomatischer Umsetzung besteht: Folge von Trauer, Folge von Verletzung der Selbstliebe, Folge von Zorn (im allgemeinen von nicht ausgedrücktem), Folge von Misserfolg, Folge von enttäuschter Liebe, schlechter Nachrichten. Dies kann sich zeigen durch Stimmungsschwankungen, Reizbarkeit, Nervosität, selten durch Wutanfälle, die dann begleitet werden von Beklemmung, Tränen, Seufzern, übertriebenem Lachen. Meist tritt ein Ausbruch nur im engen Familienkreis auf, der dann immer mit Schuldgefühlen einhergeht.

➔ ***Ignatia amara*** *zeigt nicht nur wechselnde und widersprüchliche Zustände, sondern besteht aus vielen Paradoxa und Abweichungen sowohl auf der physischen als auch auf der psychischen Ebene. So werden beispielsweise die rasenden Zahnschmerzen gebessert durch Essen, die heftigen Halsschmerzen gebessert durch Schlucken oder akute Hämorrhoiden bessern sich durch Sitzen. Denken Sie in solchen Fällen sofort an* ***Ignatia****!*

Ein anderes erstaunliches Zeichen von Ignatia ist: Er (oder sie) stampft und tritt nachts mit den Füßen. Weitere Leitsymptome sind: Die Verschlechterung durch Tabak und Kaffee, das wiederholte Seufzen.

Zu diesem Thema erinnere ich mich daran, eines Sonntagmorgens einen dringenden Anruf von einer mir unbekannten Nachbarin aus meinem Mietshaus erhalten zu haben. Sie hatte 40 °C Fieber seit dem Vorabend, hustete, lag verzweifelt in ihrem Bett. Ihr Ehemann war unruhig: Seine Frau hatte die ganze

Nacht über im Schlaf geseufzt und wurde stündlich durch lange Hustenattacken aufgeweckt. Die Auskultation ergab keinen Hinweis auf eine Pneumonie, sondern auf eine ausgeprägte Bronchitis, ausgelöst durch einen Virus. Was mich sofort erstaunte, waren ihre langen und lautstarken Inspirationen, gefolgt von den Seufzern einer armen Unglücklichen! Ihr Ehemann erklärte, dass ihr Sohn am Vorabend große Dummheiten gemacht hat und der Gedanke an *Ignatia* ist mir sofort gekommen. Das Mittel wurde um zehn Uhr morgens gegeben, die Patientin war am selben Abend völlig geheilt!
Und dann sagt man, dass die Homöopathie lange bis zum Wirkungseintritt braucht ... Das genaue Gegenteil ist der Fall, wenn das Mittel passt. Welche akute Erkrankung auch immer vorliegt, die Wirkung darauf ist meist sehr beeindruckend, wie jeder gute Homöopath weiß. In diesem Zusammenhang erinnere ich mich daran, einen ernsten Asthmaanfall auf einem Bahnsteig der Metro beendet zu haben, sogar noch vor dem Eintreffen des Rettungsdienstes. Der Zufall wollte es, dass ich gerade einen Satz homöopathischer Mittel von einem Arzneimittelhersteller auf einem Kongress gekauft hatte. Als ich vor diesem armen, nach Luft ringenden und auf dem Bahnsteig ausgestreckten Mann stand, bemerkte ich dieses eigenartige Phänomen einer wechselnden Atmung, ein langsamer Atemzug, ein sehr schneller Atemzug (ein Symptom, das nur *Ignatia* hat).

Welches könnte der Ariadnefaden sein, wodurch die ganz eigene Symptomatologie von *Ignatia amara* ihren Sinn erhält? Wenn wir das Arzneimittelbild dieses Mittels in der Materia medica von Timothy F. Allen noch einmal lesen, ist dort unter anderem ein Delir durch die Vergiftung mit der Ignatius-Brechnuss beschrieben. Es handelt sich um einen komplexen deliranten Zustand, in dem der Mensch glaubt, in eine derart komplizierte Situation verwickelt zu sein, dass es ihm unmöglich ist, herauszufinden, was zur Lösung beitragen kann. Was er auch immer macht, er ist verantwortlich, und das kann nur böse ausgehen. Dieser delirante Zustand bringt das zentrale Thema von *Ignatia* in extremer Weise zum Ausdruck.

Ich möchte *Ignatia amara* gerne als das am meisten der Ethik verpflichtete Mittel der Materia medica bezeichnen! Was ist das Gute, was ist das Schlechte? Wie soll ich mich auf eine Weise verhalten, die am ehesten gerecht ist, in meinen Beziehungen zu den anderen, zur Welt, in meinen Handlungen im Leben? Habe ich oder habe ich es nicht gut gemacht, kann ich es mir erlauben, so zu handeln?

Ignatia träumt von getäuschten und fehlgeschlagenen Erwartungen. Dieser Traum ist sehr bezeichnend für den Geisteszustand: Als ob *Ignatia* ewig in der moralischen Ungewissheit darüber lebte, ob etwas besser zu machen oder nicht zu machen ist.

Die *Ignatia*-Persönlichkeit ist häufig sehr bewegend in ihrer Zerbrechlichkeit, ihrer Verletzlichkeit, und es ist manchmal eine große Freude, sie in der Sprechstunde zu empfangen. Es handelt sich häufiger um Frauen, aber bei einem Mann ist es noch bewegender, wie in ihnen die weibliche Seite der menschlichen Natur zum Ausdruck kommt.

SAGT PIERRE REVERDY NICHT: DIE ETHIK IST DIE ÄSTHETIK DES INNEREN?

35 Ein komischer Artgenosse

Sabrina ist trotz ihres exotischen Vornamens eine Tochter des Nordens, eine große Rothaarige mit einer Alabasterhaut, hochgewachsen, den Kopf leicht nach hinten genommen, die Lider etwas tief hängend, was ihren Blick verächtlich wirken lässt. Sie beobachtet mich, ein Lächeln spielt kaum sichtbar auf ihren Lippen. Sie könnte hübsch sein, wenn ihre Gesichtszüge nicht zu markant wären. Sie ist 39 Jahre alt und wurde von einer ihrer Kolleginnen zu mir geschickt, die ebenfalls Anthropologin an einem europäischen Institut ist.

Ich werde erst nach und nach, während der verschiedenen Konsultationen, ihre gesundheitlichen Probleme in Erfahrung bringen, denn es ist offensichtlich, dass sie darüber entscheidet, wie das Gespräch ablaufen soll und in welcher Reihenfolge sie mir ihre Beschwerden preisgeben will.

Anamnese

„Sicherlich werden sie sofort merken, dass ich ein sehr emotionaler Mensch bin, der kleinste Ärger macht mich krank (Hintergedanke, behandeln Sie mich vorsichtig). Ich mache seit vier Jahren eine Analyse und mein Psychoanalytiker sagt sehr richtig, dass ich eine subtile Mischung aus Traurigkeit, Sensibilität und Wut bin." Der Rahmen ist gesteckt. „Ich möchte, dass Sie bei mir vorrangig die Gallenblase und die Bauchspeicheldrüse behandeln, denn alles kommt von dort." Sabrina wird mir unablässig im Verlauf der Konsultationen sagen: „Meine Gallenblase ist verstopft, behandeln Sie meine Bauchspeicheldrüse! Ich muss ausscheiden." Sie wird mir sogar ihre Gedanken zur Geburt der Planeten erklären, wo Jupiter sich an der Aufgabe abarbeitet, die Saturn ihm auferlegt, und Mars mit vollem Einsatz um die arme, fast bewusstlose Venus kämpft …

Sabrina scheint daran gewöhnt zu sein, dass man ihr nicht widerstehen kann, und dennoch, gesteht sie mir, ist eines ihrer Probleme, sich bei Arbeitssitzungen ausdrücken zu können (mögliche Furcht, nicht mehr zu den Besten zu gehören, sage ich mir). Sie fügt hinzu: „Als ich jung war, habe ich es geliebt, wie jedes hübsche junge Mädchen, auf den Abendgesellschaften zu glänzen. Heute gehe ich nicht mehr dahin ..."

Es gelingt mir nicht herauszufinden, ob Sabrina abgesehen von ihrer Gallenblase und ihrer Bauchspeicheldrüse andere Sorgen hat. „Ich bin ein außergewöhnlicher Mensch (ich hatte es bemerkt!). Man kann mich nicht einfach so behandeln (und ihre Hand führt eine leichte, lässige Geste aus). Vor allem muss ich Sie darüber in Kenntnis setzen, was in meinem Leben wesentlich ist." Und schon leitet sie über zu einer großen Abhandlung ihrer hochfliegenden spirituellen Suche. Alle kommen darin vor: Arnaud Desjardins, Teilhard de Chardin, der Dalai-Lama, dem sie, welch unermessliches Glück, begegnet ist. Sie zitiert die Meister und man spürt, wie sie völlig dem Elitedenken verhaftet ist. Verdattert höre ich zu, wie sie mir den Zusammenhang zwischen der Qualität der spirituellen Suche und der Funktionsfähigkeit der Ausscheidungsorgane erklärt. „Wenn die Verdauung schlecht funktioniert ... entsteht eine Art Zwiespalt und Konflikt zwischen oben und unten."

Sie fährt fort: „Ich bin jemand, der aufrichtig ist, ich bin jemand, der wahrhaftig ist. Die Unwahrheit macht mich krank." Ich versuche, sie auf die Erde zurückzuholen und frage sie nach ihren Beschwerden, ich erhalte nur die Antwort: „Meine Eierstöcke brennen."

Ich werde erst später verstehen, dass sie zusätzlich zu intermittierenden Hitzewallungen an einer Unregelmäßigkeit ihres Menstruationszyklus, an Dysmenorrhö und Endometriose leidet (wovon sie meine Behandlung übrigens völlig heilen wird).

Fahren wir fort ... „Wenn ich geistig sehr angeregt bin, bereitet mir diese mentale überbordende Energie körperlichen Stress, ich bin dann in einem Zustand körperlicher Nervosität, der bis zum Orgasmus gehen kann. Ich habe wahre Momente der unbändigen Freude in meiner Arbeit."

Gegen Ende der Sprechstunde lässt sie mich plötzlich an ihrem Ruhm teilhaben und sagt: „Wir, die Intellektuellen". Sie hätte, macht sie mir klar, eine angesehene Universitätskarriere machen können, aber sie hat es vorgezogen, einen eher marginalen Weg in der Forschung zu gehen (stimmt das?).

Erste Verordnung

Nach der ersten Konsultation und des zermürbenden Kampfes, verschreibe ich *Lachesis muta*, was ihr guttun wird, mehr aber auch nicht.

Ich sehe sie wieder, sie hat sich in einen Mann verliebt (ihr Ehemann, ein Historiker, ist 30 Jahre älter als sie und ihre Beziehung ist im Laufe der Zeit eine geschwisterliche geworden, „ohne diese schmutzigen Dinge"). Und, um mir über ihr neues Abenteuer zu erzählen, gebraucht sie Worte, die, ich gestehe es, mich mehr als überraschen: „Ich bin so verliebt, dass mein Körper brennt. Die Liebeskrankheit hat mich überwältigt, ich bin hysterisch. Ich esse nicht mehr, ich schlafe nicht mehr. Meine Eierstöcke sind unruhig. In der Liebe ergreife ich vom anderen vollständig Besitz. Die Person gehört mir ganz, nur mir. Jedes Mal, wenn ich diesen Mann sehe, durchdringen Stiche meine unteren Körperteile." Paradoxerweise scheint sie dennoch an einem gewissen Vaginismus zu leiden.

Wegen „einer unangenehmen Empfindung, die von der Gebärmutter ausgeht und bis zu den Brüsten aufsteigt" und wegen „eines sehr heftigen sexuellen Verlangens bei der geringsten Berührung" verschreibe ich ihr *Murex purpurea,* das sich als wirkungslos erweist. Ihr Gynäkologe, den sie erneut aufsucht, überzeugt sie davon, Hormone einzunehmen. Das Ergebnis ist katastrophal: Sie leidet an Ödemen, Gewichtszunahme, Übelkeit und Unwohlsein. Sie beendet diese Therapie nach Ablauf von zwei Monaten und sucht mich wieder auf. „Meine Eierstöcke saugen mir das Leben aus. Ich gebe Ihnen eine letzte Chance," fügt sie halb scherzend hinzu. Ich weiß nicht, ob dieser leichte, beleidigende Angriff mir hilft, einen guten Einfall zu haben. Jedenfalls wird das in einer Gabe von C200 gegebene Mittel zu ihrem Wohlbefinden stark beitragen.

„Alles ist wieder in Ordnung gekommen," sagte sie mir triumphierend im Oktober 2001. „Ich fühle mich so viel leichter ... Wissen Sie, ich habe verstanden, dass diese Liebe nur eine Einbildung war. Im übrigen war er nicht frei." Dieser Mann beschäftigt sie, wundersamerweise, gar nicht mehr. Sie ist sehr viel ruhiger und lächelt fast. Es sieht ganz danach aus, als käme alles wieder in Ordnung. Sie ist erfreut: „Es war eine derartige Hölle". Sie bequemt sich, mir meine Fragen zu ihren schrecklichen Regelschmerzen, die sie seit Jahren hat, zu beantworten. „Es ist eine Art Drücken, ein Drücken, ein Drücken nach unten, ich stelle mir vor, dass es wie beim Gebären ist". Die Schmerzen werden von Lumbalgien begleitet, die auch die Leistenbeugen ergreifen.

Ihre Art zu sprechen ist inzwischen normaler geworden. „Doktor, ich zeige alle Zeichen einer Vergiftung, ich muss ausscheiden. Ich habe immer mit einer chronischen Vergiftung gelebt, es ist die Bauchspeicheldrüse ...."[72]. „Aber warum jetzt?" „Weil die Freigabe des Budgets für mein neues berufliches Projekt verschoben wurde, was ich ungerecht finde." Eine weitere Gabe des Mittels lässt sie sowohl ihre Buchhaltung als auch ihre Bauchspeicheldrüse vergessen!

Zwei Jahre später sucht sie mich im Mai 2004 wieder auf und bestätigt mir, dass ihre Endometriose geheilt ist. Sie leidet seit Kurzem ständig unter Juckreiz an ungünstiger Stelle, der stärker wird, nachdem sie masturbiert, um den Juckreiz loszuwerden. Sie spricht mit mir darüber mit der größten klinischen Gleichgültigkeit. Der Gynäkologe hat sie nicht untersuchen können, weil sie im Moment wieder an sehr starkem Vaginismus leidet. Mit den Worten „mein Chakra der Liebe hat sich wieder verschlossen", beendet sie das Gespräch. Sie fühlt sich auch sehr nervös, unduldsam. Sie erklärt mir erneut, wie sehr sie die Allerbeste im Dienst ist ... Man muss leider die Mittelmäßigkeit der anderen ertragen. Eine Gabe als C1000 wird sie völlig von ihrem Problem befreien.

Ich werde sie danach einmal oder zweimal jährlich wiedersehen, um ihr wiedergefundenes Gleichgewicht zu erhalten. Anlässlich einer der letzten Konsultationen teilt sie mir mit: „Ich scheide besser aus. Es ist unverzichtbar, dass wir zusammen die übernommene Arbeit fortsetzen. Wenn ich höher steigen will, muss mein Körper folgen."

Sie bezeichnet sich in letzter Zeit als sehr beunruhigt durch ihren Vater, der sie niemals so geliebt hatte, wie sie es gewollt hätte, und der ihr soeben irgendeinen üblen Streich gespielt hat, an den ich mich nicht mehr erinnere. „Ich vergöttere ihn so sehr wie ich ihn verabscheue, aber, was

72 Einmal hat sie sogar die Wasserleitungen in ihrer Wohnung überprüfen lassen, da sie davon überzeugt war, dass sie an Bleivergiftung leiden müsse.

mich am meisten erschreckt, ist mein wirkliches Verlangen nach einem Mord. Ich denke ziemlich häufig daran."

Das Verlangen, die liebsten Menschen zu töten, da ist wieder *Platina*!

Arzneimittelbild von Platina

→ *Warum lassen sich bei **Platina** häufig solch kritische und anklagende Verhaltensweisen finden, die daran erinnern, dass er den anderen, dadurch wie er ihm begegnet, wie er mit ihm spricht und wie er ihn anschaut, Geringschätzung gegenüber bringt oder verachtet?*

Platin ist ein Metall, das kostbar, selten, unveränderlich ist und nur im Reinzustand besteht. Die südamerikanischen Indianer haben es vor der Ankunft der Spanier entdeckt und ihm den Namen Platina gegeben – durch die Verkleinerungsform von „plata", die Silber bedeutet, zeigten sie, wie wenig Interesse sie an diesem unbekannten Metall hatten. Sie warfen es ins Meer zurück. Platina kommt in der Natur sehr häufig mit Metallen zusammen vor, die ähnliche Eigenschaften haben, wie Palladium, Rhodium, Iridium, Ruthenium und Osmium. Da es selten und teuer ist, versucht man, es durch andere, häufiger vorkommende Mineralien mit vergleichbaren Eigenschaften zu ersetzen. Welches Schicksal der Zurückweisung!

Der *Platina*-Mensch hat tendenziell das Gefühl, dass er in seiner Art und seinem Wesen mit nichts zu vergleichen ist. Er ist auf gewisse Weise das Außerirdische, das auf der Erde landet und versucht, sich den Menschen anzupassen, indem es sich wie diese verhält. Aber er gehört nicht zur selben Spezies, er gehört einem höheren Geschlecht an (übrigens gibt es bei seinen Symptomen, die das Sehvermögen betreffen, diese erstaunliche Empfindung: Dinge erscheinen ihm kleiner als sie sind). Er fühlt sich anders, er gehört nicht zur Familie. Deshalb kommt es manchmal bei ihm vor, wie bei meiner Patientin, dass er für ihn harmlose Themen anspricht, die jedoch für andere schockierend sind.

Der *Platina*-Mensch kann verächtlich oder herablassend wirken. Seine Werteskala ist nicht die unsere. Wenn er nicht anerkannt wird, wenn er zurückgewiesen wird – und das ist leicht der Fall wegen seines Andersseins, wegen seinem eigentümlichen und anspruchsvollen Verhalten (geringschätzig gegen seinen Willen) sowie aufgrund seiner fehlenden Gefühle selbst gegenüber seinen nächsten Verwandten –, leidet er sehr stark unter diesem Verlassenheitsgefühl. Er versteht nicht wirklich, wie die anderen, auf die er fast unnatürlich wirkt, reagieren. Er setzt alles daran, zu verführen, schießt aber häufig daneben. Er kann dann hochtrabend oder schwülstig werden. Er bedient sich eines eigenartigen Humors. Er bringt seinen Gesprächspartner durch seine Redeweise leicht in Verlegenheit. Er ahmt gewissermaßen unbewusst das menschliche Gefühlsleben nach. Wie er sich ausdrückt, auftritt (selbst mit seinen Gesten, seinen Haltungen), eine Beziehung aufbaut, all dies kann schnell lächerlich, weil unangepasst, wirken. Selbst wenn er höflich und freundlich sein möchte. Kurzum: *Platina* hat selten eine natürliche Ausstrahlung. Wenn er „dekompensiert", kann er sehr gemein werden und jeden moralischen Maßstab verlieren.

Aufgrund seines grundlegenden Handicaps, wenn ich so sagen darf, wird er sein Gleichgewicht im Erfolg und Ehrgeiz zu finden (alle Mittel werden dafür unter Umständen gut sein) versuchen, wobei das Risiko besteht, dass sich ein aufgeblasenes Ego entwickelt. *Platina* möchte der Beste sein (ist er nicht von Gott auserwählt?), alle übertreffen, er gibt auf, wenn es ihm nicht gelingt, wird großtuerisch und unverschämt, täuscht vor, erfindet unverdiente Erfolge, ungeahnte Talente. Er kann auch sehr überheblich werden, sich selbst belügen. Solange er geachtet ist, bleibt er im Gleichgewicht, selbst wenn dieses unsicher ist. Beginnen seine Artgenossen, irgendeinen starken Widerstand ihm gegenüber aufzubauen (sein Auftreten ist nicht immer angenehm), wird er allerdings rasch in ein „syphilitisches", das heißt destruktives Verhalten (sowohl für ihn selbst als auch für die anderen) abgleiten. Und selbstverständlich folgt der Körper – eine unveränderliche Regel – der Bewegung der Seele und wird krank in derselben destruktiven Weise. Bei Platina ist es übrigens auffallend, dass bei nachlassender körperlicher Gesundheit das Seelenleben Aufschwung nimmt (und umgekehrt) – eine ausgleichende Wirkung.

Ein *Platina*-Mensch, der zusammenbricht, kann sehr bösartig werden. Er kann gewalttätig sein. Ein Universitätsprofessor aus meinem Patientenkreis hat fast seine Frau getötet. Ich habe *Platina*-Kinder kennengelernt, die nicht nur frech, sondern wirklich widerwärtig, grausam und völlig bösartig waren, die ohne Gewissensbisse ihre Eltern in der denkbar niederträchtigsten Weise beleidigt haben.

Wenn er geheilt ist, das heißt, wenn er sein ganzes Gleichgewicht wiedergefunden hat, wird es *Platina* gelingen, seinem Wesen entsprechend eine außergewöhnliche schöpferische Kraft zu entwickeln, die sich gut in die Gesellschaft einfügt. Er wird weiterhin in gewisser Weise unsere Welt seltsam finden, wenn nicht sogar fremdartig. Und er wird selbstverständlich eine Art unwahrer Individualist bleiben: Zerbrechlich hinter seinem Panzer des Selbstvertrauens, bereit, still zu leiden beim geringsten Anzeichen eines Verhalten, das ihm wie eine Ablehnung scheint, er, der allein auf der Welt (selbst inmitten seiner Freunde, sagt die Materia medica über das Mittel) ist, weil er sich von allen unterscheidet.

Ist es nicht der Gipfel der Ironie des Schicksals, sich in den eigenen Schatten zu stellen?

36 In der Tinte sitzen

Kaum hat sie meinen Raum betreten, sitzt sie auch schon, bereit für die Konsultation. Sie spricht schnell und genau, sicher, um mich keine Zeit verlieren zu lassen. In ihrer halb geöffneten Tasche erkenne ich den unvermeidbaren tragbaren Computer ... Ihre blauen, lebhaften Augen blicken mich aufmerksam und lächelnd an.

Anamnese

Sandrine, eine hübsche Blondine mit dem südwestlichem Akzent und kurzen Haaren, ist ständig erschöpft, was wirklich störend ist, wenn man 40 Jahre alt ist, wenn man drei Kinder hat, einen Ehemann und einen anstrengenden Beruf. Grund ist ihre anhaltende Schlaflosigkeit. Die Lösung dafür hofft sie zu finden, indem sie mich konsultiert. Die Schlafmittel, die sie seit Jahren einnimmt, sind nur eine Notlösung, die wahrscheinlich zu ihrer Erschöpfung beiträgt.

Wenn sie im Bett liegt, kann sie erst spät einschlafen. Danach wacht sie regelmäßig um vier Uhr morgens auf, um erst um sechs Uhr wieder einschlafen zu können, kurz bevor sie aufstehen muss. Zu ergänzen ist, dass sie viel träumt, lebhafte Träume von großen Ereignissen hat. Darunter gibt es auch einen wiederkehrenden und endlosen Traum: Sie geht in einem neuen Haus umher und entdeckt dort unaufhörlich weitere Zimmer.

Führt diese chronische Erschöpfung zur Schwächung des Immunsystems? Unaufhörlich klagt sie über wiederkehrenden Schnupfen mit Halsentzündung (da sie sehr kälteempfindlich ist, hat sie ständig Halsschmerzen) und – etwas gravierender (selbst wenn sie mich nicht aus diesem Grund konsultiert, da sie sich nicht vorstellen kann, dass ich etwas für sie tun kann) – über eine rezidivierende Läsion am Gebärmutterhals, der durch Papillomaviren hervorgerufen wurde, weshalb man eine Konisation ins Auge fasst.

Ihre Erschöpfung und ihre Schlaflosigkeit hindern sie nicht daran, von Natur aus eine sehr aktive Frau zu sein. Ausgestattet mit einer Vielzahl von Diplomen, hat sie eine sehr gute Stellung in einer Werbeagentur. Zusammen mit ihrem Mann, der Anwalt ist, lebt sie auf großem Fuß. Das Dienstpersonal kümmert sich tatkräftig gleichzeitig um ihre Wohnung in Paris und ihren Landsitz. Eine Erzieherin kümmert sich um die Kinder.

„Verstehen Sie, ich reise viel, wegen meiner Arbeit und ich möchte meine Planungsziele maximal erreichen. Wenn ich eine Sekunde übrig habe, nutze ich sie und sehe mir eine Ausstellung an. Die Abendstunden sind zu häufig durch Abendessen verplant. Dies hindert mich nicht daran, mich viel um meine Kinder zu kümmern. Mittwochs von fünf bis sieben, das ist heilig, führe ich sie hierhin und dorthin aus! Und am Sonntagnachmittag natürlich, während mein Mann Golf spielt." Abends, nach einem kurzen Blick auf die Schulaufgaben, lässt sie es sich nicht nehmen, ihre Kleinen ins Bett zu bringen (die Erzieherin hat ihnen zu essen gegeben, sie unter die Dusche gesteckt und sie für die Nacht angezogen) und ihnen ein Wiegenlied zu singen.

Zu ihrer Entlastung möchte ich festhalten, dass sie nichts von einem Snob hat, aber dass sie sich wahrscheinlich einfach nicht über ihre privilegierte Lage im Klaren ist. Hinzufügen möchte ich, dass sie sich, als sie verspätet zum vereinbarten Termin kommt, entschuldigt und mir erklärt, dass sie noch eine halbe Stunde vor sich hatte und sie diese Zeit genutzt hat, um sich bei einem Kunsthändler in meinem Viertel aufzuhalten. Alles interessiert sie, selbst die Homöopathie, über die sie sich im Internet informiert hat.

Sie schätzt sich als sehr empfindsam ein: „Ich weine leicht". Ich finde sie mir gegenüber ganz angenehm, aber von einer seltsamen Gleichgültigkeit. In meinem Innersten sage ich mir, etwas beschämt über einen derart bösen Gedanken: „Wenn sie weint, ist es so, als ob andere niesen!" Sie regt sich schnell auf, wenn die Dinge nicht vorangehen, sie spricht schnell. Bei ihrem Mitarbeiterstab in der Arbeit ist sie nicht wirklich autoritär, aber wacht über die Arbeitsleistung eines jeden Einzelnen. Sie ist sportlich, fährt Ski und 20 Kilometer mit dem Fahrrad, am Sonntagmorgen.

Erste Verordnung und weitere Verordnungen

Ich muss nicht mehr wissen, um *Sepia officinalis* zu verschreiben. Dieses Mittel wird zum Durchbruch führen und ihr erlauben, sehr gut zu schlafen,. Es wird ihre HNO-Probleme und ihre Erschöpfung beseitigen, die Läsion am Gebärmutterhals völlig abheilen lassen (sie hat im Jahr 2000 zwei Gaben und eine weitere Gabe 2001 erhalten; seitdem genügt eine jährliche Verschreibung, damit sie in guter Verfassung bleibt). Ein günstiger Nebeneffekt des Mittels: Nach der zweiten Einnahme wird ihr bewusst, dass sie ein unnatürliches Leben führt und dass das, was sie interessiert, nicht die Werbung, sondern das Menschliche ist.

Sie ist jetzt fast 42 Jahre alt und strebt eine Neuorientierung für die nächsten 20 Jahre an. Sie hat sich entschieden, Finanzwissenschaften zu studieren (dreijähriges Universitätsstudium), um Beraterin auf dem Spezialgebiet der fairen Finanzierung zu werden, einem neuen Gebiet, das in ihren Augen unerlässlich in der heutigen Welt ist. Indem sie ihre Aktivitäten durch die Anpassung ihres Zeitplans fortsetzt, stürzt sie sich also in dieses neue Studienabenteuer.

Als sie mit mir darüber gesprochen hat, habe ich an eine vorübergehende Laune gedacht und doch ... sie wird nach Ablauf von drei Jahren ihren Abschluss machen, bei ihrer Agentur kündigen und sich selbstständig machen. Ihr Ehemann findet sie sehr viel entspannter und bedankt sich bei mir vor allem deshalb, weil sie ihre Zeit besser eingeteilt hat, um sich mehr um ihre Kinder kümmern zu können.

Arzneimittelbild von Sepia officinalis

Welche rätselhafte Beziehung kann es zwischen einem derart seltsamen Tier wie dem Tintenfisch und der Gemeinschaft der Menschen geben? Eine Frage ohne Antwort, wie alle, die mit der Alchimie der Welt in Berührung stehen!

Die *Sepia*-Persönlichkeit ist unter uns und wir begegnen ihr häufiger, als wir denken. Bei der Arbeit natürlich, wo sie fürchterlich aktiv sein kann, aber auch anlässlich eines interessanten Vortrags über die Zukunft des Planeten, den Schamanismus, die Sozialpolitik kleiner städtischer Gemeinden oder ... anlässlich einer x-ten Picasso-Ausstellung. Oder auch auf einem Waldweg beim Laufen oder beim Verlassen des Fitnessstudios. Der *Sepia*-Mensch kann überall sein, er ist überschäumend vor Energie, er hat ebenso das Bedürfnis, seinen Geist wachzuhalten wie seinen Körper warmzulaufen. Alles interessiert ihn, wenn er es einmal kennengelernt hat, er ist auf alles neugierig und nichts darf ihm entgehen. Er geht auf in einer unaufhörlichen Aktivität seines Kopfes, seines Körpers. Frau oder Herr *Sepia* fühlen sich nie besser als dann, wenn sie beschäftigt sind!

Wenn sie aufhören, dann um zu lesen, einen Film anzusehen oder auch, um sich bei einem Abendessen oder einer Abendgesellschaft zu zerstreuen. Wenn *Sepia* auf Reisen ist, hat sie einen Reiseführer auf den Knien, um keinen Besuch, kein Museum, kein Denkmal zu verpassen. *Sepia* kann bei Ihnen Schwindel auslösen oder … Komplexe.

→ *Wenn Sie bei einem Patienten vermuten, er sei* ***Sepia****, lauten die zu stellenden Fragen nicht nur: „Treiben Sie Sport?“, sondern auch: „Woran sind Sie interessiert?“* ***Sepia****-Patienten werden Ihnen wahrscheinlich antworten: „Mich interessiert alles!“*

Wenn *Sepia*-Menschen auf Reisen sind und einem Astrophysiker oder einem Schneckenzüchter begegnen, begeistert sie plötzlich der Kosmos oder die Schneckenzucht. Sie haben häufig einen gewissen Sinn für das, was unsere Gesellschaft die Kultur nennt. Aber wenn sie eine Ausstellung ansehen, tun sie es eher mit einem gelehrten Geist als mit einer Künstlerseele.

Und dennoch, wenn man sich dem *Sepia*-Menschen zu nähern versucht, meinen Sie zunächst, ihn zu kennen, um dann festzustellen, dass Sie noch immer nicht viel von ihm wissen. Er wird Ihren Fingern entgleiten, wie er sich selbst entwischt. Wenn er zufällig das Bedürfnis hat, sich in eine Psychoanalyse zu begeben, um an sich zu „arbeiten“, wird er Jahre später diesen Versuch mit einem beeindruckenden Wissen über alle Einzelheiten seiner Persönlichkeit beenden, ohne jedoch sein einziges wesentliches Problem gelöst zu haben. Er wird sich fragen: Wie kann ich mich zarten Gefühlen öffnen, der Fantasie des Augenblicks, der behutsamen Beziehung zum

Nächsten, wie kann ich diesen intellektuellen Filter entschärfen, der mich von jeder spontanen Beziehung zur Welt trennt?

Herr (oder Frau) *Sepia* ist also ein Leistungsträger (ohne auf der Suche nach einer hervorragenden Leistung zu sein, die eine konkurrierende Beziehung zum Nächsten erfordern würde), begierig nach Aktivität und neugierig auf alles. Wenn sich allerdings die Ereignisse des Lebens zufällig so entwickeln, dass er keinen Ausweg mehr hat, findet *Sepia* keine andere Lösung, als sich von allem zu entfernen, sich selbst eingeschlossen. Der Blick wird glanzlos, die Leidenschaft, die Freude an der Neugier und das Interesse verschwinden. Alles ist ihm plötzlich gleichgültig, seine Arbeit, sein häusliches Leben, seine Familie, seine Lieben. Er „schwingt" nicht mehr, hat keinen Zugang mehr zu seinen Gefühlen. Seine Beziehungen (zu seinen Verwandten, seinen Kindern, usw.) werden durch diesen syphilitischen Zustand verändert: Der *Sepia*-Mensch „weiß" vom Kopf her, dass er weiterhin liebt, aber er fühlt es nicht mehr. Er ist betäubt für jedes Gefühl. Deshalb wird Ihnen der *Sepia*-Patient in seiner Niedergeschlagenheit sagen: „Es erschreckt mich, aber ich empfinde nicht mehr die Liebe, die ich für meine Kinder habe!" Er weiß, dass er sie liebt, trägt sie aber nicht mehr in seinem Herzen. Wir erkennen hier diesen *Sepia*-Zustand wieder, der so häufig in den alten Materiae medicae beschrieben wird und nichts anderes ist als eine reaktive Dekompensation auf ziemlich ungünstige Umgebungsbedingungen. Es gibt vorübergehend keinen anderen Ausweg als die Flucht in die „Abwesenheit" (vergleiche den Tintenfisch selbst, der mit einer plötzliche Bewegung Reißaus nimmt und seine Tinte entleert[73], um sich dem Blick zu entziehen).

Sepia ist heute ein sehr großes Mittel. In unserer modernen städtischen Gesellschaft begegnen wir alle diesen hyperaktiven Menschen – vielen anderen Mitteln wird diese Eigenschaft, die an sich unzureichend ist, um ein Mittel zu charakterisieren, inzwischen auch zugeschrieben. Wir begegnen *Sepia*-Menschen, die Sport treiben, die intensiv und exzessiv einer

73 Rufen wir uns in Erinnerung, dass das Mittel *Sepia* von der Tinte des Tintenfischs stammt. Es ist spannend, sowohl das Verhalten als auch die Anatomie und die Physiologie des Tintenfischs zu studieren und die erstaunlichen Parallelen zwischen diesem Wirkstoff und der Materia medica des Mittels selbst zu entdecken.

Beschäftigung nachgehen, immer in Eile sind, wobei Tüchtigkeit und Tätigkeit ihnen erlauben, sich selbst und anderen zu entfliehen.

→ *In den alten Homöopathie-Schmökern war häufig nur dieser syphilitische Aspekt von* ***Sepia*** *dargestellt, das heißt die dekompensierte Niedergeschlagenheit, die Tränen, die vollständige Gleichgültigkeit gegenüber allem, die emotionale Gleichgültigkeit, die Frigidität. In unserer modernen Welt erscheint häufiger die entgegengesetzte Seite, die egotrophische, überkompensierte. Und vor allem bei der Frau, die in unserer Gesellschaft in eine Vielzahl von Anforderungen und in die Ausbeutung gedrängt wird.*

Die Gesundheit und das Gleichgewicht haben ihren Platz zwischen diesen beiden Extremen. Ein *Sepia*-Mensch, der sich im Einklang mit sich selbst befindet, wird nicht einer sein, der sich durch Flucht verliert, indem er sich mit körperlichen und intellektuellen Aktivitäten überhäuft, oder einer, der seine Gefühle langsam sterben lässt. Er wird derjenige sein, der voller überschwänglicher Neugier auf das Leben, von Tatkraft erfüllt ist. Er wird weder zu „körperlich" noch zu „geistig" sein, begierig nach Wissen, aber auch dazu fähig, sich der Betrachtung der Welt hinzugeben.

Von zentraler Bedeutung ist seine Beziehung zum Bewusstsein, zu dem er nur über den Umweg der Aktivität gelangt. Der Filter des Intellekts (geistige Form der Aktivität) versperrt ihm den unmittelbaren Zugang zur Welt der Gefühle und zum Universum der Empfindsamen. Wie soll er da empfinden?

JEDE ERKENNTNIS IST VERGEBLICH, WENN IHR NICHT EINE EMPFINDUNG VORANGEHT.
SELBST WENN ICH DIE DINGE ERKANNT HABE, EXISTIEREN DIE DINGE NICHT MEHR.

Gustave Flaubert

37 Sie haben „exakt“ gesagt?

„Mein Mann, das ist wie die ständige Erstürmung der Bastille!“ Mit diesen Worten beginnt die Unterredung mit meiner neuen Patientin, die damit meine Sprechstunde mit ihrem Ehemann, am Vortag, kommentiert. Glaubt sie doch, dass es mir sicherlich nicht gelungen ist, alle Zwischentöne seines Charakters bei dieser ersten Kontaktaufnahme zu erfassen.

Anamnese

Wir haben Juni 1998. Maryse, eine kleine, 47 Jahre alte, blonde Frau mit zerknittertem Gesicht, unterbricht sich einen Augenblick und stößt einen langen Seufzer aus. Das Lächeln ist voller Humor und dennoch spüre ich bereits, dass ich es mit jemandem zu tun habe, der nicht einfach ist. Sie windet sich leicht auf ihrem Stuhl und ist dabei wahrscheinlich auf der Suche nach der Haltung, die sie einnehmen kann, damit ich ihr aufmerksam zuhöre. Sie ist verheiratet, hat drei Kinder und übt eine Verwaltungstätigkeit im Bildungsministerium aus.

Sie lässt das zuvor angeschnittene Thema nicht fallen und erinnert mich daran, dass ihr Ehemann, ein Gymnasialprofessor, ein wichtiges Amt in einer Lehrergewerkschaft bekleidet, nicht um damit anzugeben, sondern vielmehr, um sich darüber zu beschweren! Er ist selten zu Hause, denn er verbringt sein Leben auf Versammlungen und, wenn er da ist ..., meckert er nur, sowohl über die herumliegende Wäsche als auch über die Regierungsverantwortlichen.

Sie hat zwei Söhne und eine jüngere Tochter. Sie sind große, fast erwachsene Jugendliche, die sich ständig streiten. Der Älteste ist giftig, eifersüchtig, missgünstig und unausstehlich, dem zweiten, der charakterlich schwierig ist, ist alles gleichgültig. Die Kleinste, die bei weitem Sympathischste (ich werde es bemerken, wenn ich sie in der folgenden Zeit empfange), ist das völlige Gegenteil: Sie ist freundlich und liebevoll, findet sich isoliert und muss ihre großen Brüder ertragen. Seit Langem lehnt sie es ab, mit dem Jüngeren zu sprechen, der ihr weiß Gott was angetan haben muss (die Mutter macht sich Sorgen um das Verhalten des Sohnes, aber sie konnte bislang nicht mehr darüber in Erfahrung bringen). Was den Älteren angeht, verbringt er seine Zeit damit, alle Welt zu schulmeistern, und ganz besonders seine kleine Schwester.

Die Mutter leidet natürlich besonders unter diesen Umständen und fragt sich, was sie wohl getan haben kann, damit sich ihre Kinder auf diese Weise verhalten. Offensichtlich ist sie eine gute, aufmerksame Mutter. Sie hat alles versucht, um die Dinge zu verbessern, sie hat sogar erfolglos eine Familientherapie versucht. Man muss sagen, dass dem Ehemann alles gleichgültig ist, er lebt sein Leben und „will sich mit diesen Geschichten nicht beschäftigen".

Trotz wiederholter allopathischer Behandlungen, leidet Maryse seit Langem an gynäkologischen Beschwerden, die sie beeinträchtigen: Ständiger Ausfluss, Brennen und unerträglicher Juckreiz. Die Vulva ist ständig entzündet (die einfache Berührung durch die Wäsche ist unerträglich) und zeigt während der Akutphase Risse, mit Blutungen und Schwellungen. Sie glaubt sehr richtig, dass es einen Zusammenhang zwischen den Beschwerden und der Familiensituation gibt und hat versuchsweise eine Psychoanalyse begonnen, um dies zu klären. Maryse spricht zudem von Schmerzen, die auf eine Rheumaerkrankung hinweisen, „in den Knochen" sagt sie, besonders in den Beinen und vor allem nachts. Die Schmerzen beschreibt sie wie reißend oder auch „wie in Brombeersträucher gefallen". Am Ende klagt sie über das Zittern ihrer Hände, das sie als „essenziell" bezeichnet, wobei ihr der behandelnde Arzt versichert hat, dass dagegen nichts gemacht werden könne. Ich erinnere sie daran, dass in der Schulmedizin der Begriff „essenziell", ein Wort mit wissenschaftlichem Anklang, jede Pathologie bezeichnet, deren Ursache unbekannt ist: Essenzielle Hypertonie, essenzieller Tremor, usw. Wir bleiben der Medizin zu Zeiten Molières[74] sehr nahe!

74 Ich erinnere mich an einen Patienten, einen jungen Erwachsenen mit Diabetes, der seit Langem gut eingestellt war und plötzlich ein nephrotisches Syndrom entwickelt hat (z.B. Ödeme, Albuminurie) infolge (am übernächsten Tag) der soundsovielten besonders bösartigen Kränkung durch seinen Vater, einem völlig widernatürlichen Menschen. Da der Patient die schwere Behandlung ablehnte, die das Krankenhaus für mehrere Monate, wenn nicht

In der Vorgeschichte ist ein Unfall im Alter von sieben Jahren zu vermerken, weswegen Maryse eine gewisse Zeit entfernt von ihrem Zuhause behandelt werden musste. Nachdem sie nach ihrem Krankenhausaufenthalt nach Hause zurückgekehrt war, hat sie nie mehr ihren Platz in der Familie, inmitten ihrer Brüder und Schwestern, wiedergefunden. In dieser Zeit haben sich im Übrigen ihre Schulprobleme entwickelt: Da sie in der Schule ständig Misserfolge hatte, wurde sie als der schlechteste Schüler der ganzen Sippe angesehen.

Maryse leidet natürlich unter einem großen Mangel an Selbstvertrauen, zudem fühlt sie sich minderwertig und unwissend. Sie würde sich gerne mehr Wissen aneignen, aber hat weder Zeit, noch, glaubt sie, die Fähigkeit zu haben.

Erste Verordnung

Ich verschreibe ihr ein Mittel als Einmalgabe in der C30, das zwei Monate später zu wiederholen ist. Ich werde Maryse erst 2001 wiedersehen, also drei Jahre später. Sie sagt mir: „Ich hätte früher wiederkommen sollen, aber sie haben mich bereits von meinen gynäkologischen Leiden geheilt und meine Knochenschmerzen bedeutend gebessert." Sie ist soeben 50 Jahre alt geworden, hat keine Menstruation mehr und wird sehr durch Hitzewallungen beeinträchtigt, deren Behandlung mit Hormonen sie

Jahre, ansetzen wollte, landet er unter Tränen bei mir. Ich nahm mir vor, ihn dazu zu überreden, dahin zurückzukehren, hörte ihn aber zunächst an, damit er sein Herz ausschütten konnte. Aufgrund der für mich offensichtlichen Symptome – zusätzlich zu seinen Ödemen und der Kränkung durch seinen Vater (auslösende Ursache), trat eine plötzliche Abneigung gegen alle Süßigkeiten auf, bei ihm, der diese sonst so gerne aß und nun das Gefühl hatte „in eine Gasflasche verwandelt zu werden" – Ich habe ihm eine Dosis Argentum nitricum gegeben und ihm empfohlen, in die nephrologische Abteilung zurückzukehren. Es war allerdings nicht mehr notwendig, dorthin zurückzukehren, denn das nephrotische Syndrom verschwand völlig und endgültig innerhalb von einigen Tagen. Eine Befragung der großen Spezialisten hätte natürlich ergeben, dass keinerlei Verbindung zu den Vorkommnissen, die der Patient erlebt hatte, bestehe und der Diabetes die Ursache wäre! Jedenfalls, wenn es sich um den Schub einer Multiplen Sklerose, ein nephrotisches Syndrom, eine Horton-Krankheit, einen Asthmaanfall und was weiß ich noch handelt, greift die sogenannte wissenschaftliche Medizin meist nur auf Kortison zurück. Ich weiß durchaus, dass durch Kortison zahlreiche Patienten gerettet wurden, aber wenn man sieht, mit welcher Verachtung die Schulmedizin Ärzte betrachtet, die von ihrer Wissenschaftlichkeit abweichen, fragt man sich, wie lächerlich das ist.

ablehnt. Sie leidet auch an Schlaflosigkeit, die eine ständige Müdigkeit verursacht.

„Ich hätte es gerne, wenn möglich, dass Sie meine Rheumaerkrankung weiterhin behandeln, denn sie ist latent vorhanden, obgleich stark gebessert. Ich erinnere mich daran, dass infolge ihrer Behandlung die nächtlichen Beschwerden für die Dauer einer Woche zugenommen hatten und danach sehr stark zurückgegangen sind. Ich werde auch durch einen ständigen leichten Schnupfen gestört: Ich verbringe meine Zeit damit, mir die Nase zu putzen. Das Sekret führt zu einer schmerzhaften Reizung der Nasenlöcher, und manchmal spüre ich eine Art Nadel, welche die Schleimhaut durchsticht." (Als ich sie untersuche, kann ich winzige Risse in der Nasenöffnung feststellen, wie im gynäkologischen Bereich drei Jahre zuvor). „Schließlich, man weiß ja nie, vergessen Sie nicht mein Zittern. Wenn ich nicht niedergeschlagen bin, werde ich leider immer sehr von den Familienproblemen beansprucht, die sich nicht bessern."

Maryse erzählt mir danach von ihrer Jugendzeit, in deren Verlauf sie „vor Scham fast in den Boden versunken wäre". Sie hat immer noch kein Selbstvertrauen. Trotzdem war sie recht erfolgreich. Sie ist in den Hierarchien der Verwaltung aufgestiegen und Abteilungsleiterin geworden. Ihr Minderwertigkeitskomplex hat also keinerlei Berechtigung. Obwohl die Psychoanalyse sie sehr durcheinander gebracht hat, braucht sie diese wirklich. Sie ist häufig schlecht gelaunt und zornig auf alle: Den abwesenden Ehemann, die fehlende Anerkennung ihrer Arbeit durch ihre Vorgesetzten, die sehr anstrengenden Kinder. Sie ist zu Hause das Mädchen für alles, ihre Kinder und ihr Ehemann kümmern sich um nichts und lassen sie die gesamten Haushaltspflichten übernehmen.

„Ich meckere sehr viel, meine Familie wirft mir vor, dass ich viel zu sehr übertreibe und mich in mancher Hinsicht etwas manisch verhalte, was meiner Meinung nach nicht der Fall ist. Es ist einfach ein Mindestmaß an Sauberkeit und Ordnung notwendig. Was stimmt ist, dass ich pedantisch bin und an allem herum nörgele. Angesichts eines Problems, was immer es sei, bin ich pingelig, mache es mir schwer und nerve sicherlich meine Umgebung. Ich muss immer alles genau machen, erforschen, den Dingen auf den Grund gehen. Nichts ist genau so, wie ich es möchte. Bei der

Arbeit, während der Besprechungen, werfen mir meine Kollegen und Vorgesetzten vor, mich immer mit einer Frage aufhalten zu wollen, die noch nicht völlig geklärt ist und Haarspalterei zu betreiben, während sie zum nächsten Thema übergehen wollen. Ich weiß, dass dies ein unangenehmer Charakterzug ist, aber ich glaube, dass ich wegen meiner schlechten Schulzeit immer das Gefühl habe, unzulänglich zu sein und mich zu irren. Und ich ertrage es nicht, Fehler zu machen, das macht mich wütend."

Ich frage sie dann, welche Meinung sie von sich selbst hat. „Ich finde mich hässlich, ich ertrage mich nicht. Wenn ich mich in einem Spiegel betrachte, habe ich den Eindruck, dass meine Gesichtszüge nach unten hängen." Schon zweimal hat sie sich einem schönheitschirurgischen Eingriff unterzogen, obwohl sie nicht wirklich reich ist. Einmal für die Augenlider und ein andermal für das Kinn, das sie zu spitz und vorspringend fand. „Wenn ich die Hände meines Mannes auf mir fühle, taucht in mir sofort das Bild meiner Kilos auf, die ich zu viel habe." Dennoch ist sie nicht wirklich dick.

„Ich kann dieses aufreibende und erschöpfende Leben nicht mehr ertragen, in dem ich Tag und Nacht arbeite, diesen abwesenden Ehemann, diese Kinder, die sich streiten. Wenn ich es wagte, würde ich sie alle sitzen lassen." Man kann sie möglicherweise gut verstehen.

Fallanalyse und erste Verordnung

Sie drückt viel heimlichen Groll aus, was mich an *Rhus glabra* denken lässt. Ich habe jedoch den Eindruck, dass ihr Groll zumindest teilweise berechtigt ist, was dem Symptom an Wert nimmt. Ich entschließe mich, demselben Mittel zu vertrauen wie drei Jahre zuvor, das ihre gynäkologischen Probleme gelöst und ihr Rheumaleiden erheblich gebessert hatte.

Maryse erhält dieses Mittel als Gaben im Abstand von mehreren Monaten. Mit großem Erfolg: Es gibt keine HNO-Probleme mehr, weder Hitzewallungen noch Knochenschmerzen. Auch die Schlaflosigkeit verschwindet schließlich.

Ich habe Maryse kürzlich wiedergesehen, es geht ihr körperlich sehr gut, sie hat gut Abstand gewonnen, ist fröhlicher und nicht mehr die große Miesmacherin. Sie berichtet, dass ihr Zittern sozusagen verschwunden ist (es tritt nur dann wieder auf, wenn sie zu nervös ist). Im Rahmen des eigenen Veränderungsprozesses hat sie sich um einen anderen, interessanteren Verwaltungsposten beworben und ihn erhalten. Sie ist aufgeblüht, hat sich besser an die Abwesenheit des Ehemanns gewöhnt und infolge dieser größeren inneren Ruhe, geht dieser freundlicher mit ihr um und bemüht sich mehr, anwesend zu sein. Sie haben sich also wieder einander genähert. Was die Kinder betrifft, sind sie, wie sie sind, sie sind größer geworden und haben quasi das Haus verlassen.

Maryse steht ihrer Tochter, der Jüngsten, sehr nahe und managt mit ihrem Ehemann die beiden Ältesten, so gut sie kann, mit.

Fallanalyse

Welches Mittel muss man dieser Frau geben, die sympathisch ist, aber schwierig, rechthaberisch, kleinlich, unzufrieden – sie hat dafür gute Gründe, erlebt allerdings alles mit dem starken Gefühl von Belastung – und die nicht „locker lässt“?

Man könnte an *Graphites* denken wegen dieser unangenehmen Seite, sich an Kleinigkeiten festzubeißen, von denen sich der Patient schwer lösen kann. Sie ist ebenfalls, wie *Graphites,* zu analytisch, allerdings nicht umfassend genug. Doch *Graphites* hat Schwierigkeiten, zur Tat zu schreiten, sich in Gang zu setzen – er gleicht einem Dieselmotor. Und *Graphites* hat eine Art Trägheit und Unbeweglichkeit, die sowohl geistiger als auch körperlicher Natur sind, was bei meiner Patientin überhaupt nicht der Fall ist. Maryse hat *Acidum nitricum* erhalten.

Arzneimittelbild von Acidum nitricum

Viele Symptome lassen daran denken. Ohne die gesamte Materia medica durchnehmen zu wollen, denken wir an die Lokalisation an den Körperöffnungen, den Grenzzonen, den Übergang von Haut zu Schleimhaut (hier: sowohl im Genitalbereich als auch im Bereich der Nase), die große Berührungsempfindlichkeit, die stechenden Schmerzen, die Geschwüre. Erinnern wir uns an die Besserung durch Bewegung, im Wagen, vor allem bei Kindern, sowie an die leichte Hypochondrie (diese letzten Zeichen fehlen bei meiner Patientin).

Ein sehr wichtiges Symptom ist das Gefühl der Unzufriedenheit mit der Umgebung, und insbesondere mit sich selbst. *Acidum nitricum* steht im 3. Grad in der Rubrik „Zorn wegen seiner eigenen Fehler". Dieser Charakterzug ist wichtig. *Acidum nitricum* lässt sich ebenfalls in der Rubrik finden „unzufrieden mit sich selbst".

→ Drei Symptomgruppen sind repräsentativ für *Acidum nitricum*:

- Bevorzugter Befall der Körperöffnungen, der Grenzzonen Haut-Schleimhaut
- Splittergefühl, das die Grundlage bildet für die Vorstellung, dass es einen äußerst genauen Punkt geben muss, fast auf den Millimeter genau. Die Grenze Haut-Schleimhaut bringt ebenfalls zum Ausdruck, dass es eine sehr stark umgrenzte Lokalisation gibt, es ist da und nicht daneben.
- Gewissenhaftigkeit in Kleinigkeiten: Dieses Symptom ist nicht vor dem Hintergrund der Ordnung zu sehen, sondern als zu gewissenhafte, kleinliche und nörgelnde Seite, die an allem etwas auszusetzen hat. *Acidum nitricum* streiten häufig um Worte und Einzelheiten. Sie betreiben unnötigerweise Haarspalterei oder halten sich mit Bagatellen auf.

Das Problem von *Acidum nitricum* ist das der Genauigkeit – der Wahrheit im Sinne der Genauigkeit (zusätzlich zur Gerechtigkeit, was ein unterschiedlicher Begriff ist). Die Wahrheit ist da und nicht einen Millimeter daneben. Der *Acidum-nitricum*-Mensch ist verärgert (oder er fühlt sich schuldig, wenn es ihn selbst betrifft), wenn es, wenn ich so sagen darf, einen Fehler gibt in der exakten Korrektheit der Dinge, oder wenn etwas, das „so und nicht anders" gemacht werden muss, nicht genau so umgesetzt worden ist. Deshalb ist er sehr schnell und häufig verärgert. Ich erinnere mich an eine *Acidum-nitricum*-Cousine, die alle im Restaurant sich unbehaglich fühlen ließ. Das servierte Gericht war niemals vollkommen, es gab nicht genug von diesem oder sie hätte jenes vorgezogen, und sie ließ ihren Teller in die Küche zurückgehen, um ihn ändern zu lassen, zum großen Schaden des Kellners.

In den Materiae medicae liest man zudem: „Wahnidee, als wäre er an einem Prozess beteiligt oder in einen Streit verwickelt“. *Acidum-nitricum*-Menschen können Querulanten sein, nicht im paranoischen Sinn, sondern im Sinn der Wahrheit, die sich auf genaue Fakten stützt. Dieser Aspekt ist wesentlich.

Acidum-nitricum-Menschen sind folglich häufig der Kritik ausgesetzt und insbesondere der Selbstkritik. Es sind die Patienten, die sagen: „Doktor, Ihre Behandlung hat nicht gewirkt, aber ich bin daran schuld, ich sollte nicht fett essen, und ich habe jeden Morgen einen Millimeter Butter gegessen ... ich sollte nicht sauer essen, und ich habe pro Woche eine Grapefruit verschlungen ... Wenn das Mittel nicht gewirkt hat, ist es auf mich zurückzuführen! Ich habe einen Fehler gemacht, ich habe die Empfehlungen nicht genau beachtet.“ Sie verzeihen sich nicht ihre eigenen Fehler, wie sie auch die Fehler der anderen nicht vergeben, was sehr auf die Nerven gehen kann. Daraus kann bei ihnen der Groll gegen sich selbst und gegen die anderen entstehen, und sie entschuldigen sich nicht, solange die Wahrheit und die Genauigkeit der Dinge nicht wiederhergestellt sind. Erst dann können sie der Entschuldigung zustimmen.

Der Acidum-nitricum-Mensch stellt sich die Frage: „Wie kann ich mich am besten vor Fehlern schützen und mich dagegen immun machen?“ Er wird folglich zahlreiche Vorsichtsmaßnahmen ergreifen, um Fehler auf jedem Gebiet zu vermeiden. Und natürlich wird es ihm niemals völlig gelingen!

Wenn man sich der Herkunft des Mittels zuwendet, seinem Wirkstoff, was wird man entdecken? Die Salpetersäure führt beim Kontakt mit der Haut zu grässlichen Wunden, aber es sind nicht die gleichen wie zum Beispiel bei der Schwefelsäure. Die Salpetersäure zerstört die obersten Schichten der Epidermis, sie färbt sie gelb, indem sie die Gewebeproteine koagulieren und verhärten lässt, um dadurch eine gewisse Schutzbarriere vor der weiteren Wirkung zu schaffen. So gesehen schützt es sich vor sich selbst. Deshalb verschlimmert sich bei *Acidum nitricum* die Situation nach einer ersten Stufe des Gewebsbefalls nicht weiter, während sich die Schwefelsäure weiter in die Tiefe frisst.

Der *Acidum-nitricum*-Mensch hat den grundlegenden Wunsch, den Fehler aufzudecken, den Fehler in sich selbst und die Wahrheit und die Richtigkeit zu suchen – in all ihren Abstufungen und Genauigkeiten, für sich und für die anderen.

Ich möchte mit einer kleinen Geschichte enden. Der Veterinärarzt Pierre Froment erzählt, wie er eine Schafsherde behandelt hat, indem er vom Problem des Züchters ausging[75]. Die Schafe litten an Husten, die gesamte Herde war befallen. Der aufgebrachte Züchter sagte: „Wozu soll es gut sein, das führt zu nichts, ich habe einen derartigen Fehler gemacht, alles ist meine Schuld." Ausgehend von dieser Betrachtung hat er einige Globuli *Acidum nitricum* in die Tränke gegeben und die ganze Herde war geheilt!

KÖNNTE MAN NICHT AM BEISPIEL VON ALAIN SAGEN: „DER FEHLER VON DESCARTES IST VON GRÖSSERER GÜTE ALS DIE WAHRHEIT EINES PEDANTEN".

75 Wir haben viel Fälle aus der Veterinärmedizin, in denen die Verbindung zwischen dem Menschen und dem Tier so stark ist, dass es häufig aufgrund des Verhaltens des Besitzers gelingt, das Tier zu heilen. Ich erinnere mich an einen außergewöhnlichen Fall, den eines mit dem Tode ringenden Kaninchens (das einer Freundin gehörte, die mich eines Sonntags verzweifelt angerufen hatte). Schon am Ton der Stimme dieser Freundin und an ihrer Reaktion der äußersten Erregung, die völlig ungewöhnlich war, habe ich „die kleine Musik" von ***Aconit*** erkannt, das zur Rettung des Kaninchens führte!

38 Trau dich!

Anamnese

Ich empfange diese kleine Dame, eine gewisse Roselyne, im Februar 1995. Damals war sie 55 Jahre alt, geschieden und Mutter eines jungen Mannes um die 30.

Sie leidet seit 1968 an einer rheumatoiden Arthritis, die immer weiter voranschreitet. Alle Gelenke sind befallen, einige sind sehr verformt; sie hat sich schon mehreren korrigierenden Operationen unterzogen. Trotz der antientzündlichen Therapie und anderer allopathischer Behandlungen leidet sie weiterhin; sie schläft außerdem wenig und ist dadurch umso erschöpfter.

Roselyne ist erwerbsunfähig, ihr Leben hat sich nach und nach eingeschränkt und sie führt ein Leben auf Sparflamme. Die Polyarthritis hat zwei Jahre nach der Geburt ihres Sohnes begonnen.

Roselyne hat ein rundes Gesicht mit hochroten Wangen und es ist spürbar, dass sie sich im Augenblick nicht wohlfühlt. Als es mir gelingt, sie aufzulockern, verläuft die Sprechstunde besser. Sie erklärt mir dann, so gewissenhaft wie möglich, die Umstände ihrer Behinderung und beantwortet bereitwillig alle meine Fragen. Die Gelenkschmerzen sind zeitweilig sehr ausgeprägt, vor allem nachts. Nachdem sie für einen Augenblick zur Ruhe gekommen ist, muss sie ihre Gelenke durchbewegen. Ihre wandernden Schmerzen gleichen einem heftigen Muskelkater oder es handelt sich um stechende Schmerzen. „Was lässt sich zu Ihren Schmerzen noch sagen?" „Ich habe zeitweise das Gefühl, dass man mir die Knochen zerschlägt."

Roselyne ist äußerst kälteempfindlich, sie verträgt Feuchtigkeit überhaupt nicht, sie kommt nur bei Wärme wieder auf die Beine und wundert sich, dass sie so viel schwitzen muss, besonders in den Achselhöhlen, an den Füßen und an den (eiskalten) Händen. An diesen können sich sogar Schweißtropfen bilden. Sie fühlt sich ständig im „Stress", obwohl sie keinerlei Sorgen hat, weder finanziell noch familiär oder in ihren Beziehungen.

Als ich sie zu ihrer Scheidung befrage, antwortet sie: „Mein Mann hat mich verlassen, weil ich krank war. Ich habe nicht damit gerechnet, es ist grausam und hart gewesen, zumal er gegangen ist, als unser Kind ganz klein war. Ich habe die Hölle durchlebt, denn er hat mehr als ein Jahr gebraucht, das Haus zu verlassen, ich war wie ein Zombie. Seit damals lässt sich mein Leben mit diesen wenigen Fragen auf den Punkt bringen: ‚Was wird mir geschehen, was wird aus mir werden, was wird mir zustoßen?'"

Roselyne gehört zu den wenigen Patienten, bei denen Ihnen das Mittel von Anfang an in die Augen springt! Ich hatte als ersten Eindruck in meine Notizen aufgenommen: „Rote Wangen", „Hypertonie?" Obwohl der arterielle Druck immer niedrig gewesen (bei 100 mmHg) war, klagt Roselyne über häufige Palpitationen. Ich werde rasch begreifen, dass diese Rötung und diese Palpitationen nicht ständig bestehen und mit ihrer großen Empfindsamkeit im Zusammenhang stehen.

Ihr Leben ist eher begrenzt, vor allem seitdem sie erwerbsunfähig ist. Sie hat sich danach sehr um die Ausstattung ihres Hauses gekümmert und ist etwas zwanghaft in der Versorgung ihres Haushalts geworden. „Ich bin pedantisch, übertrieben ordnungsliebend und trotzdem längst nicht perfektionistisch! Mein Mann hat mir vorgeworfen, dass ich zu sehr die ständige Anwesenheit von ihm und meiner Familie gebraucht habe und die Sippe immer an meiner Seite haben wollte." Diese Bemerkung passt zu meinen Beobachtungen: Wenn sie zu mir kommt, wird sie immer von einer Freundin begleitet, die sie dann im Wartezimmer erwartet.

Ihr Ehemann schuldet ihr seit Jahren noch 60.000 Euro: Es ist unglaublich, wie er sie unter seiner Fuchtel haben möchte. Diese Geschichte nagt an ihr, selbst wenn sie das Geld nicht wirklich braucht. „Aber", sagt sie mir, „ich werde standhaft bleiben und nicht aufgeben."

Man spürt bei Roselyne gleichzeitig eine große Empfindsamkeit, eine Zerbrechlichkeit, eine gewisse Verletzlichkeit, aber auch eine feste Verankerung, eine Art unaufdringliche Entschlossenheit, die sich nicht nur auf die Beziehungsprobleme mit ihrem früheren Ehemann bezieht, sondern auch ihre Krankheit und das Leben im Allgemeinen betrifft. „Das Recht ist für die Unehrlichen gemacht, das macht mich fertig, das richtet mich zugrunde, aber er wird es nicht in das Paradies mitnehmen können."

Ich fordere sie auf, mehr zu erzählen: „Ich war niemals selbstsicher gewesen, ich hatte immer Angst davor, etwas falsch zu machen, etwas nicht zu wissen. Schon in der Schule, wenn eine Aufgabe vor mir auf dem Tisch lag, hatte ich große Mühe zu schreiben, so sehr schwitzte ich an den Händen, der Füller glitt mir aus den Fingern. Ich konnte mich nur in der Familie ausleben, in der ich gerne den ‚Kasper' spielte. Außerhalb wagte ich es kaum, mich zu zeigen. Meine Mutter zwang mich, als ich 15 Jahre alt war, – und das war eine Prüfung – bei der Bäckersfrau Brot kaufen zu gehen."

„Wie fühlen Sie sich derzeit?" Sie antwortet mir schlagfertig: „Ich fühle mich alt und schwach."

Erste Verordnung

Ich verabreiche Roselyne eine Gabe des Mittels als C200. Zwei Monate später ruft sie mich an: „Es geht mir besser. Ich habe meine Medikamente etwas reduziert und ich werde sie wieder konsultieren."

Roselyne kommt drei Monate später wieder. Ihre polyarthritischen Schmerzen sind deutlich weniger stark ausgeprägt, sie hat ihre allopathischen Medikamente um die Hälfte reduziert. Sie leidet seit einem Monat an einem unaufhörlichen und ermüdenden, trockenen Husten vom Typ Tracheitis, bei dem Antibiotika völlig wirkungslos gewesen sind. Da sie die Zeit völlig zurückgezogen zu Hause verbracht hat, haben sich bei ihr umso mehr Ängste entwickelt und sie hat unter Palpitationen gelitten. Sie schwitzt immer noch sehr stark.

Ich verschreibe ihr diesmal eine Gabe als C1000, die den Husten innerhalb von 48 Stunden heilt, allerdings treten für die Dauer von zwei Wochen eine sehr starke Müdigkeit und Gelenkschmerzen auf, die wieder aufgeflammt sind. Dadurch war sie gezwungen, wieder antientzündliche Medikamente in hoher Dosierung einzunehmen. Es handelt sich also um eine Erstverschlimmerung. Ich beruhige sie am Telefon und erkläre ihr den Vorgang der vorübergehenden Verschlimmerung bestimmter Beschwerden, die nach der Gabe eines Mittels, das offensichtlich gut gewählt ist und mit der Zeit zur Heilung führt, auftreten können. Ihre Antwort: „ Gut, ich werde durchhalten!" Der zuvor erzielte Erfolg lässt sie weiterhin vertrauen. Ich erkläre ihr, dass sich die Lage zu einem bestimmten Zeitpunkt plötzlich in das Gegenteil umschlagen und sie sich dann deutlich besser fühlen wird; dies wird bedeuten, dass das Mittel seine „Arbeitsphase" beendet hat und sie dann nach und nach ihre allopathischen Medikamente reduzieren kann.

Roselyne folgt meinen Empfehlungen aufs Wort und, als ich sie sechs Monate später wiedersehe, hat sie jede allopathische Behandlung abgesetzt, nicht weil sie ihre Willenskraft unter Beweis stellen wollte, sondern weil ihre Schmerzen unendlich schwächer sind. Sie behält natürlich ihre Behinderungen von früher und ihre Beweglichkeit bleibt gemindert, denn die Gelenke ihrer Hände, ihrer Knie und ihrer Füße sind sehr stark durch die früheren Entzündungsschübe in Mitleidenschaft gezogen worden und versteift durch die erfolgten Operationen. „Ich bin ebenfalls sehr viel weniger ängstlich, fühle mich besser in meiner Haut und, Doktor, ich möchte wirklich, dass dies so weitergeht, mein Leben ist dadurch verändert worden."

Danach werde ich die Patientin in einem Rhythmus von einer Konsultation jährlich behandeln und jedes Mal werde ich ihr eine Gabe dieses Mittels verschreiben, die letzte als C10.000. Der Entwicklung der Polyarthritis wurde Einhalt geboten, die Patientin leidet nicht mehr und zur jetzigen Zeit kann man von Heilung sprechen, selbst wenn die alten Folgeerscheinungen weiterhin bestehen und sie an ihre schwere Vergangenheit erinnern. Sie erträgt ihre relative Einsamkeit besser und hat neue Freunde gefunden, die mit ihr ausgehen und ihr Leben heiterer gestalten.

Fallanalyse

Wir können die folgende Repertorisation vorschlagen:

- Schmerzen in den Gelenken nachts
- Schmerzen wie eine Fraktur, als ob die Knochen brechen würden
- Schmerzen mit Zerschlagenheitsgefühl nachts
- Wandernde Schmerzen der Glieder

In den vier Rubriken taucht nur *Silicea terra* auf.

Bei dem Symptom „kalte Hände (und selbst eiskalt) mit reichlichem Schwitzen (im Zusammenhang mit Erregbarkeit, Angst)" muss man an *Silicea* denken (bei *Calcium carbonicum* sind die Hände im allgemeinen schlaff, kalt und einfach feuchtkalt). Was das Verhalten angeht, gibt es etwas, was für mich ebenso unerklärbar wie charakteristisch für das Mittel ist: Es ist diese zurückhaltende, gehemmte und dennoch entschlossene Art, sich darzustellen und in der Umwelt aufzutreten.

Arzneimittelbild von Silicea terra

Die sehr umfangreiche Materia medica für *Silicea* soll hier nicht in allen Einzelheiten beschrieben werden. Führen wir lieber einiges zur Herkunft des Mittels aus, um es in seiner Essenz besser zu verstehen.

Silizium bildet 60 % der Erdkruste. Es kommt in allen Reichen vor und ist ein wesentliches Element des Sands, des Gesteins, der Erde. Mit der Entdeckung des Feuersteins hat es einen großen Anteil an der gesamten Menschheitsgeschichte. Im Pflanzenreich ist es an der Bildung der Fasern beteiligt und es ist unerlässlich für das Wachstum, denn es erhöht die Widerstandsfähigkeit und die Elastizität des Gewebes. Im Tierreich findet man es in allen Geweben, in allen Organen. Es ist beteiligt am Aufbau der Struktur wie auch am Wachstum, wenn es fehlt, treten Wachstumsstörungen auf. Es spielt auch eine wichtige Rolle im Immunsystem und es ist bekannt, wie sehr das Mittel *Silicea* bei schwachen Kindern von Nutzen sein kann. Seine Wirkung ist noch eindrucksvoller in den Ländern, in denen die Bevölkerung an Unterernährung leidet. Man kann also gleichermaßen die Begriffe Festigkeit und Zerbrechlichkeit nennen.

Der *Silicea*-Mensch ist sich selbst seiner entgegengesetzten Zustände bewusst. Er weiß sich stark, ebenso wie er sich schwach fühlt. Er spürt seinen schwachen Körper und sein schwaches Skelett und vertraut ihnen nicht – das gleiche gilt auch für die Schwäche seines Immunsystems. Er trägt sehr häufig einen Schal oder ein Halstuch. Ebenso weiß der *Silicea*-Mensch um seine Verletzlichkeit und mangelnde Stärke. Dieses Gefühl meint gleichermaßen die körperliche und geistige Ebene. Verfügt er über alle Fähigkeiten, um sich der Welt zu stellen, um in ihr erfolgreich zu sein? Angesichts dieser Dimensionen ist es nicht verwunderlich, dass er von einer so großen Erwartungsangst befallen wird. Im schlimmsten Fall wagt er es nicht mehr, was auch immer zu unternehmen, insbesondere, wenn es etwas Neues ist.

Dieser Mangel an Vertrauen kann sich auf das Gefühlsleben ausdehnen: „Bin ich gut genug, um geliebt zu werden?" Es gibt bei *Silicea* indessen keine Abgründe des Gemüts, kein Verlassenheitsgefühl. Er stellt sich einfach die Frage: „Was bin ich wert, habe ich die Fähigkeit, um ...?" Man kennt seine außerordentliche Schüchternheit, zumindest in der Kindheit, denn später wird sich der Silicea-Mensch durch die ihm innewohnende Entschlossenheit aufbauen, indem er die Zurückhaltung hinter sich lässt. Während meiner praktischen Erfahrungen habe ich bemerkt, dass sich paradoxerweise bestimmte Schauspieler als *Silicea* entpuppen. Es ist ziemlich erstaunlich, dass ein schüchterner Mensch, der Angst davor hat, in der Öffentlichkeit aufzutreten, diesen Beruf ergreift! Es ist eben Silicea, das über diesen Willen verfügt, mit äußerster Entschiedenheit über sein Schicksal zu bestimmen. Eher unbewusst nutzt er also diese Gelegenheit als Therapie und flüchtet sich nicht hinter einen Bankschalter.

Wenn sich der *Silicea*-Mensch im Gleichgewicht befindet und sich endlich traut, sich zu zeigen, wird er immer geschätzt für seine wahren Qualitäten: Er ist freundlich, äußerst entgegenkommend, tüchtig und entschlossen.

→ *Wenn Sie sich bei einem Patienten fragen, ob er nicht* ***Silicea*** *sein könnte, stellen Sie ihm die Frage: „Gehen Sie den Dingen auf den Grund?" Der Patient wird Ihnen antworten, dass er hartnäckig und eigensinnig ist, „ich gebe niemals auf, selbst wenn es mich Jahre kostet". Er geht nicht drauflos, ist niemals abhängig, er weiß zu verlieren, aber er steht immer wieder auf, um seinem Ziel entgegenzugehen.*

Die Hartnäckigkeit ist eine seiner großen Tugenden. *Silicea*, das ist der ideale Schüler! Er stört niemanden und, wenn man ihm vertraut, gelingen ihm die schönsten Unternehmungen.

Wenn er zusammenbricht, kann es sein, dass er mit seiner scheinbaren (er wagt es nicht) Unterordnung übertreibt: Da er von Natur aus die Ermutigung durch andere braucht, kann er sich schlecht anderen widersetzen. *Silicea* kann im Schatten des „Meisters" bleiben, ohne sich jemals zu erlauben, ihn zu überschreiten. Bei ihrer Partnerwahl kann eine *Silicea*-Frau auf einen „Macho"-Mann treffen und darunter leiden. Ein *Silicea*-Mann wird leicht eine kluge Frau wählen.

Bei dieser Gelegenheit erinnere ich mich daran, mit *Silicea* einen osteopathischen Kollegen aus der Provinz geheilt zu haben, der an intrinsischem Asthma litt, das bis in die Kindheit zurückreichte und der seit 25 Jahren Kortison einnahm – mit sekundären Veränderungen der Wirbelsäule – und ein Dauerpatient im Notfalldienst und in der pneumologischen Klinik war. Ich sehe ihn einige Jahre später beim einem Treffen von Freunden wieder und er verkündet in der Runde: „Hoho, die Homöopathie, die fügt Schaden zu!" Etwas verärgert schlage ich zurück: „Ich glaubte, dass Du geheilt wärest?" „Ja, antwortet er mir, Du hast mein Asthma geheilt, aber mein Leben ist dadurch völlig auf den Kopf gestellt worden. Die Homöopathie ist eine Atombombe: Meine Frau hat dabei nicht überlebt!" „Uff!" sage ich ihm mit einem Lächeln, denn ich kannte seine Frau … ein wahrer Feldwebel und er hatte immer wie ein kleiner Junge vor ihr gestanden, der etwas falsch gemacht hatte.

Eine der Überlebensstrategien für jemanden wie *Silicea,* der sich so schwach fühlt, kann der Rückzug sein. Seine Zurückhaltung wird dann ein bisschen pathologisch.

Wenn *Silicea* das Bedürfnis nach Ermutigung hat, entspricht dies nicht der Art eines *Barium carbonicum*, der sich wirklich auf den anderen wie auf den Stock eines Greises stützt. Es handelt sich hier um eine einfache Rückversicherung. Es ist *Siliceas* großer Wunsch, alles perfekt zu machen (nicht wie ein *Arsenicum album*, der in der reinen Logik der Rationalität verharrt.) Wenn er zum Beispiel einen Brief schreibt, kann er ihn dreimal neu anfangen, nicht so sehr wegen seines Inhalts, sondern wegen der Form, der Darstellung: Eine Streichung, eine ungleiche Schrift, ein Wort, das vielleicht schlecht lesbar ist.

Im Grunde genommen ist der *Silicea*-Mensch, der sich schwach glaubt[76], sehr viel stärker, als er es sich vorstellt, und sein inneres „Gerüst" sehr viel tragfähiger, als er meint. Während der stämmigere *Calcium carbonicum* seine Zeit damit verbringt, sich vor der äußeren Welt zu schützen, indem er sich einen Panzer schafft, bietet *Silicea,* mit unscheinbarer Miene, der Wirklichkeit sehr mutig und tüchtig die Stirn. Ich habe herausgefunden, dass in der Materia medica bei *Silicea* weniger als die Hälfte der Ängste eines *Calcium carbonicum* aufgeführt sind. Man kennt von ihm die Furcht vor Nadeln, die erklärbar ist: Eine Nadel ist ein spitzer Stachel, der die Siliziumkristalle aufritzen kann und ihre feine Anordnung destabilisieren und damit seine Struktur schwächen kann. Die Ängste von *Silicea* zeigen wenig Fantasie, er hat keine sehr entwickelte Vorstellungskraft.

Der Silicea-Mensch geht davon aus, dass er sowohl körperliche als auch intellektuelle Grenzen hat. Wenn man aus einer Haltung der Demut heraus glaubt, dass man nicht der Schönste ist, der Intelligenteste, der Stärkste, dann hat man gerade alle Möglichkeiten, auf dem gesuchten Gebiet, wenn nicht der Beste, so doch hervorragend zu werden. Er ist sich darüber im Klaren, sich nicht immer selbst genügen zu können, er hat es gern, begleitet zu werden. Er weiß, dass er nur ein unvollkommener Mensch ist, der wie der Kristall die Zerkleinerung riskiert – eine Spitze genügt, ihn zerspringen zu lassen. Befindet sich *Silicea* in einem guten Gleichgewicht, findet er ein angemessenes Selbstvertrauen, das notwendig ist, um voranzuschreiten und die allergrößten Dinge zu bewerkstelligen.

76 Wie gewisse Kollegen bei einer meiner Vorlesungen daran erinnert haben, müsste eine Differenzialdiagnose mit einem Mittel wie ***Thuja occidentalis*** gemacht werden, selbst wenn es nur wegen der Empfindung der Zerbrechlichkeit wäre. Aber ***Thuja*** versteckt sich „hinter einem Schleier der Unfehlbarkeit" (Dr. M.-B. Hibon), verbirgt sich, verdeckt seinen unverzeihlichen Fehler in seinem Innersten, wo er seinem egozentrischen Dogmatismus freien Lauf lassen kann. Dies unterscheidet sich sehr von ***Silicea.*** Man hätte auch an ***Pulsatilla*** wegen seiner Sanftmut, seiner Freundlichkeit und offensichtlich leichten Erregbarkeit denken können. (Im übrigen sagten Pierre Schmidt und seine Zeitgenossen damals, dass ***Silicea*** und ***Pulsatilla*** Komplementärmittel wären, dass einer das chronische Mittel des anderen wäre), Aber bei ***Silicea*** leidet man unter der Kälte und sitzt am Ofen, während man sich bei ***Pulsatilla*** eher in der Wärme und im Freien befindet! ***Silicea*** verfügt über eine Entschlossenheit, ein Fundament, das es sicher nicht bei ***Pulsatilla*** gibt, das ständig schwankt, ein Opfer seiner Gefühle und Geisel seiner Verbindung zu seinem Nächsten.

Unglücklicherweise hat meine Patientin Roselyne trotz *Silicea* bis zu diesem Tag ihre 60.000 Euro immer noch nicht zurückerhalten. Die Homöopathie ist längst nicht unfehlbar.

JEDER ATEM, JEDER STRAHL, OB GNÄDIG, OB FATAL,
BRINGT ZUM GLÄNZEN UND ZUM SCHWINGEN,
MEINE SEELE AUS KRISTALL,
MEINE SEELE DER TAUSEND STIMMEN,
DIE GOTT, DEN ICH ANBETE,
INMITTEN VON ALLEM STELLTE,
WIE EIN TÖNENDER WIDERHALL!

Victor Hugo

39 Man verletzt die Selbstliebe, man tötet sie nicht

H. de Montherlant

Als er im März 2000 in meine Sprechstunde kommt, ist Jean-Pierre 49 Jahre alt und beeindruckt mich von Anfang an, durch sein besonderes Auftreten und seinen scharfsinnigen Verstand. Ich spüre, wie sehr die Konsultation für ihn von Bedeutung ist, zu der er sich bei mir auf Empfehlung seiner Freundin entschlossen hat. Wie häufig bei charakterstarken Männern, ist er nicht daran gewöhnt, ärztliche Untersuchungszimmer zu besuchen. Obwohl er sein berufliches und privates Leben völlig unter Kontrolle hat, fühlt er sich angesichts einer Krankheit völlig verwirrt.

Anamnese

Sein erstaunlich kleiner Kopf auf einem langen und schlottrigen Körper gibt ihm das Aussehen eines Jugendlichen, der schlecht gewachsen ist und mit seinen nicht zusammenpassenden Körperteilen so gut er kann fertig werden muss. Sobald er den Mund öffnet, spürt man dagegen eine starke Persönlichkeit, selbstsicher, voller Intelligenz und Scharfsinn. Der Kontrast ist überraschend und äußerst angenehm.

Der Morbus Crohn, den er seit drei Jahren mit sich herumschleppt, trotz einer regelmäßigen Behandlung durch eines der besten Krankenhäuser der Hauptstadt, behindert ihn schrecklich. Der Kampf ist unaufhörlich, die Schübe regelmäßig, die Behandlung ununterbrochen, und schon zweimal musste er stationär aufgenommen werden, einmal eine Woche, dann beim zweiten Mal zwei Wochen, um einen noch heftigeren Schub als die vorangehenden zu behandeln. Das Schreckgespenst eines verstümmelnden Eingriffs schwebt seit Langem über seinem Kopf. Zusätzlich leidet er an einer Spondylarthritis, mit der er einigermaßen zurechtkommt. Innerhalb von drei Jahren hat er acht Kilo abgenommen. Die Müdigkeit besteht immer, und er kann nur aufgrund seiner Willenskraft, ein fast normales

Leben führen, mit Augenblicken – dies möchte er diskret behandelt wissen – einer gestohlenen Erholung. Glücklicherweise erlaubt ihm seine gegenwärtige Tätigkeit als unabhängiger Wirtschafts- und Finanzberater gleitende Arbeitszeiten (als Absolvent der ENA und der École Polytechnique hat er in der Vergangenheit allerhöchste Ämter innegehabt, so war er beispielsweise Kabinettschef eines Ministeriums.) Er geht mit seinen Anfällen von Diarrhö in aller Verschwiegenheit um, indem er seine Treffen außer Haus oder seine seltenen Abendgesellschaften entsprechend seinem augenblicklichen Zustand organisiert.

Die Symptome von Jean-Pierre (Diarrhoen, Koliken, Blutungen) sind sehr pathognomonisch für die Krankheit und bringen für den homöopathischen Arzt kaum auf die Persönlichkeit bezogene Informationen. Jean-Pierre beteuert mir indessen mit Bestimmtheit, dass sich seine Krankheit nach einer Koloskopie stark verschlimmert hat. Eine andere Einzelheit erscheint interessant zu sein: Die Schübe treten vor allem bei sehr starken Belastungen durch Gemütsbewegungen auf, deren besondere Eigenschaften herausgefunden werden müssen. Ich sehe mich also verpflichtet, ganz nah zur Persönlichkeit vorzustoßen und seiner natürlichen Zurückhaltung „Gewalt" anzutun, indem ich ihn von sich selbst sprechen lasse.

Der Erfolg dieses brillanten Mannes, der voller Humor, aber zu glatt ist, ist in vielerlei Hinsicht exemplarisch. Er arbeitet viel, schläft wenig, ist Ehemann einer jungen Frau (die acht Jahre jünger ist), die selbst Karriere macht als Pressesprecherin in einem großen Verlag. Sie haben zwei hübsche Kinder. Alles läuft offensichtlich gut ...

Obwohl mir die Symptome des Morbus Crohn, der drei Jahre zuvor aufgetreten war, keine Ruhe gelassen haben, gelingt es mir erst bei der dritten Konsultation, die Widerstände dieses zu vollkommenen Mannes aufzubrechen. „Aber sagen Sie mir nicht, dass damals nichts vorgefallen ist. So wie ich, wissen Sie, dass der psychosomatische Anteil an dieser Krankheit sehr wichtig ist. Selbst die abgestumpftesten und mechanistischsten Allopathen gestehen diese Tatsache ein." Es handelt sich höchstens um eine Art atmosphärisches Phänomen in meinem Umfeld. „Erzählen Sie mir also von dieser Stimmung, wie Sie sagen. Was mich am allermeisten interessiert, sind nicht die Fakten selbst, sondern die Gefühle, die damit verbunden sind. Meine Neugier für die intimen Einzelheiten hat ausschließlich damit zu tun, dass ich die tiefen Gefühle verstehen muss, die Sie derart durcheinander bringen, dass sich deren Katharsis in den Fasern Ihres Körpers niederschlägt."

Schlagartig spüre ich, dass sich im Panzer von Jean-Pierre endlich ein Spalt geöffnet hat. Meine Tirade muss ihm gefallen haben! Er antwortet mir mit tonloser Stimme: „Der Zorn." „Seit wann?" „Immer mehr, seit vier oder fünf Jahren." „Warum?" „Wegen meiner Frau. Karriere zu machen ist sehr gut, aber nicht zum Nachteil der Familie. Sie hat Kinder bekommen und, wenn ich nicht da wäre, würden sie nur von jungen Au-pair-Mädchen erzogen. Sie ist niemals da, kommt jeden Abend um 21 Uhr nach Hause, und am Wochenende schläft sie oder macht Einkäufe mit ihren Freundinnen. Und ich spreche nicht vom Eheleben! Ich habe sogar einen Augenblick daran gedacht, dass sie einen Liebhaber hätte, aber ich glaube es nicht, es ist einfach die Arbeit, ein übertriebener Ehrgeiz. Sie ist auf dem besten Weg, Pressesprecherin der Buchhandlung ‚Tout Paris' zu werden, vor einem Monat ist im ‚Paris Match' ein kleiner Artikel über sie erschienen. Das wäre sehr schön, wenn sie sich nur nicht so wenig um die Kinder kümmern würde … und um mich."

„Und Sie sagen nichts dazu?" „Ich habe versucht, es ihr zu erklären, aber ich stoße auf Granit und ihr absolutes Unverständnis. Sie verweist auf meine eigene Karriere und sieht nicht, wie sehr ich auf das Familienleben bedacht bin. Entweder gehe ich in die Luft, was selten vorkommt, oder ich schlucke es herunter und unterdrücke meinen Zorn. Jedes Mal entschuldigt sie sich, gesteht Ihre Fehler ein, aber genau genommen ändert sich nichts."

„Und die Kinder, wie alt sind sie?" „Die Kleine ist sieben Jahre alt und der Große elf. Ich versuche, mich so oft wie möglich um sie zu kümmern. Ich habe eine hervorragende Organisation. Ich unterbreche meine Arbeit um 17 Uhr, um da zu sein, wenn das Au-pair-Mädchen die Kinder aus der Schule zurückbringt, um sie zu verköstigen und gegebenenfalls den Schulstoff mit ihnen durchzugehen. Ich bin es, der sie abends zu Bett bringt. Meine Frau kommt danach nach Hause, wir essen schnell, sie setzt sich vor den Fernsehapparat und ich arbeite die halbe Nacht, um meinen Rückstand aufzuholen. Wenn ich verreist bin, gebe ich den Babysittern telefonisch meine

Anweisungen. Ich richte es mir so ein, dass ich ständig zur Verfügung stehe, wenn die Kinder das Bedürfnis haben, zu sprechen. Ich gebe zu, das ist hart, vor allem, wenn man sich nicht unterstützt fühlt. Meine Frau überlässt mir alles, selbst die Regelung privater Sachen. Ich mache die Einkäufe im Internet, die wir uns liefern lassen. Meine Ehefrau kann mir wirklich nichts vorwerfen. Selbstverständlich weiß niemand in meinem beruflichen Umfeld, wie mein Leben ist. Ich würde mich dafür zu sehr schämen."

„Scham?" „Ja, für einen Kerl, ich übernehme die Frauenrolle." „Seien Sie kein Macho." „Es stimmt trotzdem." „Welche Freuden haben Sie im Leben?" „Die Leidenschaft für meine Arbeit und dass ich sehe, wie gut sich meine Kinder entwickeln." „Und ihr Sexualleben?" „Kaum, das interessiert meine Ehefrau nicht mehr. Für mich ist das sehr ernüchternd, das war Teil meines Gleichgewichts. Auch das quält mich. Ich bin von Natur aus ein treuer Mensch, und außerdem habe ich wirklich nicht die Gelegenheit, mich woanders umzusehen."

Fallanalyse

Ich weiß jetzt genug, das Mittel ist gefunden! Es kann sich nur um *Staphisagria* handeln. Wenn man fähig ist, bis zum Letzten Verantwortung zu übernehmen, mit solch einer Sorge und Vollkommenheit, um sich keiner Kritik oder dem geringsten Vorwurf aussetzen zu müssen, ohne sich zu beklagen, und fähig ist sich zu beherrschen! Ich teile dem Patienten meine Überlegungen mit. Wir sind uns einig darüber, dass er einen sehr großen Stolz hat, „es geht um Hochmut" sagt er mir. Die Selbstliebe kann manchmal zu einem großen Fehler werden. „Wenn ich im 19. Jahrhundert leben würde, würde ich zu jenen gehören, die nach einem Verrat oder einer schlechten Tat den Gegner zum Duell fordern. Die Ehrlosigkeit mit dem Blut der Klinge waschen." Er beginnt über seinen unerwarteten, hochtrabenden Ton zu lachen, endlich. „Stichwaffen haben mich schon immer fasziniert."

Erste Verordnung

Durch einige Gaben, verteilt auf das Jahr – die ersten beiden Einnahmen werden von einer kurzen lokalen Verschlimmerung gefolgt werden, wird

Jean-Pierre fortschreitend endgültig von seinem Morbus Crohn geheilt. Die von dem Mittel entfaltete Dynamik wird ihm erlauben, Abstand zu gewinnen, sich erheblich zu entspannen und endlich eine gutes Gleichgewicht im Leben zu gewinnen. Zum jetzigen Zeitpunkt hat er die Zügel seines Schicksals wieder in die Hand genommen, hat sich von seiner Ehefrau getrennt und hat ein Recht auf wechselnde Beaufsichtigung für die Kinder erreicht, das sich in jeder Hinsicht harmonisch gestaltet.

Arzneimittelbild von Staphisagria

Erinnern wir uns daran, dass *Staphisagria* ein großes Mittel bei glatten Wunden durch einen durchdringenden und scharfen Schnitt ist (woher seine Wirkung bei einer chirurgischen Wunde rührt). Diese Art von Verletzung lässt uns mit Recht an die Verletzung durch ein Schwert bei einem Duell denken, um eine Schmach zu sühnen.

Staphisagria fühlt sich verletzt, wenn seine Ehre angegriffen wird. Es handelt sich also mehr um die Selbstliebe als um den Stolz. Denken wir auch an dieses Symptom des Mittels: Verschlimmerung durch *„stretching out of sphincter"*, durch Dehnung und Erweiterung eines Sphinkters. Das ist der körperliche Ausdruck einer insbesondere narzisstischen Verletzung.

„Aber was ist," sage ich meinem Patienten, „mit dieser Verschlimmerung Ihrer Krankheit in der Folge der Koloskopie?" Wäre dies nicht im gleichen Sinn zu verstehen? Das Eindringen in Ihr intimes Fleisch, eine wahre Verletzung der Selbstliebe?"

Ich erinnere mich an eine Patientin, die 1991 durch *Staphisagria* von einer Rheumatoiden Arthritis geheilt wurde. Die ersten beiden Konsultationen führten nicht weiter. Bei der dritten war sie voll in einem akuten Entzündungsschub. Sie betritt meinen Raum, hat starke Schmerzen, strengt sich aber offensichtlich sehr an, um würdevoll und davon nicht zu betroffen zu erscheinen. Da ich sie so leiden sehe, drückt meine Haltung oder mein Blick sicher eine gewisse Sympathie und Mitleid aus. Und zu meinem großen Erstaunen bricht sie in Tränen aus. Ich frage sie, ob es der Schmerz ist, der sie so weinen lässt und sie antwortet mir: „Der Schmerz hat mich noch nie zum Weinen gebracht, ich weine, weil ich Ihre Aufmerksamkeit nicht ertrage." Es gibt nur noch *Natrium muriaticum*, das so reagieren kann.

Staphisagria kann in seinem Auftreten glatt oder sogar lau wirken und aus Stolz und zur Wahrung seiner Würde seine Anstrengung verstecken, um mit der Situation fertig zu werden. Er beherrscht sich, täuscht und scheint „cool", während er unter Spannung steht. Diese Kontrolle seiner Gefühle – oder selbst seines Zorns – wird sich manchmal durch eine gewisse Rigidität in seiner Haltung zeigen. Ebenso wie er, während seiner homerischen Wutausbrüche, die Kontrolle verlieren kann, zeigt es sich auch in solchen Situationen.

Die Gewalt von *Staphisagria* zeigt sich oft mehr in der Kindheit, als in der Zeit des Erwachsenseins. Das Kind wirft seine Spielsachen und die danebenliegenden Dinge herum (Fußtritte kommen eher von *Lycopodium*). Der Erwachsene wirft seltener mit seinen Tellern. Meistens nimmt er sich zusammen, sicher besser als ein *Nux vomica*.

→ *Würde, Stolz, Eigenliebe und Gerechtigkeit sind die Schlüsselworte bei* ***Staphisagria.***

Man muss an das Mittel denken, wenn eine Ungerechtigkeit irgendeine Beschwerde ausgelöst hat [77]. Sei es eine Ungerechtigkeit gegenüber jemand anderem oder ihm selbst – bei *Colocynthis* betrifft das deutlich weniger die anderen, oder es handelt sich um eine Projektion. Er ist unglücklich, weil seine Rechte nicht respektiert werden. Ebenfalls schlecht reagiert *Staphisagria* auf Vorwürfe, vor allem, wenn sie ungerechtfertigt sind. Wenn der Vorwurf begründet ist, steckt er ihn ein (vielleicht mit

77 Dr. Jocelyne Ducelier hat uns von einem zwei Monate alten Baby berichtet, das unter einem generalisierten, nässenden Ekzem litt und Antibiotika und Kortison erhielt und an dessen Heilung man verzweifelte. Sie hat dann die Mutter zur Zeit der Schwangerschaft befragt. Die Mutter hat damit begonnen zu erzählen, dass sie in ihrer Arbeit sehr aufgeblüht war, dass sie eine vorzügliche Krankenschwester war, die bei Reanimationen eingesetzt wurde. Nach weiterer Nachfrage, wie ihre Beziehungen zu ihrer Umgebung seien, hat sie mir schließlich erklärt, dass sie eine sehr große Ungerechtigkeit erlitten hatte, dass man ihre Schwangerschaft zum Vorwand genommen hatte, um sie von ihrem Posten zu entfernen, obwohl sie außerordentlich kompetent war. Sie hat dies nie mehr überwunden. Unsere inspirierte Kollegin hat also dem Baby ***Staphisagria*** gegeben, das innerhalb von acht Tagen geheilt war.

Schwierigkeiten) und stellt sich in Frage. Erinnern wir uns an dieses schöne Symptom: Zorn gegen sich selbst infolge eines begangenen Fehlers.

Die jungen Triebe von *Delphinium staphisagria* sind außerordentlich zerbrechlich, sie zerstäuben, sobald man sie berührt. Dies gibt Gelegenheit, die versteckte Überempfindlichkeit dieses Mittels zu unterstreichen. Im Übrigen bringt ihn jedes Ereignis oder jede dramatische Geschichte völlig aus der Fassung.

Um eine Metapher zu gebrauchen, könnte man sich die Persönlichkeit von *Staphisagria* als einen Lehnsherrn aus dem Mittelalter vorstellen, der sich seiner Pflichten gegenüber seinen Vasallen bewusst ist und sich um ihr Wohlergehen, ihr Glück sorgt. Er muss sein Bestes geben, vollkommen sein, um sie vor den äußeren Gefahren zu schützen und sicherzustellen, dass sie so gut wie möglich leben. Er selbst, der Alleinherrscher, muss über allen Nebensächlichkeiten stehen, „über allem", er muss sein eigenes Leiden unbeachtet lassen im Dienst am Nächsten. Der *Staphisagria*-Mensch muss unter allen Umständen perfekt und fehlerfrei handeln. Es handelt sich nicht um die Vollkommenheit eines *Arsenicum album*, die manisch, materiell und geschäftig ist, sondern um die moralische Vollkommenheit der Handlung an sich.

Bedeutet es, ihre Geisel zu werden, wenn man seine Menschenwürde achtet?

40 Wie Pech und Schwefel

1988 wünscht ein junger, 20-jähriger Mann namens Jérôme, dessen Eltern ich bereits behandelte, einen Termin, um mich so schnell wie möglich aufzusuchen. Sein Gesicht ist bleich und wächsern, er wirkt müde und geht wie ein kranker Mann. Und dennoch, als Beweis für seinen glücklichen Charakter, nähert er sich mir mit einem breiten Lächeln.

Anamnese

Bevor ich ihn überhaupt kennenlerne und weiß, woran er leidet, verspüre ich das Bedürfnis, ihm zu helfen. Auch solche glücklichen menschlichen Begegnungen sind Bestandteil des Praxisalltags. Entsprechend der Familientradition steht es für Jérôme außer Frage, sich mit nichts anderem, als der Homöopathie behandeln zu lassen, zumal es, wie er weiß, keinerlei allopathische Behandlung für die akute Hepatitis B[78] gibt, an der er leidet.

Jérôme spricht mit den Händen und seine unbeschwerte Ausdrucksweise ist von einer gewissen Nachdrücklichkeit gekennzeichnet. Man spürt den jungen Professor, der es gelernt hat, sich gut auszudrücken. „Meine Eltern verlassen sich auf Sie, um mich schnell von dieser Geschichte

78 Bei den akuten Hepatitiden (ich habe viele davon behandelt) ist das Ergebnis ziemlich eindrucksvoll, wenn Sie das passende homöopathische Mittel finden. Ich weiß darüber selbst zu berichten, da ich nach einer toxischen Hepatitis wie durch ein Wunder durch die Homöopathie geheilt worden bin. Ich war damals Medizinstudent und musste mich gegen Gelbfieber vor einer einmonatigen Reise nach Südamerika impfen lassen. Die Symptome begannen in Lima, Peru, am Ende des Aufenthalts. Ich habe mich bis zum Flugzeug geschleppt, um heimzukehren und wurde bei der Ankunft von befreundeten Ärzten in Obhut genommen. Ich litt an einer postvakzinalen „Gelbfieber"-Hepatitis (Transaminasen über 1000), ich hatte zehn Kilo in drei Wochen verloren und die Schulmedizin war offensichtlich beunruhigt. Meine Schwiegermutter, leidenschaftliche homöopathische Apothekerin, hat mich gewissermaßen gezwungen (als guter Medizinstudent war ich selbstverständlich gegen die Homöopathie eingestellt, einer Medizin der Scharlatane), ihren bevorzugten Homöopathen aufzusuchen (Doktor Lincz, ein begabter klassischer Homöopath, Freund von Pierre Schmidt, und später mein Lehrmeister). Ich erinnere mich: Ich konnte mich nicht aufrecht halten, zwei mussten mich stützen, er hat mir ***Chelidonium majus*** gegeben, das mich innerhalb von zehn Tagen hat „wiederauferstehen" lassen.

zu erlösen, sie haben ein solches Vertrauen in Sie!" All dies sagt er etwas schalkhaft.

Jérômes Allgemeinzustand ist offensichtlich schlecht, seine Transaminasen sind stark angestiegen, er kann sich kaum aufrecht halten. Die Leber ist um zwei fingerbreit angeschwollen, aber was ihn am meisten stört, ist sein schmerzender Magen. Er hatte zweimal leichte Beschwerden und fühlt sich ständig krank.

Im Gegensatz zu seinem Naturell, befindet sich Jérôme in einem Zustand großer Angst. Diese Angst, die der Situation nicht angemessen ist, hat einen Ort im Körper: Er hat den Eindruck, bald nicht mehr atmen zu können, so zusammengezogen ist sein Magen. Er hat weiterhin Appetit, sogar Hunger, er spürt eine Leere im Epigastrium, weiß aber kaum, was er zu sich nehmen soll, weil er einen Ekel vor Nahrung hat: „Ich müsste etwas haben, das gleichzeitig süßlich und säuerlich ist". Er hat vor allem ein Verlangen nach warmen Getränken und sagt lachend zu mir: „Ich, der so gern Bier trinkt, ich kann es nicht mehr ertragen."

Gestützt auf diese wenigen Symptome gebe ich ihm ein Mittel, das ihn sehr schnell heilen wird. Ich treffe ihn weiterhin alle zwei oder drei Jahre „für eine Justierung", wie er sagt, denn seine Gesundheit bleibt vorzüglich. Jedes Mal, wie auch immer seine Beschwerden aussehen (Lumbalgien, schwierige Verdauung, Erkältung, seelische Verstimmung usw.) und wann immer es passend erscheint, verschreibe ich ihm dasselbe Mittel, das perfekt wirkt.

Jérôme ist ein Patient, dessen Leben nach seinen Vorlieben von seltsamen Verläufen geprägt ist, der sich konträr zu der Persönlichkeit seines Vaters entwickelt hat. So sehr die sympathische, äußerst tatkräftige Mutter das Leben gemeistert und unter großen Anstrengungen für die Familie gesorgt hat und je nach Gelegenheit erfolgreich in vielen Berufen gewesen ist, so sehr war der Vater offensichtlich weniger einsatzbereit. „Meinen Ehrgeiz und meine Unternehmungslust habe ich vor allem von meiner Mutter. Mein Vater hat eine mehr passive Haltung im Leben und ich wollte dann, als Reaktion darauf, aus meinem Leben wirklich etwas machen."

Nachdem er sein geisteswissenschaftliches Studium beendet hat und von der Pädagogik begeistert ist, stürzt er sich nach einigen Jahren des Unterrichts in eine etwas verrückte Unternehmung. Da er erkennt, wie wenig die traditionelle Erziehung für schwierige Kindern geeignet ist, gründet er eine erste Privatschule (ohne Anerkennung durch das Erziehungsministerium), dann eine zweite. Und dies mit dem allergrößten Erfolg, „eine Eisenhand in einem Samthandschuh". Er arbeitet wie ein Verrückter, den Kopf voller Ideen und mit vielen realisierten Projekten. Er führt seine Einrichtungen mit einem gleichbleibenden erzieherischen und pädagogischen Anspruch, dem er seinen vorzüglichen Ruf verdankt. Er ist Junggeselle und lebt mit Begeisterung für seinen Beruf.

Seine plethorische Neigung hat bei ihm im Laufe der Zeit zu einer Gewichtszunahme geführt. Er ist ein Schlemmer, isst zu viel und genießt das Leben. Es gibt einen wirklichen Kontrast zwischen seiner strengen Arbeitsauffassung und seinem Privatleben, das deutlich weniger diszipliniert ist.

Er sieht sich manchmal schwierigen Sozialfällen gegenübergestellt und kümmert sich ganz besonders um einen zehnjährigen Jungen, der im Leben herumgestoßen wurde. Der Vater ist verschwunden, die Mutter, kindhaft und psychisch gestört, lässt das Kind manchmal zwei oder drei Tage hintereinander allein in der leeren Wohnung zurück, nur mit einigen Pizzen in der Tiefkühltruhe. Obwohl Jérôme Junggeselle geblieben ist, gibt es in ihm einen solch väterlichen Instinkt, dass er schließlich den Jungen adoptiert. Die Mutter stimmt mit der allergrößten Erleichterung zu. Er wird für diesen Jungen ein wahrhafter Vater, „mein Junge" wird er sehr häufig sagen. Dies sind für ihn glückliche Jahre. Leider stirbt der junge Mann im Alter von 17 Jahren bei einem Unfall, das ist für Jérôme ein furchtbares Drama, mit dem er nicht fertig werden kann. Er kommt völlig herunter, nimmt 15 Kilo zu und ist in einen wirklich depressiven Zustand abgesackt.

Einige Monate nach diesem Ereignis kommt er schließlich zu mir und dank desselben Mittels wie zuvor helfe ich ihm, innerhalb einiger Wochen, aus seiner Depression herauszukommen. Er kommt wieder auf die Höhe, nimmt einige Kilo ab und entschließt sich, ein gesünderes Leben zu führen (bessere Ernährung, regelmäßige Gymnastik). Dadurch kann er seine Trauer im Verlauf weiterer Projekte überwinden. Eines dieser Projekte gehört zu denen jüngeren Datums und ist persönlich: Er hat einen alten verfallenen Landsitz gekauft, den er am Wochenende nach seiner 60-stündigen Wochenarbeitszeit wieder in Ordnung bringt mit dem Gedanken, „etwas daraus zu machen".

→ *Tatsächlich lässt uns das zunehmende Verständnis über viele unserer Mittel schließlich glauben, dass ausschließlich das „Profil" des Patienten für eine gute Verschreibung ausreicht, was uns allerdings zu unnötigen Irrwegen führt. Die Themen eines Mittels sind vielschichtig, es ist manchmal schwierig, wenn nicht sogar unmöglich, bei einem Patienten die wesentliche Thematik herauszuarbeiten, die alle anderen erklärt. Das Verlassenheitsgefühl, ist es reaktiv oder nicht, die Problematik des Mangels, ist sie oder ist sie nicht begründet – wenn dies der Fall ist, verliert das Symptom seinen Wert, da wir nach dem Spezifischen des Menschen suchen. Das Verlangen nach Schönheit oder Harmonie, besteht diese schon immer, ist sie gleichsam angeboren oder ist sie erworben? Häufig können wir erst mit dem einmal gefundenen Simillimum die tiefste Problematik unseres Patienten umreißen. Dieses im Nachhinein erlangte Verständnis wird auch für den Patienten von unschätzbarem Wert sein, damit er sich selbst verstehen lernt, wie niemals zuvor. Wir sollten uns aber die Zeit nehmen zu überprüfen, ob der Patient wirklich in aller Tiefe verändert ist.*

Ich habe mir diesen Fall für meinen Vortrag ausgesucht, weil er alles andere als karikaturenhaft ist und dennoch den Charakter des Mittels sehr subtil darstellt. Ausschließlich die körperlichen und medizinischen Charakteristika (und dennoch repertorisierbaren[79]) haben mich auf den richtigen

79 Ich gehöre zu den Spezialisten des homöopathischen „Papier"-Repertoriums, da ich diese Kunst schon praktizierte, bevor die Informatik zu Tage getreten ist. Und ich kann bezeugen, mit dem Schweiß auf der Stirn, dass es unbestechliche Ressourcen enthält. Unsere alten Meister gingen mit diesem alten Zauberbuch in staunenswerter Weise um. Sie waren ziemlich häufig, im Sinne der Strenge in der homöopathischen Ausbildung, wahre „Terroristen". Bei mir war Doktor Lincz erbarmungslos! Er setzte sich über mein Privatleben oder meine Unternehmungen hinweg und sagte mir zum Beispiel: „Ich mache Sie an dem und dem Tag zu der und der Stunde mit diesem Teil der Lehre oder des Repertoriums vertraut, der zu beherrschen ist", ohne sich um meine möglichen Beschäftigungen zu kümmern. Ich erinnere mich daran, dass ich mich so an einem Ostersonntag vom Abendessen im Kreis der

Weg geführt (diesen Aspekt der Verschreibung besonders hervorzuheben schien mir wichtig).

Ich bin manchmal überrascht über die Siegesgewissheit einiger Kollegen, die über einige ihrer klinischen Fälle berichten und dies insbesondere seit es zum guten Ton gehört, Fälle mit sogenannten kleinen Mitteln vorzustellen. Ich bin zunächst voller Bewunderung für diese Entdeckungen, bemerke jedoch mit der Zeit, dass wenige dieser Fälle lange gut laufen, was das einzig wirkliche Kriterium für eine Simillimum-Verschreibung ist. Es ist bereits beachtlich, seinem Patienten zu helfen, wenn es auch nur vorübergehend ist, doch darum geht es im Moment nicht. Aber zu viele Fälle, auf deren Grundlage ein seltenes Mittel als wahres Simillimum beschrieben wird, werden zu schlechten Lehrbeispielen, indem sie ein falsches Bild von dem Mittel vermitteln. Dies gilt ab dem Zeitpunkt, indem sich dieses verfälschte Bild in das kollektive Unterbewusstsein einprägt und leider zur Wahrheit wird. Ich bin zum Beispiel mit diesen Ansichten nicht einverstanden, die seit den von Jan Scholten veröffentlichten Hypothesen im Umlauf sind, demnach die Kaliumsalze als gemeinsame Eigenschaft ein besonders ausgeprägtes Pflichtgefühl hätten. In 32 Jahren Praxis habe ich diese Behauptung niemals bestätigen können!

Fallanalyse

Kehren wir zu unserer Krankengeschichte zurück. Welches sind die charakteristischen, sonderlichen, ungewöhnlichen Symptome mit guten Modalitäten? Es gibt nichts wirklich Außergewöhnliches, das hervorzuheben wäre, deshalb geben wir uns also mit der mageren Ausbeute zufrieden, die wir ausfindig machen konnten! Die interessantesten Repertoriumsrubriken sind häufig die mittelgroßen Rubriken, welche das Charakteristische

Familie kurz entfernen musste, weil es ihm passte! Wenn es vorkam, dass ich mein Thema nicht beherrschte, schickte er mich nach Ablauf von fünf Minuten weg! Eine heroische Zeit, in der wir alles mögliche getan hätten, um uns auszubilden ... Was die Repertorien angeht, haben wir zum heutigen Zeitpunkt prächtige Register, wie das Synthesis, die Frucht einer unermesslichen Arbeit von Dr. Frederik Schroyens, viel umfangreicher, erschöpfend, aber unmöglich im Gedächtnis zu behalten. Das knapper gehaltene Repertorium von Kent hatte den Verdienst, anschaulich zu sein, rasch bearbeitet und somit wirklich auswendig gelernt werden zu können.

(ich spreche nicht vom Spezifischen oder vom Außergewöhnlicherem) einer gewissen Anzahl von Mitteln darstellen.

Im vorliegenden Fall schlage ich vor:

- Angst durch Magenschmerzen, mit Druckgefühl im Epigastrium
- Atmung behindert durch Kontraktionen des Magens
- Abscheu vor Nahrung, mit Hunger
- Ohnmacht: Unwohlsein bei Magenerkrankung
- Verlangen nach Süßem und Saurem gleichzeitig

Diese Repertorisation führt uns zu *SULFUR*.

Arzneimittelbild von Sulfur

Ich konnte die Polychreste nicht behandeln, ohne mit Ihnen über *Sulfur* gesprochen zu haben! Quantitativ gesehen ist dieses Mittel im Repertorium am häufigsten vertreten – die Materia medica hat in diesem Fall einen enormen Umfang –, Sie finden das Mittel überall, in jeder Rubrik und deren Gegenteil. Es ist ein unverzichtbares Mittel, das unter den unterschiedlichsten klinischen Gegebenheiten von Nutzen und wirksam ist, ohne gezwungenermaßen das Simillimum eines Menschen zu sein. *Sulfur* ist sozusagen die grundlegende Verkörperung der menschlichen Physiologie.

Was meinen Patienten betrifft, denke ich jedoch, dass es für ihn das wahre Simillimum ist, denn mit einem Abstand von 18 Jahren wirkt es immer noch auf jedem Gebiet, und es hat diesen Mann wirklich ausgeglichen gemacht und ihn verändert.

Sulfur entspricht der Problematik des menschlichen Seins im allgemeinen, woraus sich sein universeller Charakter erklärt. Man kann bei ihm grob zwei Typen unterscheiden:

- Der eine, pragmatisch, praktisch, etwas gewinnsüchtig, warmblütig, voll im Leben stehend, sein mangelndes Selbstvertrauen hinter einem eher plethorischen Aussehen versteckend, sich tausend Fragen stellend, ohne notwendigerweise darauf eine Antwort zu erwarten.
- Der andere, der klischeehafte *Sulfur*, beschrieben als der zerlumpte Philosoph, eher Küchenphilosoph, eher trocken und kalt. Dieser theoretisiert, will die Geheimnisse des Universums entdecken und flüchtet sich leicht in Ideen und Vorstellungen; er ist eher ein Träumer.

Sulfur, das ist eine Sache und ihr Gegenteil. Wenn Sie einen Patienten ankommen sehen mit Flecken auf dem Jackett, die Hose ganz zerknittert und das Hemd von zweifelhafter Sauberkeit, denken Sie an *Sulfur*!

Indessen habe ich beobachtet, dass Sie infolge des sozialen Drucks (und *Sulfur* hat Verlangen nach Anerkennung) auch einen „Weihnachtsbaum" ankommen sehen können, das heißt eine Frau, die sich zur Arbeit schmückt wie um ins Theater zu gehen, geschminkt, makellos, mit Schmuck bedeckt. Das ist wahrscheinlich eine Überkompensation in Bezug zu ihrer Problematik der Anerkennung. *Sulfur* sieht sich nicht, wirft auf sich kaum einen kritischen Blick.

Sulfur ist insbesondere das Mittel der *Psora* und entspricht einem ständig labilen und heiklen Gleichgewicht der Gesundheit: Die Körperfunktionen sind immer in Unruhe, um danach wieder ihr Gleichgewicht zu finden. Außerdem gehört *Sulfur* typischerweise drei Miasmen an, Sulfur kann sowohl „hyper" als auch „hypo" sein, „sykotisch" aber auch „syphilitisch" (Hahnemann), „egotrophisch" als auch „luetisch" (Masi) – und vor allem eine Art Mischung aus all diesen Möglichkeiten, entsprechend den momentanen Lebensumständen. Das Gesagte ist für alle Mittel gültig, tritt allerdings etwas überzeichnet bei *Sulfur* auf.

Ich spreche nicht von einem durch ein ernstes Problem dekompensierten *Sulfur,* sondern von einem verhältnismäßig ausgeglichenen *Sulfur*, der sich im Lauf der Zeit anpasst. Er kann ein großer Faulpelz sein (dabei an die Kinder denken, die möglichst wenig tun) wie auch ein Arbeitstier sein, nach dem Beispiel meines Patienten. Ich denke dabei auch an einen anderen Patienten, der wirklich faul ist, den ich seit 20 Jahren mit *Sulfur* behandele. Dieses Mittel hat ihn immerhin von seinem Alkoholismus befreit. Der Mann ist nicht viel mutiger geworden, aber die meisten seiner Gesundheitsprobleme sind beseitigt worden.

Was gewissermaßen bei *Sulfur* immer durchscheint, ist das Bedürfnis, von allem das Beste für sich erhalten zu wollen. Ob er dazu immer die notwendigen Maßnahmen ergreift, ist eine andere Frage. Ein charakteristischer Zug, den Margaret Tyler beschreibt und den ich für sehr treffend halte: „Ein eigenartiger Aspekt der Mentalität von *Sulfur* ist die Bewunderung für das, was nicht bewundernswert ist." Tatsächlich misst *Sulfur* gewissen Dingen oder Menschen großen Wert oder große Bedeutung bei, bei denen es sich nicht wirklich lohnt.

Durch seine Fantasie und seinen Einfallsreichtum (im Sinne einer mentalen Fähigkeit, durch die er „Ideen" schöpft), kann *Sulfur* ein außergewöhnlicher Bastler sein – weniger durch die Qualität seiner Leistung, sondern eher durch seinen Erfindergeist. Er ist der König der Heimwerker.

Wenn er einen Gedanken im Kopf hat, sei er realistisch oder nicht, will er ihn umsetzen, ohne notwendigerweise dem logischen oder traditionellen Weg zu folgen.

➔ *Wenn der Arzt den Patienten fragt „Haben Sie einen guten Zugang zu Ihren eigenen Vorstellungen und Fantasien" wird ein* **Sulfur** *häufig antworten: „Nein, ich bin eher pragmatisch, aber wenn sich mir die Gelegenheit bietet, liebe ich es, meine Gedanken schweifen zu lassen." „Und wovon träumen Sie dann?" Die stereotype Antwort wird sein: „Ich träume, dass ich im Lotto gewonnen habe, dass ich mir einen großen Besitz kaufe, wo ich wie ein König lebe, dass ich eine große Entdeckung mache, dass ich berühmt bin."*

Der Sulfur-Mensch baut sich Welten auf, indem er utopische Projekte und Vorhaben, die unmöglich durchzuführen sind, erschafft. Bereits die Vorstellung davon bringt ihm eine große Befriedigung.

Sulfur ist eher egozentrisch, häufig egoistisch. Er sieht sich im Mittelpunkt ebenso wie er Probleme mit sich hat. Es fällt ihm sehr schwer, die Außenwelt anders, als durch seinen eigenen Filter wahrzunehmen. Er hat also wenig Aufmerksamkeit für andere, für deren Wünsche und Wohlergehen, allerdings kann er – ganz im Gegenteil – ganz besorgt sein, vor allem um seine Angehörigen, sollte es Anlass zur Sorge geben. Seine Angehörigen sind Teil seines Universums und seiner Behaglichkeit, wenn sich dieses Universum destabilisiert, verliert er rasch den Boden unter den Füßen.

Seine manchmal übertriebene Fantasie und seine natürliche Faulheit, die einhergehen mit seinem Bedürfnis nach Anerkennung, geben ihm leicht die Illusion, viele Dinge zu kennen, ohne sie wirklich erfahren zu haben. *Sulfur* denkt ohne Weiteres, sich durch seine Belesenheit bei verschiedenen Dingen sehr gut auszukennen, beachtet jedoch nicht den Prozess des Lernens und die Mühen, die es kostet, sich dies anzueignen. Dort sitzt sein Stolz.

Ein *Sulfur* kann in Streitereien verwickelt und hitzköpfig sein, ebenso kann er zuvorkommend und wirklich sympathisch sein.

Das Wörterbuch der Symbole sagt uns: „Der Schwefel ist ein Kennzeichen von stolzem Egoismus, der die Wahrheit nur in sich selbst sucht, der seine eigene Gottheit wird, sein Prinzip und sein Ziel." Die Klinik bestätigt die Symbolik.

Ein weiterer wichtiger Gesichtspunkt – durch den sich häufig der erste Faden zieht, der uns zu *Sulfur* führt – ist: Sein Mangel an Selbstvertrauen, sein Minderwertigkeitskomplex, die sich hinter einer eher gutmütigen Fassade verbergen. *Sulfur* kann sich nicht lieben. Im äußersten Fall geht das bis zum Ekel vor seinem eigenen Körper, immer hat er übrigens einen Widerwillen vor seinen eigenen Gerüchen. *Sulfur* bringt sich leicht in Misskredit – ein luetischer Aspekt, der häufig während der Konsultation anklingt –, er setzt sich selbst herab, hält sich für unwichtig, ganz besonders in seinen ersten Lebensjahren (bis zum Alter von 25/30 Jahren), bevor er richtig erwachsen wird. Er bezeichnet sich also schnell als „dämlich und bescheuert". Mit zunehmendem Alter entwickelt sich seine Persönlichkeit in Form einer Reaktion auf dieses Minderwertigkeitsgefühl, sodass diese Seite eher verschwindet, außer in den Phasen der Dekompensation. Er wird sogar im Gegensatz dazu versuchen, Respekt einzuflößen.

Es gibt bei *Sulfur* ein verborgenes Gefühl der Schande, als ob er von einer erhabenen, edleren Position heruntergefallen wäre, zerschmettert, wie von seinem Sockel gestürzt. Dieser Aspekt erklärt die Symptome: Wahnidee, entehrt zu sein, und neidisch auf die Eigenschaften des anderen. In Phasen der Selbstentwertung erträgt *Sulfur* es nicht mehr, dass man ihn ansieht. Wenn er damit seinen Zustand der Wertlosigkeit zu sehr annimmt und unter Beweis stellen will, kann es sein, dass er an seiner Schmutzigkeit und Faulheit Gefallen findet. Im Gegensatz dazu kann er durch geistige Tätigkeiten überkompensieren und sich durch metaphysische Überlegungen oder gewagtes Theoretisieren zu beweisen versuchen. Er kann auch trotz seiner Intelligenz eine große Naivität zeigen. Ich habe zwei Fälle von mystischem und religiösem Wahn (oder vielmehr eines präpsychotischen Zustands mit deliranten Phasen), die durch *Sulfur* erfolgreich behandelt wurden, und auch einen Fall von Fanatismus. Wenn es bei *Sulfur* zu einer starken Überkompensation kommt, hat er das Gefühl, im Vollbesitz allen Wissens, Reichtums, der körperlichen Gesundheit sowie aller hoher moralischer und intellektueller Tugenden zu sein – er hat das Gefühl, von aller Welt anerkannt zu sein[80]. Er pfeift dann auf sein Erscheinungsbild, sieht als schön an, was hässlich ist und kann sich beispielsweise nicht vorstellen, als schmutzig und vernachlässigt wahrgenommen zu werden. Unter diesen Umständen, wenn er nicht mehr den notwendigen Abstand hat, entflieht er der Konfrontation mit der Wirklichkeit und rutscht ab.

Es kann vorkommen, dass sich Sulfur für den Nabel der Welt hält.

Masi-Elizalde sagte, dass eines der Schlüsselworte von *Sulfur* das Wort *Wert* ist. Das Gas, das den Vulkanen entweicht und das aus den Solfataren ausströmt besteht aus Schwefelwasserstoff, durch Oxidation an der Luft setzt sich Schwefel an den umgebenden Hängen ab. *Sulfur* entspringt also einem kraftvollen, triumphierenden Gas, ist aber stinkend, ekelhaft, während er sich für den König des Vulkans hält, als Herr über die irdischen Kräfte, aus dem Zentrum des Universums zum Vorschein kommend.

Nachdem er sich plötzlich der Verunreinigung seines Glanzes bewusst wurde, was der Blick der anderen erkennen lässt, dekompensiert er, schwankt in der Vorstellung, die er von sich selbst und seines eigenen Wertes hat.

Dr. M. Brunson unterstreicht, dass man viele Sulfur-Symptome nur begreifen kann, wenn man sich auf diesen vulkanischen Ursprung des Schwefels stützt. Beispielhaft ist die starke zentrifugale Wirkung des Mittels.

Ich hatte kürzlich einen Patienten mit einem in der Harnblase eingeklemmten 16 mm großen Stein. Er litt unter einer ständigen Reizung der Harnblase und man bereitete sich darauf vor, den Stein herauszunehmen. Da er kein wirkliches Bedürfnis danach hatte, sich diesem Eingriff zu unterziehen, fragte er mich, ob ich ihm helfen könne. Um ihm eine Freude zu machen, habe ich die Lokalsymptome repertorisiert, indem ich alle Charakteristika des Schmerzes und der Miktion

80 Es wäre interessant herauszufinden, wieviele von den scheinbar „netten" Gurus, die naive Menschen mit süßen Träumen einlullen, das Mittel *Sulfur bräuchten.*

berücksichtigte: Ich bin auf *Sulfur* gekommen. Das war natürlich nicht sein Simillimum. Ich habe ihm drei Globuli als C4 einnehmen lassen, was gegebenenfalls zweimal oder dreimal zu wiederholen sei, habe ihm dann geraten, einen Urologen aufzusuchen, wenn nichts in den nächsten 48 Stunden vorfallen würde. Er hat das Mittel nur einmal eingenommen. An jenem Abend war er zu einem Abendessen eingeladen.
Gegen Ende der Mahlzeit, als er auf die Toilette ging, fühlte er sich „wie ein eine Sprudelflasche ...“, wie ein Korken, der knallt, und dann nichts mehr ... Tatsächlich hatte sich der Stein in der Fossa navicularis der Urethra drei Millimeter vor der Öffnung festgesetzt! Glücklicherweise hatte er rechtzeitig vorher urinieren können, bevor seine Blase zu voll war, er konnte bis zum nächsten Tag warten. Schon um acht Uhr morgens ruft er mich an und sagt mir „Ich komme!“ Bei meiner Untersuchung sehe ich den nahe am Meatus eingeklemmten Stein und es gelingt mir, ihn mit einer Haarpinzette herauszuziehen. Der Vorgang hat nur eine Sekunde gedauert, war sicher etwas schmerzhaft, der Stein war ziemlich gezackt. Was gibt es mehr über die zentrifugale Wirkung von *Sulfur zu* sagen.

Es gibt dem Beispiel des Vulkans folgend, diese zentrifugale Modalität des Mittels. In diesem Zusammenhang sollten wir die Bedeutung der Ausbrüche (Eruptionen) und die unausweichlichen Folgen ihrer Unterdrückung bedenken. Nicht zu vergessen sind all die Empfindungen von Brennen bei *Sulfur,* die Rötungen, die Hitze, die lokalen Kongestionen, die Exkoriationen, die Schwäche, das Unbehagen. Unter Beibehaltung der Metapher könnte man die Empfindung des Brennens am Scheitel (ganz oben auf dem Schädel) mit dem Vulkanausbruch vergleichen, das Brennen an den Fußsohlen mit dem Ausströmen der Lava und den Ekel vor seinen eigenen Gerüchen mit den Schwefeldämpfen!

Es ist fast unmöglich, zusammenfassend, ein einfaches und einzigartiges Bild dieses Mittels zu zeichnen, so sehr gleicht Sulfur einer Hydra von veränderlicher Gestalt. Wenn ich *Sulfur* sprechen ließe, würde ich sagen: „Ich bin die ursprüngliche Ausdünstung der Welt gewesen, durch die alles gelebt hat, ich habe den eigentlichen Wert verkörpert, war der Initiator, der Atem des Geistes“, davon bin ich ausgegangen: „Leider bin ich es nicht mehr!“

Über den Autor

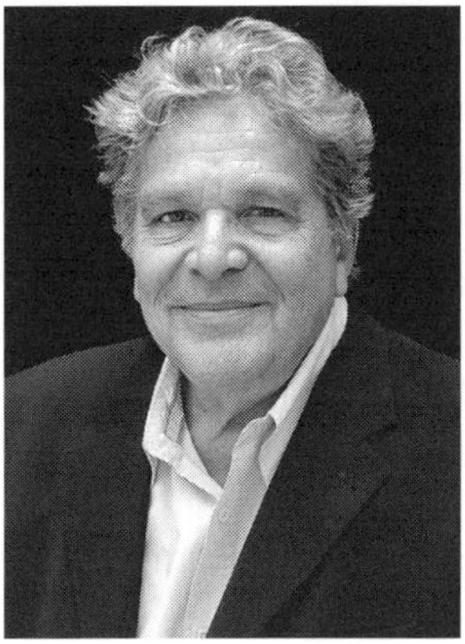

Philippe Servais ist seit 1976 als Allgemeinmediziner mit Schwerpunkt klassische Homöopathie in Paris tätig.

Er unterrichtet am Institut National d'Homéopathie Française (INHF Paris) und ist Mitglied sowie Initiator von Forschungsgruppen zur klassischen Homöopathie.

Er ist zudem Präsident der Liga Medicorum Homoeopathica Internationalis (LMHI) und Autor zahlreicher Veröffentlichungen („Le Choix de l'Homéopathie", „Le Larousse de l'Homèopathie").

Arzneimittelindex

Stichwortverzeichnis

M

N

O

P

S

T

U

V

W

Z

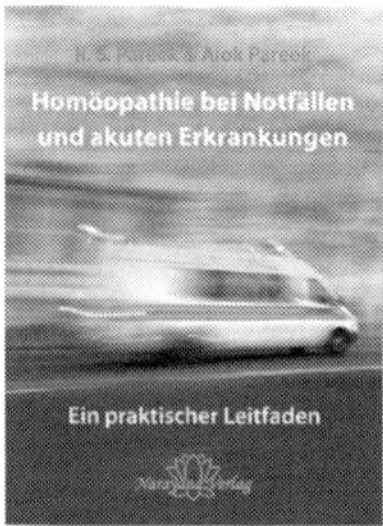

Alok Pareek / R.S. Pareek

Homöopathie für Notfälle und akute Erkrankungen

Ein praktischer Leitfaden für die homöopathische Verschreibung bei akuten Erkrankungen und Notfällen.

192 Seiten, geb., € 29,-

Die Themen reichen von Herz- und kreislaufbedingten Notfällen wie Myokardinfarkt, Bluthochdruckkrisen und blutendem Magengeschwür, neurologischen Notfällen wie Schlaganfall, Epilepsie und Kopfverletzungen, über Knochen- und Weichteilverletzungen, psychiatrischen Notfällen wie Angstattacken oder bei Vergewaltigungsopfern, bis zu akuten Schmerzen und Koliken. Fallbeispiele zeigen, wie gut die Zusammenarbeit mit Chirurgie und anderen Abteilungen sein kann. Den Abschluss bietet eine übersichtliche Materia Medica der wichtigsten Notfallmittel sowie ein knappes klinisches Repertorium für Akut- und Notfälle.

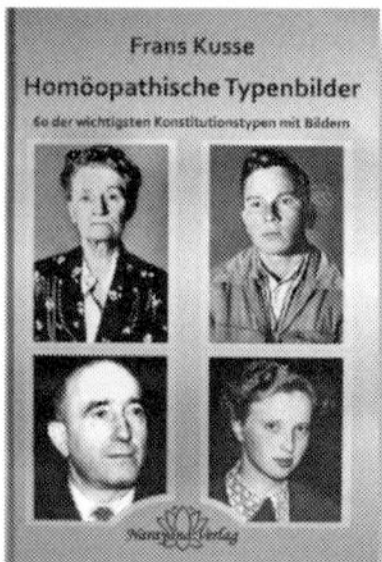

Frans Kusse

Homöopathische Typenbilder

60 der wichtigsten Konstitutionstypen mit Bildern

264 Seiten, geb., € 29,-

Wie kaum ein anderer vermag Frans Kusse homöopathische Typen so bildhaft zu beschreiben, dass sie vor einem als lebendige Figuren erscheinen und leicht wiederzuerkennen sind. Die psychischen Merkmale stehen dabei im Mittelpunkt. Es werden insgesamt 60 der wichtigsten Typenbilder beschrieben. Neben bekannten Mitteln wie Aurum, Pulsatilla oder Staphisagria schildert er auch seltenere Mittel wie Lithium oder Lac delphinum, die heute immer mehr zum Einsatz kommen.

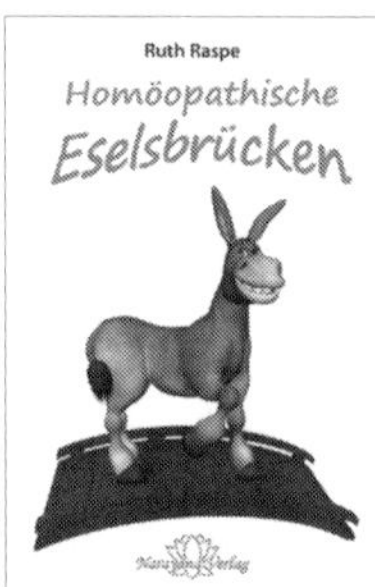

Ruth Raspe

Homöopathische Eselsbrücken

176 Seiten, geb., € 9,80

Homöopathie einmal anders. In gängigen Lernsprüchen bringt uns die Heilpraktikerin Ruth Raspe über 80 der wichtigsten homöopathischen Mittel nahe.

Das Büchlein ist eine ideale Ergänzung zu den gängigen Arzneimittelbildern und erleichtert die Mittelwahl mit Hilfe der anschaulichen Eselsbrücken enorm.

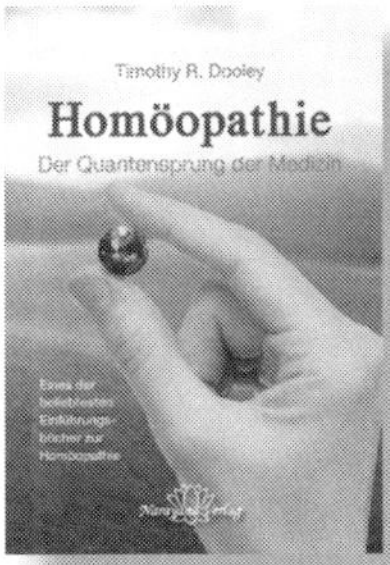

Timothy R. Dooley

Homöopathie Der Quantensprung der Medizin

120 Seiten, kart., € 12,80

Das Einführungsbuch des erfahrenen homöopathischen Arztes Dr. Dooley ist seit Jahren das beliebteste im englischsprachigen Raum. Immer wieder fragten ihn seine Patienten „Welches Buch empfehlen Sie mir?". Aber er fand trotz der Vielzahl keines, welches alle Aspekte erläuterte. So begann er, selbst zu schreiben.

Das Ergebnis ist dieses einmalige Werk, das lebendig und informativ Patienten und Anfängern die Homöopathie näherbringt und Antworten auf die wichtigsten Fragen gibt: Wie wirkt die Homöopathie? Auf welchen Regeln basiert sie? Wie werden die Mittel hergestellt? Wie verläuft das Patientengespräch? Welche Heilungen sind möglich?

«Dieses Buch ist das beste und lebendigste Einführungsbuch in die Homöopathie, das mir bisher untergekommen ist! Ich wünschte, es wäre mir schon vor sieben Jahren begegnet, da wäre mir vieles viel schneller klar geworden.»

Angela Nowicki

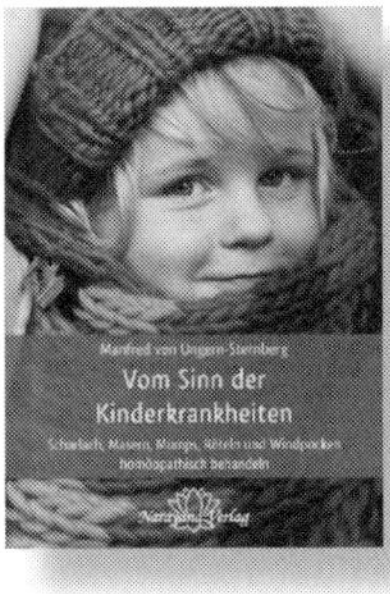

Manfred von Ungern-Sternberg

Vom Sinn der Kinderkrankheiten

Scharlach, Masern, Mumps, Röteln und Windpocken homöopathisch behandeln

296 Seiten, geb., € 29,-

Manfred von Ungern-Sternberg ist einer der erfahrensten homöopathischen Ärzte Deutschlands und hat im Laufe seiner Praxistätigkeit viele Fälle von Kinderkrankheiten betreut.

Nach seiner Beobachtung sind Kinderkrankheiten von enormer Wichtigkeit für die Entwicklung des Immunsystems und der kindlichen Persönlichkeit. Klar und überzeugend wägt er deren Vor- und Nachteile ab und diskutiert stichhaltig die Rolle von Impfungen.

Anhand vieler Fallbeispiele veranschaulicht er, wie Kinderkrankheiten mit Homöopathie und der Geduld und Fürsorge der Eltern erfolgreich durchstanden werden können. Eindrücklich sind die großen Entwicklungsfortschritte nach durchgemachter Erkrankung. Die Kinder gesunden im seelisch-geistigen Bereich; das macht sie als Erwachsene auf allen Ebenen widerstandsfähiger.

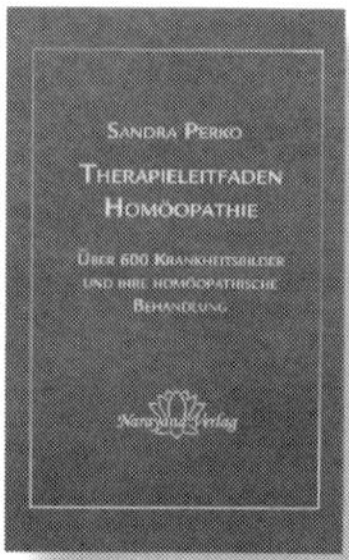

Sandra Perko

Therapieleitfaden Homöopathie

Über 600 Krankheitsbilder und ihre homöopathische Behandlung

736 Seiten, geb., € 48,-

Dieser Leitfaden schließt eine Lücke in der homöopathischen Literatur. Er ist wie ein Repertorium nach Symptomen geordnet, beschreibt jedoch unter den einzelnen Beschwerden die jeweils wichtigsten Arzneimittel und wie diese differenziert werden können. Es vereint somit Repertorium und Arzneimittellehre in einem Werk. Im englischsprachigen Raum ist das Werk bereits ein Bestseller.

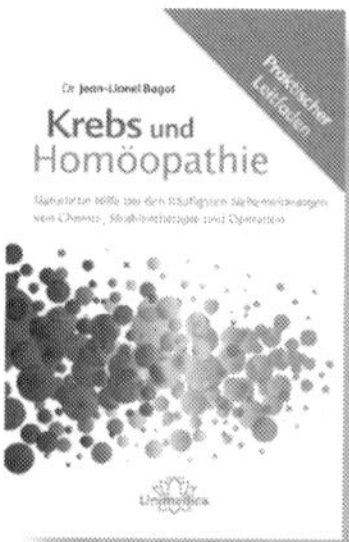

Jean-Lionel Bagot

Krebs und Homöopathie

Natürliche Hilfe bei den häufigsten Nebenwirkungen von Chemo-, Strahlentherapie und Operationen

344 Seiten, geb., € 29,-

Die Therapie von Krebserkrankungen hat in den letzten Jahren enorme Fortschritte gemacht. Jedoch müssen die Betroffenen während der Therapien oft vielfältige Nebenwirkungen inkaufnehmen, die die Lebensqualität sehr einschränken können. Dr. Jean-Lionel Bagot behandelt seit vielen Jahren in einem Team mit Onkologen an einer Klinik in Strassbourg die verschiedensten Nebenwirkungen nach Chemotherapie, Radiotherapie, Hormontherapie und operativen Eingriffen mit großem Erfolg. Dabei kann er mit Homöopathie als zusätzliche Behandlung oft eine erstaunliche Linderung der Nebenwirkungen und krankheitsbedingter Beschwerden erzielen.

In seinem Standardwerk erklärt Dr. Bagot detailliert und systematisch, welche homöopathischen Mittel sich bei welchen Beschwerden bewährt haben – sei es bei Übelkeit, Empfindungsstörungen, Haarausfall oder Aphthen während Chemotherapie, Müdigkeit nach Operationen, Schmerzen, psychischen Problemen, Schwächung des Immunsystems und Hautreizungen bei Strahlentherapie. Er verfügt über eine immense klinische Erfahrung bei den verschiedensten Beschwerden, was in seiner Art wohl einmalig ist. Seine Ratschläge sind erstaunlich spezifisch ausgerichtet, seien es homöopathische Therapieschemata bei den verschiedenen Chemotherapie-Protokollen oder detaillierte Anweisungen bei den verschiedensten chirurgischen Eingriffen. Die Homöopathie zeigt sich dabei als optimale Ergänzung zu den üblichen Krebs-Therapieschemata. Das Werk ist leicht verständlich geschrieben und einfach in die Praxis umzusetzen. Es ist eine unschätzbare Hilfe – sowohl für jeden Betroffenen als auch für den Therapeuten.

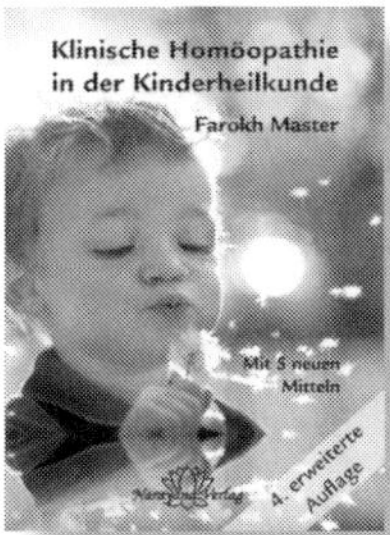

Farokh J. Master

Klinische Homöopathie in der Kinderheilkunde

4. erweiterte Auflage mit 5 neuen Mitteln

344 Seiten, geb., € 29,-

Das Standardwerk der homöopathischen Behandlung von Kindern!

Neben den „großen" Kindermitteln enthält es auch „kleinere", weniger bekannte Mittel, die sich in Farokh Masters Praxis bei Kindern besonders bewährt haben. So empfiehlt Farokh Master Equisetum als Hauptmittel bei nächtlichem Einnässen, Alcoholus bei ADHS, Jaborandi bei Mumpsepidemien, Magnetis poli ambo bei Phimose und Sambucus bei nächtlichem Asthma.

Mit insgesamt über 180 Arzneimitteldarstellungen ist das Werk eines der umfassendsten Werke der Kinderheilkunde. Die große pädiatrische Erfahrung des Autors schlägt sich in der Darstellung der Mittel nieder, denn er beschreibt sie so, wie er sie selbst klinisch beobachtet hat.

Detailliert schildert Farokh Master auch die Stadien der kindlichen Entwicklung und gibt wichtige Hilfestellung bei der Behandlung von Neugeborenen und Säuglingen, wo oft nur wenige Symptome zu erheben sind. Den abschließenden Teil bildet ein ausführliches klinisches Repertorium, das die Auffindung der Mittel erleichtert.

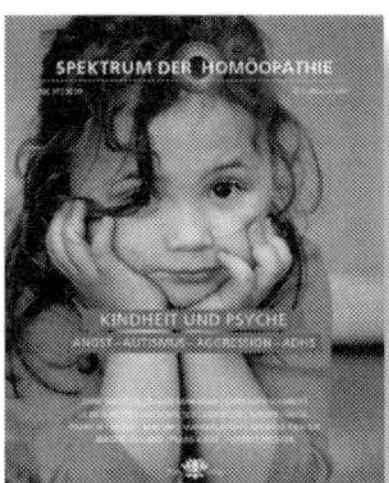

Spektrum der Homöopathie Kindheit und Psyche

Angst – Autismus – Aggression – ADHS

Einzelheft, € 18,-

(Die Spektrum Themenhefte erscheinen 3x jährlich)

Themen: Verhaltens- und Angststörung, Schreikinder, Bettnässer, Anpassungsstörung, Bindungsstörungen, Frühchen, künstlich befruchtet (Invitro)

Der Fokus ist auf psychische Auffälligkeiten bei Kindern gerichtet – von frühkindlicher Angst und Unruhe bis zu ADHS, von aggressiven Verhaltensstörungen bis zu den verschiedenen Varianten des Autismus.

An vielen Fallbeispielen werden methodische Besonderheiten der Homöopathie bei Kindern ebenso demonstriert wie die Beziehungen zwischen bestimmten Arzneifamilien und kinderpsychiatrischen Krankheitsbildern. Die Namen Louis Klein, Massimo Mangialavori, Rajan Sankaran, Anne Schadde, Jan Scholten und viele andere renommierte Autoren stehen für die Qualität dieses Heftes.ausführliches klinisches Repertorium, das die Auffindung der Mittel erleichtert. Das Buch ist damit ein abgerundetes Werk und in seiner Art einzigartig.

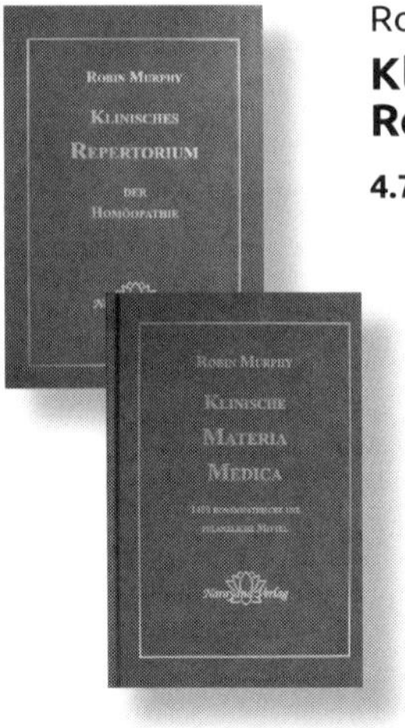

Robin Murphy

Klinische Materia Medica und Klinisches Repertorium im Paket

4.700 Seiten, geb., € 245,-

Der Paketpreis der umfangreichen und gleichzeitig kompakten Materia Medica und dem dazu passenden Repertorium.

Die Klinische Materia Medica ist eine der führenden Arzneimittellehren weltweit. In den USA (engl. Nature's Materia Medica) hat sie an Beliebtheit bereits andere Standardwerke übertroffen. Bei über 1.400 homöopathischen und phytotherapeutischen Arzneimitteln hat sie einen kompakten Umfang von 2.400 Seiten und ermöglicht somit ein rasches, gezieltes Nachschlagen. In dieser Preisklasse ist sie bezogen auf das Preis-Leistungs-Verhältnis das mit Abstand beste Werk. Sie («Nature's Materia Medica) ist die 3. Ausgabe der «Lotus Materia Medica» von Murphy und ist in ihrem Umfang und gleichzeitiger Prägnanz unübertroffen. Über 1.400 homöopathische und phytotherapeutische Arzneimittel werden besprochen. Enthält Auszüge von Anshutz, Bach, Boericke, Burnett, Clarke, Faßbinder, Hahnemann, Hale, Hering, Nash, Phatak, Rademacher und anderen. Murphy kombiniert das Wissen der Arzneimittelprüfungen mit der historischen Anwendung, Folklore, Legenden, der klinisch-therapeutischen Anwendung sowie der Toxikologie. Umfasst außer den klassischen Arzneimittelbildern u.a. auch neuere Milchmittel, Pilze, Bäume, Bachblüten, Edelsteine, Giftstoffe und Nosoden. Die Symptome sind nach dem gleichen alphabetischen Schema wie im Repertorium geordnet. Damit ist das Buch die ideale Materia Medica in Kombination mit Murphys «Klinischem Repertorium».

Das Klinische Repertorium von Murphy erfreut sich großer Beliebtheit. Ein Vorteil ist seine einfache alphabetische Struktur, die die Handhabung erleichtert und selbst Anfängern einen schnellen Zugang ermöglicht. Viele Homöopathen bestätigten, dass das Werk handlich und praktisch ist, und dass sie nur noch mit dem Murphy arbeiten, seit sie ihn kennengelernt haben. Vom Umfang steht es anderen großen Repertorien nicht nach (über 2.300 Arzneimittel).

Als einzelne Ausgaben:

Klinische Materia Medica
2.400 Seiten, geb., € 138,-

Klinisches Repertorium
2.300 Seiten, geb., € 125,-

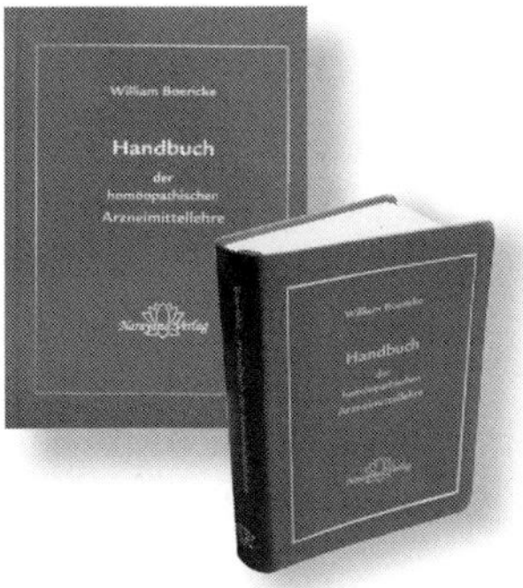

William Boericke

Handbuch der homöopathischen Arzneimittellehre

5. erweiterte und überarbeitete Auflage

752 Seiten, geb., € 35,-

Taschenbuchausgabe

5. erw. und überarb. Auflage

736 Seiten, geb., € 38,-

Die vorliegende Neuübersetzung ist die preislich günstigste und gleichzeitig umfassendste Boericke-Ausgabe. Sämtliche kleinen Mittel, die Boericke entweder im Anhang oder unter anderen Mitteln nur als Querverweise nannte, wurden in dieser Ausgabe alphabetisch integriert und mit einem Sternchen als solche kenntlich gemacht. Damit umfasst der Boericke mehr als 1.200 Mittel. Die kleinen pflanzlichen Mittel wurden außerdem nach neuerer und älterer botanischer Nomenklatur mit ihrer Familienzugehörigkeit versehen.

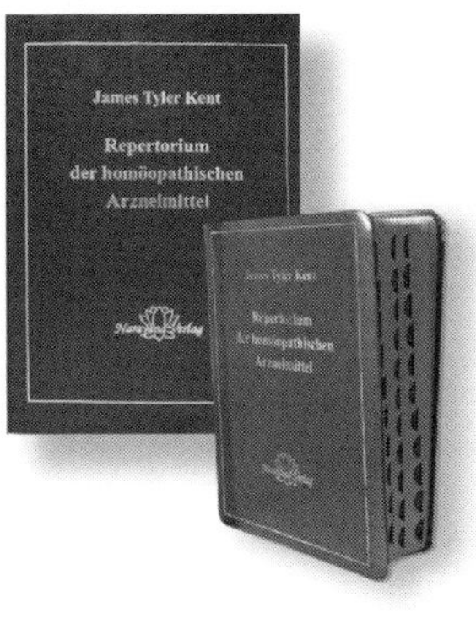

James Tyler Kent

Repertorium der homöopathischen Arzneimittel

3. korrigierte Auflage – Lexikonformat
gestanztes Daumenregister und Bibliotheksleinen

1.504 Seiten, geb., € 95,-

Taschenbuchausgabe

mit Dünndruckpapier und
gestanztem Daumenregister

1.486 Seiten, € 65,-

Das Repertorium war das Lebenswerk von James Tyler Kent. Er arbeitete daran jahrzehntelang bis zu seinem Lebensende, wobei er es beständig mit Arzneimittelprüfungen und klinischen Erfahrungen ergänzte. Das vorliegende Werk ist eine originalgetreue Neuübersetzung des bewährten Klassikers und beinhaltet im Vergleich zu anderen Übersetzungen keine Zusätze. Die Mittelbezeichnungen wurden aktualisiert.

Boerickes AM und Kents Rep im Paket

Hardcover Ausgaben zusammen	€ 118,-
Taschenbuch Ausgaben zusammen	€ 99,-

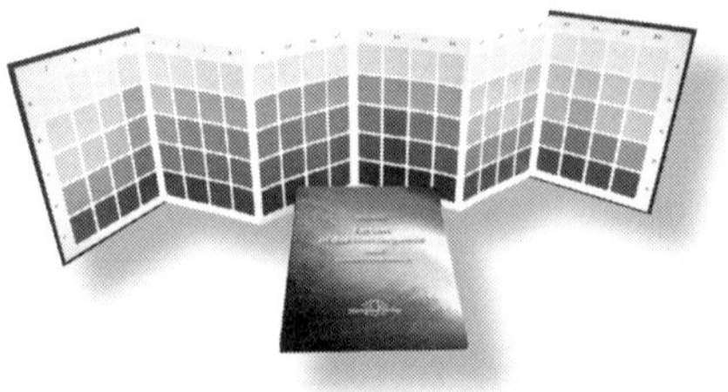

Ulrich Welte

Farben in der Homöopathie Set Farbtafeln & Textteil

3. völlig neu gestaltete Auflage

86 Seiten, Heft, € 48,-

„Farben in der Homöopathie" ist ein Farbrepertorium und enthält 120 brillante Farbtafeln zur genauen Bestimmung der Farbvorliebe. Das Farbsymptom dient der verfeinerten homöopathischen Diagnostik und hat weltweit in vielen Tausenden von Fällen zur korrekten Mittelwahl beigetragen. Die Farbtafeln und das Repertorium sind als vollständiges praktisches Werkzeug konzipiert.

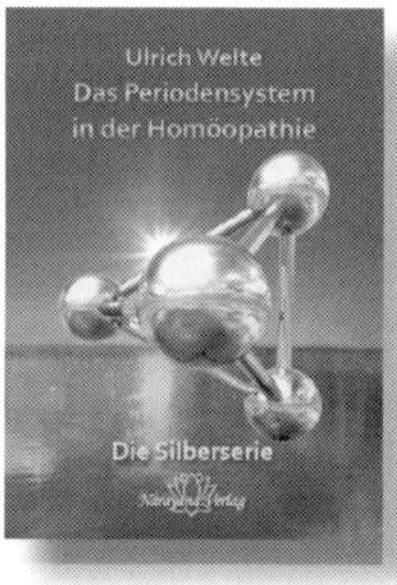

Ulrich Welte

Das Periodensystem in der Homöopathie

Die Silberserie

340 Seiten, geb., € 33,-

Die Gesetze des Periodensystems auf die homöopathischen Mittelbilder zu übertragen, ist eine der faszinierendsten Pionierleistungen der modernen Medizin. Die ganze Chemie der menschlichen Wechselbeziehungen findet sich im Periodensystem wieder. Jan Scholtens Theorie der Elemente zeigt uns, wie man mineralische Heilmittel in diesem Sinne einsetzt.

Mit 64 lebendigen Falldarstellungen aus eigener Praxis gibt uns Ulrich Welte eine Einführung in die Methodik der Serien und Stadien. Exemplarisch werden die Elemente der Silberserie dargestellt, die den Künstlern und Wissenschaftlern entspricht und vor allem neurologische Krankheitsbilder beeinflusst.

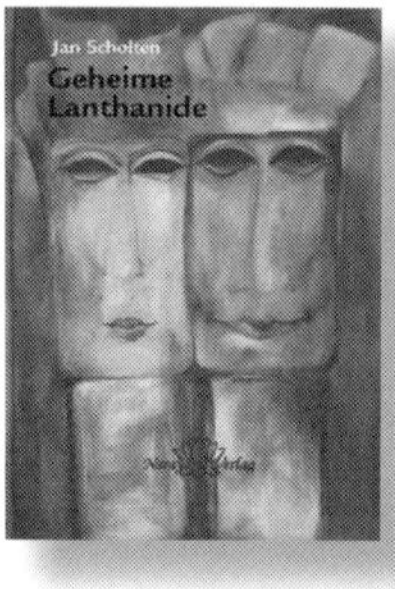

Jan Scholten

Geheime Lanthanide

Wege zur Unabhängigkeit

560 Seiten, geb., € 75,-

Jan Scholten hat hier ein Jahrhundertwerk der Homöopathie geschrieben, das unsere Medizin ebenso nachhaltig beeinflussen wird wie das Organon. Er schenkt uns hier nicht nur den lange verborgenen Schlüssel zur therapeutischen Anwendung der Seltenen Erden, sondern präsentiert uns gleichzeitig eine abgerundete Methodik zur Mittelfindung aller anderen Elemente des Periodensystems.

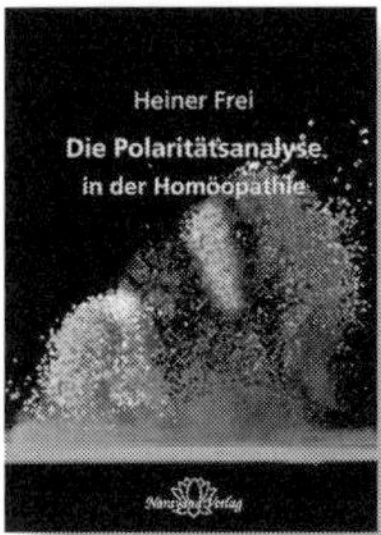

Heiner Frei

Die Polaritätsanalyse in der Homöopathie

328 Seiten, geb., € 58,-

Die Polaritätsanalyse ist eine neue, computergestützte Methode, die eine effiziente homöopathische Arzneimittelwahl ermöglicht. Im Mittelpunkt der Anamnese steht das Eigentümliche und Charakteristische eines Symptomes, das sich nach ORG § 133 vor allem in den polaren Modalitäten und Symptomen zeigt. Mit diesen lässt sich für jedes der in Frage kommenden Arzneimittel eine Heilungswahrscheinlichkeit ermitteln, womit zuverlässige homöopathische Mittelbestimmungen mit tiefgreifenden Wirkungen möglich werden.

Für die Fallaufnahme stehen Checklisten und Fragebögen zur Verfügung, die auf den Symptomenformulierungen von Boenninghausens Therapeutischen Taschenbuch basieren.

Anhand von vielen Fallbeispielen erhält der Leser eine Einführung in die Polaritätsanalyse, die es ihm ermöglicht, die Methode selbstständig zu erlernen und erfolgreich im Praxisalltag umzusetzen.

Ein strukturiertes Konzept für die tägliche Praxis.

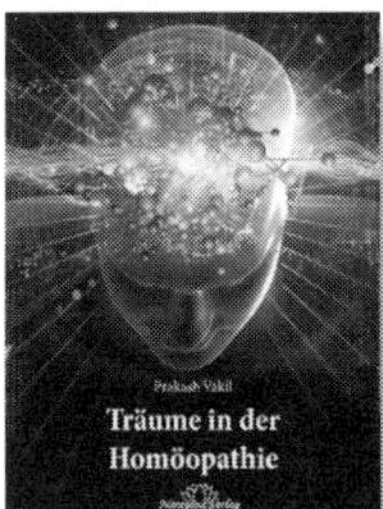

Prakash Vakil

Träume in der Homöopathie

488 Seiten, geb., € 39,-

Träume sind ein Ausdruck des Unbewussten und unserer Persönlichkeit. So haben sie auch eine große Bedeutung für die Mittelfindung in der Homöopathie.

Der bekannte Arzt Prakash Vakil hat viele Jahre über Träume, ihre Deutung und Anwendung in der Homöopathie geforscht. In vielen Fällen waren für ihn die üblichen Repertoriumsrubriken nicht ausreichend. So musste er seine eigene Arbeitsmethode entwickeln.

Basierend auf Erkenntnissen der Psychologie und des Ayurveda erörtert Vakil die Bedeutung von Träumen in homöopathischen Arzneimittelprüfungen und in der Praxis. Besonders lehrreich sind über 100 klinische Fälle, in denen Vakil meisterhaft zeigt, wie man Träume in Anamnese und Fallanalyse nutzen kann. Wichtig ist dabei zu unterscheiden, wann ein Traum klare Hinweise auf ein Mittel gibt und wann er z.B. ausgelöst durch äußere Umstände irreführend sein kann.

Vakil hat die Traumrubriken der Repertorien um wertvolle Zusätze erweitert. Er untersucht die Träume auch im Kontext der Miasmen. Eine Pionierarbeit, welche die homöopathische Mittelfindung deutlich bereichert.

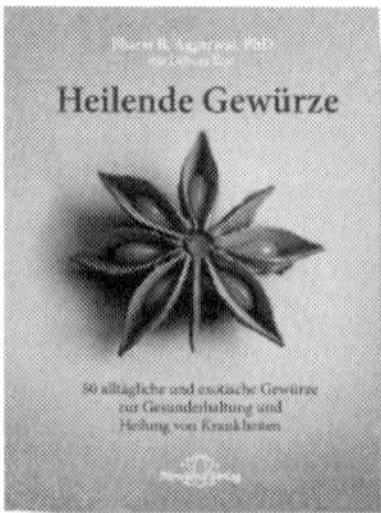

Bharat B. Aggarwal

Heilende Gewürze

Wie 50 heimische und exotische Gewürze Gesundheit erhalten und Krankheiten heilen können

512 Seiten, geb., € 29,-

Gewürze sind wertvolle Küchenfreunde und sorgen für den guten Geschmack. Gewürze können jedoch noch viel mehr – sie verfügen über eine enorme Heilkraft.

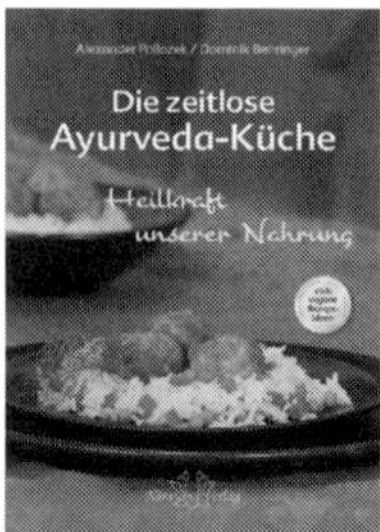

Alexander Pollozek / Dominik Behringer

Die zeitlose Ayurveda-Küche

Heilkraft unserer Nahrung

400 Seiten, geb., € 39,-

Dieses Buch ist eine Einladung zum erfüllten Umgang mit sich und dem Leben. Außerdem beherzigt es als wertvoller Wegweiser, unverzichtbares Nachschlagewerk, Therapeutenratgeber, Lektüre und genussvoller Rezeptelieferant zugleich die Heilkraft der Nahrung in der Ayurvedaküche auf besondere Weise.

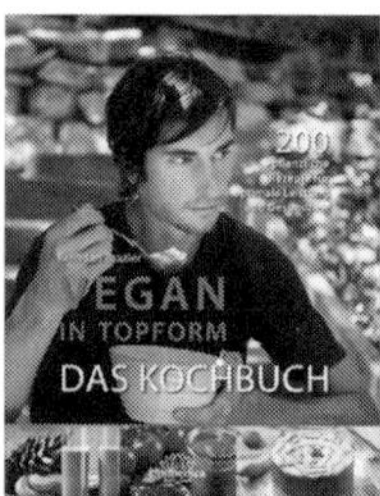

Brendan Brazier

Vegan in Topform – Das Kochbuch

200 pflanzliche Rezepte für optimale Leistung und Gesundheit

440 Seiten, geb., € 29,-

Der Ironman-Triathlet Brendan Brazier hat aufgrund seiner jahrelangen Erfahrung die vegane Ernährung revolutioniert und für Sportler und Höchstleistungen optimiert.

In seinem Werk zeigt der beliebte Sportler die Zusammenhänge zwischen Klimaschutz, tierischen und pflanzlichen Nährstoffen und benötigten Resourcen auf. Er belegt, dass ausgewogene pflanzliche Nahrung die beste Art von Gesundheitsvorsorge und nachhaltigem Umweltschutz ist. Sein Kult-Kochbuch bietet 200 Rezepte für nährstoffreiche Gerichte, die leicht zuzubereiten sind und sich die Kraft von Superfoods wie Maca, Chia, Hanf und Chlorella zunutze machen. Dabei greift er nicht auf potentiell allergieauslösende Produkte wie Weizen, Hefe, Gluten, Soja und Mais zurück.

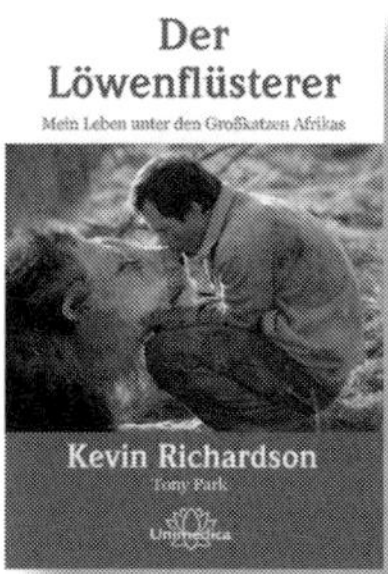

Kevin Richardson / Toni Park

Der Löwenflüsterer

Mein Leben unter den Großkatzen Afrikas

280 Seiten, geb., € 19,-

In diesem Werk erzählt der berühmte Löwenflüsterer Kevin Richardson über sein Leben und wie er zu der innigen Beziehung zu Löwen, Hyänen und weiteren Wildtieren kam. Wir hören von den Löwen Napoleon und Tao, die er seine „Brüder" nennt, von der ungewöhnlichen Löwin Meg, der Richardson das Schwimmen beibrachte, dem wilden Tsavo, der ihn fast umbrachte, und der rührenden kleinen Hyäne Homer, die ihr erstes Lebensjahr nicht vollenden konnte.

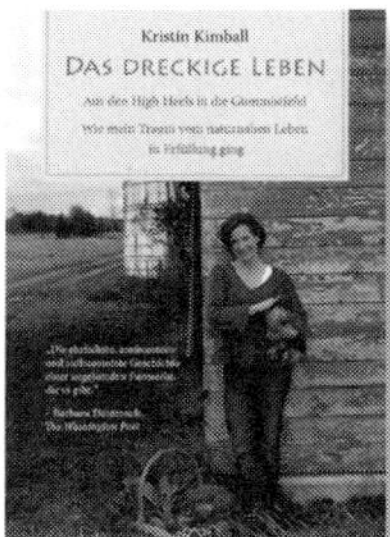

Kirstin Kimball

Das dreckige Leben

Aus den High Heels in die Gummistiefel – Wie mein Traum vom naturnahen Leben in Erfüllung ging

336 Seiten, kart., € 19,80

„Dieses Buch ist die Geschichte zweier Liebesaffären, die meinen Lebensweg in neue Bahnen gelenkt haben: einmal die Liebe zur Landwirtschaft – dieser erdigen, sinnlichen Kunst – und die Liebe zu einem schwierigen Farmer, der einen zur Verzweiflung treiben kann."

Kristin Kimball

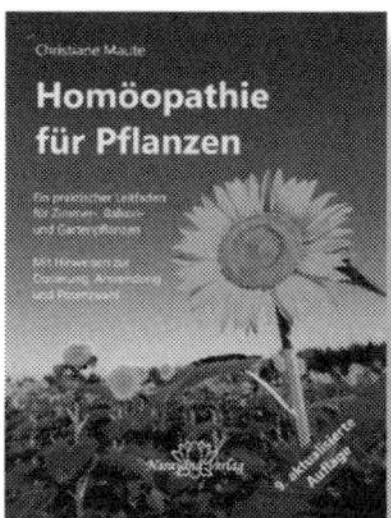

Christiane Maute

Homöopathie für Pflanzen

Ein praktischer Leitfaden für Zimmer-, Balkon- und Gartenpflanzen

Mit Hinweisen zur Dosierung, Anwendung und Potenzwahl

168 Seiten, geb., € 24,-

Die Autorin Christiane Maute hat mit diesem Werk einen handlichen Ratgeber über die häufigsten Pflanzenerkrankungen, Schädlinge und Verletzungen und deren bewährte homöopathische Behandlung verfasst. Christiane Maute ist eine der Vorreiterinnen, die bereits vor zehn Jahren begann, die Nutz- und Zierpflanzen in ihrem Garten homöopathisch zu behandeln.